心理危机
援助热线实务

樊富珉 主编

李焰 刘丹 副主编

清华大学出版社

北 京

图书在版编目（CIP）数据

心理危机援助热线实务 / 樊富珉主编 . —北京：清华大学出版社，2021.10（2025.1重印）

（清华心理康复书库）

ISBN 978-7-302-58865-8

Ⅰ . ①心… Ⅱ . ①樊… Ⅲ . ①心理干预 Ⅳ . ① R749.055

中国版本图书馆 CIP 数据核字 (2021) 第 159751 号

责任编辑：张立红
装帧设计：方加青
责任校对：赵伟玉
责任印制：杨 艳

出版发行：清华大学出版社
   网 址：https://www.tup.com.cn，https://www.wqxuetang.com
   地 址：北京清华大学学研大厦 A 座   邮 编：100084
   社 总 机：010-83470000   邮 购：010-62786544
   投稿与读者服务：010-62776969，c-service@tup.tsinghua.edu.cn
   质 量 反 馈：010-62772015，zhiliang@tup.tsinghua.edu.cn
印 装 者：小森印刷霸州有限公司
经 销：全国新华书店
开 本：170mm×240mm 印 张：23.75 字 数：413 千字
版 次：2021 年 10 月第 1 版 印 次：2025 年 1 月第 4 次印刷
定 价：88.00 元

产品编号：089788-01

编委会

彭凯平

清华大学社会科学学院院长

清华大学心理学系主任、教授、博士生导师

中国心理学会积极心理学专业委员会顾问

美国伯克利加州大学教授

樊富珉

清华大学心理学系教授、博士生导师

清华大学社会科学学院积极心理学研究中心主任

北京师范大学心理学部临床与咨询心理学院院长

教育部普通高校心理健康教育专家指导委员会委员

中国心理学会危机干预工作委员会副主任委员

中国心理学会临床心理学注册工作委员会监事组长、注册督导师（D-06-010）

李焰

清华大学心理发展与指导中心主任、教授

中国心理卫生协会大学生心理咨询专业委员会主任委员

教育部普通高校心理健康教育专家指导委员会委员

中国心理学会临床心理学注册工作委员会第四届委员、注册督导师（D-12-004）

刘丹

北京大学心理学系临床心理学方向博士

清华大学学生心理发展指导中心副主任

中国心理学会临床心理学注册工作委员会注册督导师（D-06-42）

张秀琴

清华大学临床与咨询心理学博士

青海民族大学心理健康教育中心主任、教授

中国心理卫生协会团体心理辅导与治疗专业委员会常务委员

中国心理学会临床心理学注册工作委员会注册督导师（D-15-007）

刘军

首都医科大学附属北京安定医院精神科医师

中国心理学会临床心理学注册工作委员会委员

中国心理学会临床心理学注册工作委员会注册督导师（D-06-043)

张黎黎

北京大学心理学系临床心理学博士

清华大学心理学系博士后

中国心理学会临床心理学注册工作委员会注册督导师（D-15-006）

秦琳

涵育心理咨询工作室联合创始人

"抗击疫情，心理援助"公益热线培训师、督导、危机干预组成员

原清华大学心理学系"李家杰珍惜生命大学生心理热线"行政主任

中国心理学会临床心理学注册工作委员会注册督导师（D-20-062）

张英俊

清华大学临床与咨询心理学博士

北京师范大学学生心理咨询与服务中心助理研究员

中国心理卫生协会团体心理辅导与治疗专业委员会副秘书长

"抗击疫情，心理援助"公益热线培训师、督导、危机干预组成员

中国心理学会临床心理学注册工作委员会注册督导师（D-21-201）

前　言

　　在我们所居住的地球上，各种各样的灾难正在大幅度地增加。无论是由自然灾害、人为灾害还是意外事件引起的危机事件都在以前所未有的增长速度不断积聚，而且，通过互联网的传播会产生更加广泛的社会影响。危机事件发生后，除了受害者、救援人员及直接受到灾难影响的人们之外，还会影响更多旁观者与目击者。自然灾害包括海啸、地震、山体滑坡、洪水、飓风、泥石流、旱灾等，如唐山地震、汶川地震、玉树地震、鲁甸地震等。自然灾害除了不可避免之外，还有另外两个共同之处就是它们不仅对财产造成了毁灭性的破坏，而且均以死亡、伤害和丧失的形式对人类的精神造成重大创伤。社会安全事件包括恐怖袭击、矿难、空难、枪击事件、公共卫生事件、意外等，如美国"911"恐怖袭击，有2,819人在纽约双子塔丧生，超过4,167人在事件中丧生，由此产生的实际的或潜在的心理创伤大量存在，且更难愈合。无论哪种危机，都会引发人们共同的恐怖、惊慌、焦虑、担忧等心理反应，需要疏导、安抚、被倾听、被关注、被理解、被支持，这些都是提供心理危机援助的刚需。

　　心理援助指危机事件发生后，对处在心理危机状态下的个人或群体应采取明确而有效措施，进行心理疏导与干预，使之最终战胜危机，重新适应生活。心理援助可以增强个人内在的力量，不仅能够恢复灾后适应的正常功能，也包括提升今后应对危机的能力。心理危机援助可以帮助处在危机状态下的人们从混乱到有序，从麻木到清醒，从无力到有力，从异常到正常，从失衡到平衡。可见，心理危机援助对于维护人们经历危机后生理、心理和情绪上的健康尤为重要，需求强烈。近些年来，国家出台了一系列的法律、文件和政策，重视灾难后的心理危机援助工作。《中华人民共和国精神卫生法》第十四条规定："各级人民政府和县级以上人民政府有关部门制定的突发事件应急预案，应当包括心理援助的内容。发生突发事件，履行统一领导职责或者组织处置突发事件的人民政府应当根据突发事件的具体情况，按照应急预案的规定，组织开展心理援助工作。"由国家卫生健康委员会牵头，22个部委联合签署的《关于加强心理健康服务的指导意见》中强调"将心理危机干预和心理援助纳入各类突发事件应急预案和技术方案，加强心理危机干预和援助队伍的专业化、系统化建设，定期开展培训和演练"，"建立和完善心理健康教育、心理热线服务、心理评估、心理咨询、心理治疗、精神科治疗等衔接递进、密切合作的心理危机干预和心理援助服务模式"。

心理热线作为一种迅速便捷、超越空间、及时有效的心理健康服务形式已经有几十年的发展历史，目前在世界各国被广泛应用于排忧解难、心理援助、危机干预等服务中。在手机使用普遍，网络普及、便捷的社会环境中，心理热线服务的优势日益突显出来。心理危机援助热线服务的目的是向公众提供心理支持、心理疏导等服务，预防与减轻危机所致的心理困顿，防范心理压力引发的极端事件。危机事件中，心理热线作为心理援助的最重要的形式，拥有如下特点：易得性、便捷性、安全性、简快性，是危机事件中相对容易获得的求助资源。

例如，2020年初，一场突如其来的新型冠状病毒肺炎疫情来势汹汹，传染性强，影响广泛，从武汉波及全国，在世界范围内广泛传播，成为国际重大的突发公共卫生事件。由于对新冠病毒不了解，疫情暴发速度又快，感染范围面积又广，引发了全社会的恐慌、焦虑和担忧。党和政府以"人民至上""生命至上"的宗旨与信念，动员全国上下紧急驰援武汉，展开了一场众志成城、严格防控疫情的人民战争。全国的心理健康工作者也积极行动，开展了多种形式的心理危机援助，尤其是24小时心理援助热线迅速启动。2020年2月2日国务院应对新型冠状病毒感染的肺炎疫情联防联控机制印发了《关于应对疫情心理援助热线的通知》，2月8日国家卫生健康委员会疾病控制局发布了《新型冠状病毒肺炎疫情防控期间心理援助热线工作指南》，明确了疫情心理援助热线的目的、目标和原则，通过心理热线对隔离中的民众、新冠肺炎患者和家属、医护人员等群体开展服务，及时进行心理疏导，找到解决问题的方法，尽快恢复心理的平衡，减少心理创伤的发生，协助人们度过危机。

　　由此可见，在危机事件频发的今天，心理危机援助热线服务已经成为心理危机干预的重要形式，也成为心理健康工作者必备的能力。为了保证心理热线服务的质量，热线组织者必须为志愿者提供专业的岗前培训和上岗后持续的培训，以及服务工作中专业的督导，以提升热线援助者的助人技巧和能力。但以往心理健康工作者危机热线的培训并不充分，每逢遭遇重大灾难，都需要马上开展对热线志愿者、援助者进行心理热线服务的规范培训。培训中遇到的最大问题是心理危机热线工作者到底需要哪些知识和技能，通过何种形式的培训才能具备基本的热线援助者应该有的胜任力。

　　这本《心理危机援助热线实务》的出版就是为了满足全国心理健康工作者在重大危机事件后开展迅速、便捷、安全、有效的心理热线工作的需要而编写的。全书的内容结构是以心理危机援助热线工作者所需要的胜任力为结构来设计的。

　　作为一名合格的且具有胜任能力的心理危机援助热线工作者，不仅需要了解和熟悉自己所属热线的性质和服务特色，也需要了解心理危机反应和危机评估相关知识，学习心理咨询的基础技能，了解来电者常见的心理困惑，掌握热线服务的关系建立和沟通、倾听的技巧，学习如何处理困难来电，评估来电者的心理问题及危机干预的方法。此外，热线援助者需要遵循热线服务的伦理原则，关爱和照顾好自己，不断地提升自己，在心理危机援助工作中保持持续的热情、专业的精神和有效的服务。

　　本书的框架由樊富珉设计，并组织和邀请清华大学心理学系和大学生心理发展指导中心有丰富的心理危机援助经验的咨询师、督导师、培训师、专家编写。所有的作者都是中国心理学会注册督导师，都有心理危机干预和心理热线服务和督导的经验，理论基础扎实，专业训练规范，实战能力很强，积累的经验多。编者分工和承担的任务如下：第一章彭凯平，第二章樊富珉，第三章樊富珉，第四章李焰，第五章秦琳，第六章刘丹，第七章刘丹，第八章张黎黎，第九章李焰，第十章秦琳，第十一章刘丹，第十二章张英俊，第十三章刘军，第十四章张秀琴，第十五章张英俊。最后由樊富珉、李焰、刘丹三人完成统稿任务。全书的内容曾在抗击疫情心理援助热线开通前，通过北京幸福公益基金会组织的公益网络培训中讲授，为疫情初期全国各地准备开展疫情心理援助热线服务的组织和机构培训了数以万计的热线援助者。经过培训后的心理咨询师和志愿者迅速启动了各地的热线服务，让心理危机援助热线的服务一直在规范、专业的轨道上运作。在此，我要对所有编者表达深深的感谢，他们有的是我的同行，有的是我的助手，有的是我的学生。在疫情来袭时，一声号令，马上集结，毫无怨言，全情投入，无论是培训讲座还是撰写书稿，行动之迅速，投入之充分，完成之效率，令我无比感动。

我还要深深感谢清华大学社会科学学院院长彭凯平教授和北京幸福公益基金会倪子君理事长，他们在抗击疫情心理援助工作中的领导、组织、动员、支持和鼓励，让清华大学心理学系和北京幸福公益基金会合作的抗击疫情心理援助热线成为心理热线服务中的品牌和示范；彭凯平教授还亲自担任了心理热线志愿者培训首讲嘉宾，开启了系统、专业、连续的热线援助者系列讲座。我还要感谢北京幸福公益基金会王晓丽培训总监，她的组织工作让全国数以万计的心理健康工作者能有机会从免费的网络培训中受益；还有谭茜女士对热线实施的高效率的运作以及对热线几百名援助者的持续专业培训和督导的精心安排，保证了热线的高质量的专业服务。最后，还要感谢清华大学出版社张立红老师为本书出版付出的积极努力。

衷心希望这本书能够成为心理健康工作者的案头工具书，通过掌握和运用心理危机援助热线服务的专业技能，在重大危机事件中能够更有信心、更有能力为社会提供及时、便捷、安全、有效的心理热线服务，协助来电者尽快走出混乱和困惑，找回生活的掌控感，恢复心理的平衡，从危机事件中获得新的成长。

樊富珉教授

清华大学社会科学学院积极心理学研究中心主任

北京师范大学心理学部临床与咨询心理学院院长

中国心理学会危机干预工作委员会副主任委员

2021 年 8 月于清华园

目　录

第一章

积极心态　科学防危　心理减压　／　1

第一节　大灾大难下的社会心理变化　／　2

第二节　应激状态下常见的不良应对策略　／　6

第三节　面对问题的积极应对策略　／　11

第二章

心理援助的意义及援助中应关注的伦理议题　／　23

第一节　心理援助的意义与功能　／　24

第二节　心理援助的目标与服务人群　／　27

第三节　心理援助中需要注意的伦理议题　／　36

第三章

心理危机的反应与危机干预的方法　／　46

第一节　危机与心理危机：类型及后果　／　47

第二节　心理危机的反应及阶段　／　55

第三节　危机干预的特点及方法　／　60

第四章

心理援助热线危机干预及一次性心理援助的工作流程　　/　73

第一节　一次性心理危机干预主要阶段　/　74
第二节　援助热线中一次性心理危机干预的流程　/　78
第三节　危机干预一次援助过程中的伦理原则　/　88

第五章

心理援助热线来电接听流程　　/　93

第一节　热线的基本设置　/　94
第二节　心理热线接听流程　/　103
第三节　热线接线中的若干问题　/　114

第六章

心理援助热线咨询中的关系建立　　/　119

第一节　心理危机援助热线咨询中关系建立的意义　/　120
第二节　热线关系建立的一般方法　/　124
第三节　困难来电的关系建立方法　/　128

第七章

心理援助热线咨询中的基本技术　　/　135

第一节　心理热线咨询的特点及应对　/　136
第二节　热线咨询基本技术之焦点解决短期治疗　/　138
第三节　热线咨询基本技术之 BASK 模型　/　143
第四节　咨询流程：焦点解决短期治疗—BASK 模型—反馈　/　146

第八章

心理热线咨询技术及来电者临床心理评估　　/　150

第一节　心理热线的咨询技术　/　151

第二节　来电者的临床心理评估　/　163

第九章
叙事治疗视野下资源取向的对话策略　/　174

第一节　叙事治疗的资源取向视角　/　175
第二节　叙事治疗的基本理念　/　180
第三节　叙事治疗理念在危机援助热线中的应用　/　184
第四节　资源取向的对话技术　/　187

第十章
心理热线中困难来电的处理　/　192

第一节　分析困难来电对援助者的意义　/　193
第二节　常见困难来电介绍　/　194
第三节　关于骚扰来电　/　210
第四节　自杀来电　/　214

第十一章
提升热线服务水平的核心胜任力——转介技术　/　221

第一节　热线的特点　/　222
第二节　热线主要功能　/　223
第三节　转介技术：链接丰富资源　/　224

第十二章
心理援助热线来电者的危机评估与处理　/　233

第一节　危机来电者的定义及应对目标　/　234
第二节　危机来电者的应对框架与流程　/　235
第三节　危机来电者的应对内容与步骤　/　239
第四节　心理热线中的危机等级与响应办法　/　244

第五节　危机来电者应对必备技能　/　252

第十三章

心理援助热线来电者精神疾病的识别　/　259

第一节　精神疾病症状学概述　/　260
第二节　精神疾病的常见症状　/　262

第十四章

心理援助热线工作者的自我照顾　/　285

第一节　热线援助者为什么需要自我照顾　/　286
第二节　自我照顾的方法　/　293
第三节　制订一个自我关爱的计划　/　302
第四节　自我关爱计划案例　/　308

第十五章

危机事件中常见的心理问题及应对　/　316

第一节　创伤与应激相关障碍　/　317
第二节　危机事件中常见的心理问题　/　329
第三节　危机事件中常见心理问题的热线应对方式　/　335

附录一　国家卫生健康委办公厅关于印发心理援助热线技术指南（试行）的
　　　　通知　/　343
附录二　来电者自杀危险程度评估流程　/　354
附录三　自杀高危来电与流程　/　355
附录四　精神障碍的症状学总结列表　/　356

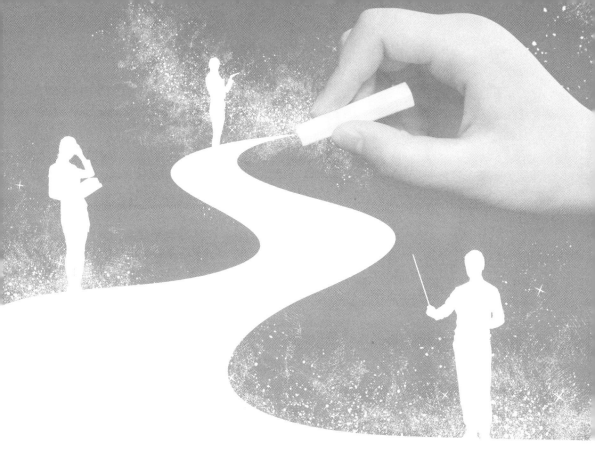

第一章

积极心态　科学防危　心理减压

本章的主要内容有：第一，为什么在突发的危机面前人们会出现一些社会心理失常的现象；第二，危机下人们会有一些负面的心理反应，如恐惧、焦虑、抑郁、愤怒等，它们形成的原因是什么；第三，有哪些积极的应对策略可以采用。

第一节　大灾大难下的社会心理变化

很多人以为大灾大难只是物质性的工作、应急性的工作。其实，所有的大灾大难都需要心理的支持、关怀和援助。

在我们的生活和职场中，也不只是温饱问题、物质性需求，解救的急难也不再只是饥饿和疾病，也开始频繁出现让我们难以应对的，无法预想的，需要心理支持、关怀和援助的危机事件。

在这一节我想跟大家聊一聊，面对生活和职场中的危机，该如何调整自己的心态，用我们积极的天性来战胜危机，防护自己，促进社会的安定，为国家的和平、发展做出我们的贡献。在随后的章节中，很多的临床与咨询心理学专家将教给大家一些心理援助的方法、心理咨询的策略。我作为一名积极心理学学者，为大家介绍的就是积极心理学的应对建议与方法。

一、应激状态下的个体心理反应

人有一些典型的应激反应的心理体现，在个体层面上，每当出现危险的、不可控的、有挑战性的事情时，人就会有一些自然的应激保护措施。各种负面情绪的体验其实也是应激保护措施的反应。我们会感到恐惧、怀疑，会有强迫症，甚至还可能会有一些创伤后的应激障碍，比如焦虑、抑郁、无助感甚至绝望感，等等。在某种程度上，这些都是人类几千万年的进化历史选择出来的人的自然反应。这个反应只要不过度，都是有意义的。新冠病毒肺炎疫情是一场突发的公共卫生危机，但这并不表示人类在日常生活中没有遇到过类似的问题。其实有很多应激的状况，无论是疫情，还是其他一些重大的、危险的紧急情况，人类都会出现一些自然的心理反应。恐慌是最早出现的一种心理反应，因为疫情突如其来，我们毫无准备，特别是我们对它的传播途径和防治手段不熟悉、不了解。到目前为止，我们还没有完全搞清楚它的病因，该如何预防，以及应对的策略，我们还没有找到战胜这种病毒的疫苗。所以，在这样的情况下，人们产生一些恐慌的心理反应，是可以理解的。

恐慌就会产生怀疑，特别是当发现有些人莫名其妙地感染病毒时，我们也会或多或少地怀疑自己会出现问题。这些因怀疑而产生的一些强迫性的反应和行为，就是人类个体应激的常见情绪体验。

应激的情绪严重的话，我们就会出现焦虑和抑郁。这种焦虑和抑郁叫作创伤后应激障碍（post-traumatic stress disorder，简称 PTSD）。对于我们这些没有直接感染病毒的人，仅仅是看见别人感染病毒，也会或多或少地感受到别人的痛苦、焦虑、抑郁等，会产生一种替代性的创伤后应激障碍。这种替代性是来自人类的一种特别重要的本能，即同理心。我们从两岁半开始就能够感受到别人的快乐、幸福、痛苦、欲望、行为目的。这个能力是人类的竞争优势。

二、疫情下的社会心理失常

（一）群体应激反应

个体并不是生活在真空中，而是生活在和其他人相处的社会环境中，因此这样一种个体之间的感染，就会产生一些群体社会心理的变化。典型的群体应激反应包括恐慌和怀疑，因为我们想搞清楚事情发生的原因是什么。因为事发突然，很多机制我们并不清楚，所以就会产生各种"阴谋论"。而过度相信阴谋论，对我们的行动、我们的心态都是有伤害的，我们也会因此产生一些控制欲望：包括对物质的控制，希望囤积很多的商品，抢购很多的口罩，即使自己并不需要；也包括对人的控制，希望别人都能够为自己服务、照顾自己，达到自己的目的。

（二）污名化

另外一种社会心理变化，就是污名化。危机往往会让人第一时间做出负面评价，对主体相关者污名化。例如，古代只要得了麻风病，就立刻会被污名化。2008 年的三聚氰胺事件，导致人们对很多奶粉品牌污名化，称之为"问题奶粉""毒奶粉"，从而使整个产业受到影响。近年来，心理疾病被污名化的现象越来越多，有的人不幸患上抑郁症，或者精神分裂症，周围有些人就会以"那是个神经病"来指代他。这是个人发生危机事件后，相关主体被污名化的现象。2009 年 H1N1 病毒流行之初，被称为墨西哥病毒，又称为猪流感。最后，世界卫生组织（以下简称世卫组织）为避免污名化，把这种病毒更名为 H1N1 病毒。新冠疫情起初主要是在湖北武汉地区被报道，所以，出现了很多污名化武汉的倾向。世卫组织特别提出：要把这次的病毒以科学的方式命名，而不是叫作"武汉病毒"或者"中国病毒"。这种污名化也是一种社会心理的不良反应，反应过度就会产生伤害，包括出现一些敌意攻击等。这是人在应激的状况下容易出现的一些反应。出现应激反应的原理很清楚，它是人类几千万年的进化历史选择出来的一种应对策略。

目前，大灾难导致的污名化现象越来越受到国际社会的重视，大多数可以通过国际组织和国家的重视得到改善，但是，个人心理问题的污名化现象仍然没有行之有效的解决方法，至今仍然是一个社会学难题。这需要我们长期努力，综合纠正。

心理学也讲进化论，因为人类的各种身心特性其实跟其他生物是一样的，都是不断进化选择的产物。人类有一种选择机制——自然选择，凡是利于人类生存的特性就容易被选择和保留，凡是不利于人类生存的特性就容易被淘汰。所以，人类既然有这样的一些身心特性，就表明它是能够帮助人类生存下来的。当然人类不光要生存，还要繁殖后代，那么，这种繁殖后代的需求就产生了第二个重要的选择机制，即性选择。

所以，只要这个特性是利于人类生存、利于人类繁殖的，就容易被选择和保留。

三、应激反应的积极意义

既然我们有应激反应，那么，从某种意义上来讲，应激反应的存在应该就是有利于人类生存和繁殖的。当我们出现了很多消极情绪时，这些体验有没有进化的价值和意义呢？其实是有的。

（一）恐惧的意义

恐惧本身不是问题，过度恐惧才是问题。恐惧能让我们更加警惕，让我们产生行动的力量，比如，恐惧能够提醒我们发现危险、逃离危险，能够让我们活下来。因为危险面前一点恐惧都没有的话，我们就很容易被动物吃掉，被其他的生物灭掉。所以恐惧是有价值的。

（二）愤怒的意义

愤怒的产生有两个很重要的原因。一是我们的生存领地被侵犯。比如，本来我们生活得很好，突然有人带来了病毒，使我们原本和平、稳定的生活遭到了破坏，生活、学习、工作等都受到了影响，我们就会产生愤怒。二是挫折。比如，我们该做的事情做不了，该说的话说不出来，我们也会产生愤怒。所以，愤怒本身是一种保护机制，愤怒的情绪有一定的意义，它让我们意识到，我们自己的权利、空间等受到了侵犯。

（三）悲伤、厌恶与焦虑的意义

悲伤是一种正常的应激反应。比如，失去亲人感到伤心是很正常的，也是有保护作用的。当然，过度地沉浸于伤心之中，也会产生一些负面的影响。类似地，厌恶是一种负面情绪，但它能够提醒我们有害、不纯洁和不道德，让我们远离我们觉得厌恶的事情。焦虑也是一种负面情绪，但它能够提醒我们有危险，从而让我们集中注意力来面对这样的危险。如果一个学生明天就有大考，而他一点焦虑的感觉都没有的话，那么，他就很难集中精力来备考。

所以，应激反应有它存在的意义，而这种意义主要在于，从进化的角度来讲，它有利于人类的生存和繁殖，它是一种特别重要的保护机制。

典型的应激反应机制就是当遇到危险的时候，我们调动身心的力量来决定我们该怎么做。我们遇到危险时会战斗或者逃避，不过这种逃避不是我们打仗时的逃跑，当逃兵，而是一种保护、一种退却。

疫情防控期间，我们选择在家里待着，从某种意义上来讲，也是一种特别重要的应激反应保护。远离病毒、远离危险，这是在遇到危险的时候，我们该做的事情。当然，我们去做公益，我们去做科研，我们去做一些积极的事情，这些也是一种应激反应。这种应激反应能让我们的交感神经系统活跃起来，从而释放我们的压力。这个时候我们的感官系统敏锐，注意力集中，心血管的能力加强，心跳加快，血液循环增强，并觉得自己的肌肉和骨骼富有力量。所以，应激反应能够激发人的身心潜能，让我们能够在危险面前，要么去战斗，要么去保护自己。

总而言之，应激反应有一定的正面、积极的作用。

当然，在应激的状况下，我们发现人的消化功能和免疫功能会受到一些抑制。换句话说，这个时候我们的消化能力和免疫能力会下降。这就是为什么在紧张、恐惧、焦虑、愤怒的情况下，我们会吃不下饭，我们的抵抗力会下降。

在正常的情况下，人类的这种应激反应是一种自然的循环，就是当我们对这样的危险状况做出反应之后，我们会评价自己是否解决了这个问题。如果解决了，我们就会进入一种休息和放松的状态。所以，危险激发应激反应，问题解决之后我们再回到放松和休息的状态。它是一个自然的循环，这个循环让我们能够身心健康，能够生存下来，能够繁衍下去，这就是应激反应的价值和意义所在。但由于各种原因，我们可能会产生一些不良的应激反应，也就是在各种危险和挑战面前，我们可能会选择一些有害的应对策略。这种应对策略在很大程度上也跟人类的一些心理习惯和心理特性有关，**生活中引发应激反应的危险源始终是存在的，所以，我们已经形成了这种应激反应的自然循环机制。**

第二节　应激状态下常见的不良应对策略

生活中引起我们应激反应的情况包括考试、求职、竞争、离婚、疾病等，从本质上来讲，我们面对疫情时产生的一些心理问题，与面对其他危险和挑战时产生的心理问题其实是一样的。这也是为什么心理学家这么多年做心理咨询和心理援助的经验，能够用在疫情防控中，也能用于震后重建，以及日常的生活和职场。虽然引起应激反应的外在刺激不一样，但是，我们的心理反应和心理规律是一样的，因此，这些经验对于各种危机普遍适用。那么，常见的不良应对策略有哪些？

一、过度思维

第一种不良应对策略是过度思维。人类有一种思维的特性和天性，因此，很多时候会过度地认识、判断和分析事件的影响。科学家发现，我们即使在什么都不想的时候，大脑也在消耗将近20%的养分，这说明人类是一种思维动物。思维动物如果思维过度的话，会产生一些思维评判极端化、灾难化的倾向。所以，有哲学家提出，真正对我们产生伤害的不一定是负面事件本身，而是负面事件对我们的影响，或者，我们对负面事件的分析、判断和想法。比如，我们经常讲，某个人总让我生气，总让我觉得麻烦，其实很多时候产生伤害的并不是这个人，而是在想这个人时产生的影响和作用，这就是著名的ABC理论。

积极心理学家马丁·塞利格曼（Martin E. P. Seligman）提出，很多时候我们如何想一件事情，也就是对这件事情的分析（belief）；它其实影响这件事情的后果（consequence）；A指的是让我们产生负面体验的各种情境、刺激材料或者事件（activating）。比如，我们去超市买东西，开着车想找一个停车位，此时停车场停满了车，我们发现远处有一个空位，所以，我们兴高采烈地开着车要去停在那个位置，但是正好前面有一辆车倒出来，它比较慢，所以我们只能耐心地等着。当这辆车终于倒出来的时候，我们刚要把车开进去，没想到前面有辆车突然抢占了我们等了好久的位置。这显然是一个负面事件。这个时候我们会做什么？我们会分析，对不对？如果我们觉得这个人已经知道我们在等这个车位还要恶意抢占，那我们会很愤怒，可能会跟他发生争斗，甚至可能要报警。而如果我们觉得这只是个误会，他没有看见我们，所以无意抢占了车位，那我们会去跟他协商或讨论。因此，对于任何的"A"，也就是我们所说的负面刺激，我们如何去分析它是非常重要的。

但是研究发现，很多时候人类的分析往往受到很多无关信息的影响，我们把它叫作背景噪声的影响。哈佛大学心理系丹尼尔·吉尔伯特（Daniel Gilbert）教授曾经对2 250个人进行了研究分析，他发现有将近一半的时间，我们的心思也就是我们的思维，并没有放在我们要解决的问题和要面对的挑战上，而是放在处理跟思维有关的背景噪声。这个背景噪声包括别人在做什么、他人在不在场、复杂的人际关系、具体的场景因素、社会影响、行为习惯等，所以，很多时候不是这件事情本身让我们不开心，而是我们在处理跟这个事情有关的背景信息的时候，产生了很多负面影响，这使得我们长期处于一种兴奋的状态，从而导致神经衰弱、焦虑等亚健康问题。因此，过度思维、过度关注背景噪声，其实是有伤害的。

　　例如，管理者发现员工没有按时完成任务，就会去分析员工失误的原因，这时候如果他过度思维，就会对自身产生伤害，出现应激障碍，影响他和员工的正常沟通，导致双方的思维都很难集中在解决工作问题上，也无法产生真正对工作有帮助的行为。在新冠疫情中，很多人有这种过度思维，他们天天在网上看和疫情有关的一些负面信息和相关的文章，这其实在某种程度上也是过度思维产生的问题。确实，我们要有社会责任感，要有公民意识，但是，行动非常重要，解决问题非常重要。过度思维是一种消极的应对策略，成天关注危机的负面影响，分析的过程对我们也是有伤害的，认知偏差会对我们很多人造成创伤性的应激障碍。所以，我们应该转移、替代、升华。

二、缺乏运动

　　第二种不良的应对策略是缺乏运动。疫情防控期间我们确实要自我隔离，所以可能无法进行正常的运动，但我们还是要去运动。人类进化选择的是运动，而不是不动。不要相信乌龟不动活千年，人家是乌龟，它找到了它的进化策略：不动。但是人类几千万年的进化历史选择的是行动。可以想象，几千万年前在非洲草原上，人类的两个先祖一个是爱动的，一个是不动的，谁更容易活下来？显然是那个爱动的。他的跳跃、他的奔跑，其实能够让他脱离危险。一个跑不动、走不动、躺着的人，他肯定容易被动物吃掉。我们都是那些行动的先祖的后代，人类进化选择了行动，正常的应激反应的自然循环，也是要靠行动的。所以，面对危险，我们要不要行动？要么就是斗争，要么就是保护自己的逃避，无论哪种，都是行动。运动会使我们大脑产生一种内啡肽，它能够减轻我们肌肉的疲劳，使得我们能够很快地恢复身心的平衡状态。

　　应激出现行动，行动产生内啡肽，这是一种自然循环的策略。但是，如果我们缺乏运动的话，这种压力水平长期维持在高兴奋的状态，我们无法发挥内啡肽的作用，那么，它就会抑制我们的消化系统和免疫系统的反应。所以说，人应该动，特别是在应激的状况下，运动其实能够解决我们身心失衡的问题。不动、无所作为、无所事事，其实伤害也是很大的。运动很重要。

三、成瘾行为

第三种不良的应对策略是成瘾行为。很多人借助一些物理或化学的刺激以及一些不良的行为习惯来压制自己的负面的感受，比如，借酒消愁、抽烟、吸毒等，都是一些负面的生活方式。这些行为让人们能够逃避负面的感受，但并没有解决问题，反而还有害身心健康，会产生很多的副作用。过度消费也是，买东西会让我们产生一种愉悦的感觉，但过度消费也会产生内疚，甚至产生负债，对我们的生活造成不良的影响。还有人借助网络游戏，或者看电视、玩手机，甚至是过度的工作，其实这些在某种程度上都是不良的应对方式。人类的积极应对方式强调的是平衡、适度，而不是成瘾。

成瘾看起来好像是对这种物质的刺激、对这种外在行为的一种渴望。其实所有的成瘾行为背后都有一定的心理机制，而这种心理机制就是要逃避负面的感受。成瘾行为一个很大的问题在于，它产生的那些兴奋是我们在日常生活中很难得到的，所以，成瘾行为往往会让我们产生一种适应性，必须不断地增加这些成瘾行为的兴奋感，才能够让我们保持同样的快乐。这种成瘾行为长期下去的话，不仅不能让我们降低压力，反而会增加我们的心理压力。

四、情绪抑制

第四种不良的应对策略是情绪抑制。很多人由于各种原因，把情绪分成好的和坏的。快乐、幸福固然是好的，压力、焦虑、悲伤我们就认为是坏的。而面对这种"坏"的情绪，我们往往会采用一种压抑的方式，不说出来、不讲出来、不体现出来。其实，这种过度地压抑自己的情绪体验，会妨碍我们的减压，其造成的结果是消极、负面的。所以，压力与负面情绪累积越多，在身心层面造成的问题也就越多。为什么我们的心理援助有帮助？因为只要我们的情绪能够通过一种渠道流露出来，能够体现出来，能够意识得到，就会对我们的身心平衡有一些积极的帮助。

五、自我伤害

第五种不良的应对策略是自我伤害。我们很焦虑，我们很愤怒，我们很抑郁，那么，有些人就把它发泄在周围人的身上，互相指责、控制对方，进行言语和身体的报复和攻击，或者是一种冷暴力，不理不睬、冷漠应对。其实，这些都对我们有负面的影响，可能会有一时的快感，但是，会产生长期的负面作用，这是针对他人的一种自我伤害。还有一种针对自己的自我伤害：不断地自怨自艾，贬低自己，甚至是自残。有些人紧张的时候，就会产生各种身心的问题，进行自我伤害。在参加重大比赛的时候，由于压力太大，又不知道如何去应对，有些钢琴手会得病，会伤害自己，甚至剁掉自己的手或者做出其他的自我伤害的行为，让自己不去应对这样的外在环境。所以说，我们一定要警惕自我伤害。在我们的心理援助过程中，一定要去关注这类问题，因为很多需要帮助的人，可能会产生自我伤害这种倾向性。

六、负面的心理防御机制

第六种不良的应对策略是选择一种负面的心理防御机制。心理防御机制是一个很重要的心理咨询的概念，指的是我们在紧张、恐惧、挫折的状况下，出现了本能保护的倾向。但这样的保护倾向，可能会有负面的作用。比较常见的产生负面作用的保护机制就是否定，即不承认、不相信、不配合，拒绝这样的负面情绪体验，预期有伤害，但坚持不承认这样的伤害，无所畏惧，无知到了极致。这样的保护机制其实并不能真正保护我们，只是让我们有一种虚幻的安全感。

所以，危机的产生、危险的情景，我们一定要承认，一定要有科学的态度。否定事情的影响，对于我们来讲显然会产生负面的作用，或者是幻想我们什么都不做，事情就能得到解决。很多人在某个阶段会产生一种幻想，但面对任何挑战和威胁，我们都需要做出行动。所以应激不可怕，但是应激要有一些行动，要么去斗争，要么去保护逃避，幻想是不能够解决这些问题的。此外，还有一种负面的心理防御机制 ——倒退行为。倒退行为是指倒退到早期的幼稚水平，躺着，躲着，被动地得到别人的帮助，而不是主动地解决自身面对的一些应激反应的问题。这样的防御机制不能够解决问题，压抑显然也是不行的，这些都是我们所说的消极的心理防御机制。

那么，有没有一些积极心理学的应对策略，这些应对策略的科学原理又是什么？这就是积极心理学家比较关心的问题了。我们发现，积极心态能够帮助我们进行心理防御，减压减负也许是一个有意义的新思路、新方法、新方向。

第三节　面对问题的积极应对策略

积极心理学的奠基人马丁·塞利格曼教授提出，积极心理学可能是解决人类的负面情绪体验、消极心理的一种新思路、新方法。他提出积极的认知、积极的行动可以让我们挖掘和弘扬自己的积极天性，以此来提高我们的健康水平，提高我们人际关系的和谐程度，提高我们对幸福的感受力。那么，这些积极心态的意义和价值何在？为什么积极心理学家认为这样的思路可能给我们提供全新的解决问题的策略呢？

一、人类的积极天性

（一）积极心理学的新视角

心理学中有一个很重要的实验，验证了白熊效应，或者叫作反弹效应。它是哈佛大学著名心理学家丹尼尔·魏格纳教授做的一个经典实验，他要求实验的被试不要去想一只白色的北极熊，结果发现越让人不去想，人越爱想，这就是我们所说的反弹效应。很多实验证明了这一点，那些想逃避压抑和控制自己的疼痛、创伤和困惑的人，越是想逃，越是想控制，就越做不到，其反而会以一种负面的方式呈现出来。

为什么有些想戒烟的人越想戒越戒不掉，那些想减肥的人越想减越减不掉？因为人类的负面和正面心理使用的其实是同一条神经通道，这个系统其实很难同时做两件事情。因此，想刻意地忘掉一些事情，反而做不到。

我们怎样才能真正忘掉一只白色的北极熊？肯定不是刻意去挤掉它、忘掉它、抹掉它；真正忘掉这只白色的北极熊，需要我们去想象、去替代、去转移、去升华。我们不想白色的北极熊，我们想一朵鲜花，熊显然就被忘掉了。我们想白云、蓝天，我们想自己孩子的微笑、亲人的拥抱，这些事情都是积极的体验。用积极的体验可以帮助我们替代、转移、升华我们的消极体验。所以，就应对我们前面谈到的应激的危险而言，我们固然可以用传统的方法来做，也可以尝试用积极心理的方法来替代、转移、升华我们的负面体验。

这样的积极心态，我们中国人早就意识到了。王阳明先生有句名言，人人皆可为圣贤。显然，我们并非人人都是圣贤，那么，为什么他相信人人皆可为圣贤？因为他认为人类有一些积极的天性，在他所处的那个时代，他认为积极天性就是我们的良知，知善知恶为良知。积极心理学一个特别重要的贡献，就在于发现人类的积极天性不光有良知，还有很多其他的，这些积极天性使我们能够被称为人，使我们能够超凡脱俗，一跃而成为地球上的最伟大、最高贵的生物。所以致良知，知行合一，是王阳明先生的一个哲学的判断。

（二）积极天性的表现形式

积极心理学发现人类确实有很多积极的天性。我们还是用进化的理论来分析一下人类有哪些特性，它们分别对应人类的哪些积极天性。

6500 万年来，人类在进化的过程中发生了一些特别激进的变化，有一些特性，包括直立行走，所以，人类喜欢抬头挺胸，向前看，向远处看，向高处看。人类女性有很狭窄的骨盆，这使得人类的孩子出生得比其他动物要早。与其他哺乳动物的幼崽相比，人类的孩子其实是早产儿。**正是因为人类的孩子出生得特别早，所以，我们要利用天性使我们的下一代活下来，这种天性就是关怀、照顾他人。**

人类的力气不如其他动物大，跑得不如它们快，牙齿不如它们的锋利。在很多方面，人类是不如其他野兽的。但是，为什么几千万年的进化历史选择的是人类？为什么人类是地球上的万物之首？如果单打独斗，人类就斗不过老虎、狮子、豹子，但是，为什么现在是人类把这些老虎、狮子、豹子放在一起，成立了野生动物园去观赏它们，而不是这些老虎、狮子、豹子把人类当作它们的食物？这是因为人类有进化选择出来的巨大的大脑，有与动物不同的人性，这使得人类战胜了其他野兽，一跃成为地球上的万物之首。那么，人性包括什么？

积极心理学强调，人类有一些认知的优势，有一些情感的优势，有一些独一无二的能力，包括人类会学习所有的动物。动物靠着天生的基因、本能来做事情，但是，人类能够战胜生物的本能，去学习一些与其他人交往的知识技巧以及生活的方法。

我们有同理心，所以，两岁半的孩子就能够理解爸爸妈妈的心理。这些动物做不到，而人类做得到。人类有想象力，所以，人类能够憧憬，能够进化，能够朝着未来的目标而奋斗。**人是未来导向的，所有的其他动物都是过去导向的。**所以，积极心理学中一个特别重要的心理咨询的援助建议就是，不是过去决定了未来，而是未来决定了当下。所以，只要想做一件事情，就得有一个明确的目标，有一个美好的追求，有一个伟大的理想。我们其实可以做得到，其他动物则做不到。**原生家庭其实不能够决定你现在的身心状态，而是你对未来的计划决定了你的现在。**

动物只能靠本能产生应对危机的一些策略。而我们有语言，我们有文字，我们喜欢表达，能沟通，这些都是我们的优势，这样的优势能够帮助我们应对危机。我们还能找到一些人性的策略。我们还有情感的优势，我们善良，我们讲道德，我们能够控制自己，我们有信仰，我们有追求，我们互惠互助，这些都是人类的积极天性。那么，如何将这样的积极天性用在解决困难局面上？一种方法就是找出解决问题的应对策略。

当出现各种危险的时候，我们真正要解决的是针对这些问题我们要采取的斗争策略。比如：面对疫情，斗争策略包括积极参与防疫抗疫、保护自己、爱护家人、注意卫生、做慈善，甚至主持公道和正义。这些积极的斗争策略其实对我们的心理健康是有帮助、有意义的。看见问题主动解决，承担我们作为中华人民共和国公民的责任，这些都是特别重要的。我们做心理援助，其实在一定程度上也是一种积极的应激反应，我们去帮助别人，我们去爱护别人，我们去成全别人，这些都是解决问题的应对策略。所有做心理援助的朋友，当你加入这个行业的时候，你就选择了一种积极的应对策略，这也是积极心理学的体现。

当然，要解决问题，我们还需要一些技巧：包括时间管理，我们不能让援助工作占据了我们生活的所有时间；包括精力分配，我们需要休息，我们需要保护自己。如果有我们做不到的事情，那么，显然我们就要止损，及时离开。

我们要有任务清单。这些都是解决问题的策略。这种策略就是一种积极的应对。

二、积极的情绪调控减压办法

第二种积极应对的方法就是情绪调控减压。那么，在这种压力的情绪面前，我们有哪些应对的策略和方法？研究发现三大类的积极应对策略是有意义、有价值和有帮助的。思维和认识的调整，这叫作积极认知；社会支持的加强，这叫作积极的关系和关怀；个人的一些积极行动也有作用。所以，从思维到情感再到行动，也就是我们经常说的 ABC 积极减压的应对策略。

（一）积极认知调整

积极认知就是要去防控那些过度思维、负面思维，以及过度关注背景噪声。那么，如何让我们的思维变得更加专注，更能集中注意力，更加能够面对我们需要面对的一些问题，从而解决问题呢？传统的东方智慧，现在被发现是有价值、有意义、有帮助的，能够让我们思路更加清晰，关注更加准确，体会当下更加明确。这些方法包括专念、禅修、内观、气功、太极等。所有的这些方法只要能够持之以恒，就能够在一定程度上防止我们的认知偏差、过度思维和过度关注背景噪声，因为这些方法可以帮助我们变得更加理性平和，减少和化解负面思维的倾向性。

积极心理学中有一个很重要的概念叫作专念，专念指的是一种身心状态，它可以让我们的思路更加清晰。所以，专念讲的就是关注当下，关注此时此刻，关注自己的身心活动和身心体验。**这个"念"字本身指的就是静心，"念"字上面是今，下面是心，也就是此时此刻的感受。**当我们进入这样的一种感受的时候。我们的思维其实更加专注。有很多心理学家，比如卡巴金，就做过很多这方面的研究。

那么，怎么去做呢？我们教大家两个简单的技巧，能够让我们的认知更加专注一些。一个叫作观修，也就是对任何事情不做判断，而是采取一种接受的方法。比如，卡巴金教授在教大家如何做观修的时候，让大家品尝葡萄干。或者是任何事情，只要用心去关注它，静静地观察，然后，让自己沉浸在当下。这种关注其实不一定通过葡萄干，也可以通过其他的一些方式，只要很简单地去欣赏和体会自己做一件事情的过程，慢慢去做就可以。比如品茶，茶慢慢品，不要着急，你可以慢慢地喝，仔细体会茶水通过你的舌尖到你的舌中，通过你的舌苔到你的舌底，然后，体会茶水经过你的咽喉到你的胃部，那么，这样一个慢慢体会的过程，就是观修。品尝美酒、欣赏生活中美好的事情，其实都会让我们进入一种神平气淡的状态。这是抑制我们的过度思维、背景噪声的一个简单技巧和方法。

当然也可以通过止修的方式，这是我们比较熟悉和喜欢的一种方式，因为呼吸练习、太极形意八卦等都是让我们把思路集中在某一个特定的目标上。气守丹田，或者太极手抱火球，其实讲的就是把自己的注意力集中在某个目标上，这也是让我们能够减轻负面思维、过度思维的一个很重要的练习和方法。

现实生活中，我们一直在路上，我们一直在着急，我们一直在奔跑，我们一直在繁忙，而这样的一种着急、奔跑和繁忙，其实也是跟我们现实生活中工业化社会的过度思维有很大的关系。专业的练习能够帮助我们克服这样的过度思维，生活处处都有禅，关键是要用心去欣赏。早上起来想想自己美好的人生，吃饭的时候想想食物的丰盛，走路的时候想想行走的意义，其实都是让我们能够欣赏当下的体会。例如，工作任务重，可以想想很多人找不到工作，不被任何人需要，无所事事，不胜其烦，而自己却很受领导重视。这样想，就可以把繁忙的工作当作一种修行。与此相反，疫情防控期间，很多朋友在家里待着，我们以前的那种奔忙、我们以前的那种喧嚣、我们以前的那种忙碌可能体会不到了。这种情况下，如果能够找到一种积极的修行，是很有意义、很有价值的。

找到自己内心的生命活力，发现生活中有意义的美好体会。一花一世界，一树一菩提，这就是我们提倡的积极心态的应对策略，通过改变我们的认知来提高我们应对负面体验的能力。

（二）积极关系建设

积极关系建设就是建设良好的人与人之间的关系。我们是群居的生物，我们永远离不开其他人，这是人类的一个特点。无论是漂流的鲁滨逊，还是手握屠龙宝刀的金毛狮王谢逊，他们也都需要有人陪伴，也都需要有人照顾。人永远离不开其他人，所以，保持人和人之间的亲情、友情和爱情，也是提高我们的身心健康的特别重要的一种策略。

试想你的好朋友突然对你不理不睬，一群人聚会偏偏把你拒之门外，你会有什么样的感受？一定是很痛苦、很别扭、很伤心的。而且，不光是有这种心理感受，你甚至会有一些生理反应，如全身发冷、全身颤抖。为什么？因为人绝对是需要有社会支持的。社会关系和社会支持，能够让我们得到陪伴和安慰，让我们得到行动和资源的帮助，也能够提高互动感和安全感。

那么，如何加强人与人之间的关系，特别是在危机到来的时候，如何将人的社会天性用来保护我们自己，用来加强我们的身心健康？积极心理学家建议肢体接触。人通过跟其他人在一起，产生了一种安全互惠的感觉，而这种感觉有特别重要的身心健康的意义。

威斯康星大学有位心理学教授叫哈里·哈洛（Harry F. Harlow），他在1957 年曾经发表了一篇文章，他发现把一只小猴子从小交给两个妈妈抚养，一个给它奶水，一个只给它接触和抚摸的感觉，**结果发现：这只小猴子更加依恋的并不是给它奶水、让它活下来的妈妈，而是给它爱护感的妈妈。**所以，小猴子每天有 18 个小时都躺在有接触感的妈妈怀里，只有 3 个小时躺在有奶水的妈妈怀里。由此可见，生物绝对不是有奶便是娘。

人与人之间的肢体接触对我们的身心健康很有意义。例如，在一家人出去游玩的时候，多做些互动性强的、身体有接触的事情，如拍手游戏、碰脚的舞蹈等，会比旅游本身更让家人感觉快乐温馨。**在一些特殊时期，一家人待在一起，其实可以有一些肢体接触，打打闹闹、嘻嘻哈哈，都有意义，都有价值。**一个很简单的方法，拥抱自己的亲人，只要是 4 分钟的拥抱，一定会产生全身发热、嗓子发紧、眼泪会流出来的感觉。**所以，想要增强我们的关系，肢体接触是必不可少的。**

增强关系还有一种很重要的方法：语言沟通。我们跟动物不一样的地方在于我们有语言沟通的能力，语言表达不是一种简单的抽象符号，它其实是产生内心情感体验的一种表达方式。**你不妨在纸上写一个开怀大笑的"笑"字，你会觉得这个字在笑，你写一个痛哭的"哭"字，你会觉得这个字在哭，**其实不是因为字在笑、在哭，而是因为人类的心理体验和认知体验其实是重叠的，这叫作知行合一。所以，语言从来都不是抽象的符号，语言是一种身心的感受和体验。输出通情达理的话、输出热情支持的话，这些能够产生正面的激励作用，一点都不比具体的物质给予、具体的行动帮助差，这是我们的天性。

所以，学会沟通、学会表达、学会欣赏自己的亲人都是特别重要的。倾听、关注对方的情绪期待和渴望，了解彼此之间的心理需求，其实是我们加强沟通特别重要的方法。所以，会说话是智商，会说话也是情商。我们需要这样的沟通能力。

很多时候我们会使用冷暴力，不表达，不沟通，没有任何情绪和心理联系，这就会产生负面的作用。增加夫妻之间、家人之间的联系，增加自己和朋友之间的联系，需要我们沟通。特别是遇到危机的时候，更是要第一时间和家人沟通，和亲友建立联系。一位接到妻子的自杀威胁短信的朋友，在联系了两个人共同的朋友之后，避免了悲剧的发生。某些时候，我们被迫和亲友分离，那些借助现代的通信设备和方法，用微信、微博、电话，向自己的亲人、朋友、自己关心的人，表达同理心和积极支持的人，都会在分离结束后，尽快恢复正常的工作和生活。

那么，表达沟通有没有需要注意的事情？2011年感恩节，美国的《华尔街日报》报道了心理学关于感恩的科学研究。研究发现，表达感恩是很重要的，**那些感恩的人更健康，更幸福，更乐观，朋友更多，他们赚的钱也要比别人多一些。所以，感恩是有回报的。**

（三）倡导积极行动

积极行动就是我们要去行动。积极心理学不光是提倡我们的认识发生改变、我们的情绪发生改变，还提倡我们的行动发生改变。行动有很多，只要把自己的特性全部释放出来、体验出来，就会产生积极的力量、积极的作用，行动很重要。各种形式的运动，不只是让我们产生多巴胺、催产素、内啡肽的分泌，也让我们产生愉悦的身心感受。运动不光能提高身体的免疫力，也会提高心理的免疫力。这种行动，其实也包括欣赏自己的爱好。每个人都有自己独特的爱好。去实践它。

如果你不喜欢通常的运动方式，那么，就欣赏你自己的爱好，集邮、看电视、看电影，这些其实都可以。打扫房间也会产生积极的意义，我们每天把自己生活的环境清理得干干净净，看着窗明几净的环境，其实对我们自己有一种积极的作用。做饭也行，我们中国人爱吃会做，那么，这个时候我们可以欣赏一下自己做饭的技巧和方法，甚至提倡晒出来给大家看，因为这产生的也是一种积极的感受。除此之外，照顾好自己的身体，起早化妆打扮也都是有意义的情绪调节方法。写作、练书法，与他人沟通、交流、表达，其实都会产生正面的作用。即使没有听众，我们自言自语，我们大喊大叫，也会对身心状态有帮助。唱歌、微笑、品茶、品咖啡，这样的事情都会对我们产生正面的作用。

欣赏花花草草、自然风景、老照片，读书，看电影，追电视剧，闻香，这些都可以。香气还有个特别重要的作用，它不需要经过我们的大脑分析，就会对我们的情绪产生影响，而与闻香不同，其他所有的感官刺激都需要经过大脑分析。所以，香气产生的情绪调节是最直接、最快的。听音乐、禅思、冥想、气功、太极、瑜伽、感恩，刚才谈到的各种积极思维的调节方法，也包括做慈善公益、主持正义，这样的行动都有意义，也有价值，有作用。这样的行动会让我们身心愉悦。

（四）其他积极应对技巧

1. 迪香式微笑

迪香式微笑与积极情绪体验密切相关。如果能达到一种迪香式微笑的境界，你的感受和体验就会非常美好。迪香是一位法国医生，1862 年他做了一个很经典的实验。他请左邻右舍的人去做心理学实验，给他们的脸连接上电极，看一看人脸部的肌肉会产生什么样的身心反应。他发现有三块肌肉活动会产生最美好的心理体验，其中一块肌肉就是嘴角肌，嘴角上扬，牙齿就露出来，然后，就压迫了颧骨肌，使得颧骨肌上提，使你的笑容饱满。然后，颧骨肌上提又压迫了眼角肌，使得眼角肌出现收缩，微笑的时候出现鱼尾纹。这是一种特别有魅力的微笑，不妨对着镜子这样微笑 3 ～ 5 分钟，你会发现即使是对着镜子装笑，慢慢地自己也会微笑。所以，从这个角度来讲，无论做什么事情，只要能让自己笑出来，那么，这件事就是有意义、有价值、有作用的。因此，我们提倡幽默感、调侃、讲笑话，以积极的心态去应对危机和危险，对于我们压力的减轻有很大的帮助。所以，**行动的一个标准在于它是不是能够让我们产生微笑的感受、感觉和体会。**

2. 沉浸体验感受福流

那么，第二个行动的标准，在于它是不是能够产生一种福流的感觉和感受。福流是美国著名的心理学家米哈里·奇克森特米哈伊（Mihaly Csikszentmihalyi）

教授在 1975 年提出来的。从 1960 年开始，他一直追踪一批特别成功的人，他们是各行各业的领军人物，包括企业家、运动员、作曲家、美术家、国际象棋高手等，他想看一看是什么样的原因让这些人能够做到自己事业的极致。他发现，不是因为这些人的智商比别人高、情商比别人高，而是这些人在做自己经常做、不得不做的事情的时候，往往能够进入一种物我两忘、天人合一、酣畅淋漓的状态，这种状态让他们忘掉了时间、忘掉了空间。所以，他认为这样一种如痴如醉的状态是人的一种最佳体验——福流（flow）。做任何事情，只要能产生福流，那么，就有一种特殊的意义和价值。福流具有流动意境和幸福体验。

中国哲学家庄子曾经在《南华经》里特意描述了一个普通中国人的福流状态，这就是庖丁解牛的故事。大家都知道庖丁是个屠夫，他在为文惠君解牛的时候，就进入一种特殊的身心状态。原文是这么写的："庖丁为文惠君解牛，手之所触，肩之所倚，足之所履，膝之所踦，砉然向然，奏刀騞然，莫不中音。合于《桑林》之舞，乃中《经首》之会。"

这是什么意思呢？就像庖丁在为文惠君解牛的时候，他手碰的地方、他肩靠的地方、他脚踏的地方、他膝盖碰到的地方，每一次碰撞都有声音，每个声音就像音乐一样动人，每次碰到都有动作，每个动作都像跳舞一样优美，合于《桑林》之舞，乃中《经首》之会，这是我们所有的行动都应该追求的一种极致的状态。这种状态让我们沉浸其中、物我两忘、酣畅淋漓、如痴如醉。所以，做任何事情，如果能够做到这样心无旁骛，连自我意识、空间意识、时间意识都注意不到，此时不知是何时，此身不知在何处，特别开心、特别投入、特别愉悦的时候，那么，你就做到了一种积极的心理解压。

纵观人类的发展历史，就会发现我们在不断地跟各种各样的天灾人祸做斗争，并且不断地取得胜利、积累经验。所以，再大的困难，也阻止不了人类对美好生活的向往、追求和努力。正是在这样一个过程中，我们学会了勇敢，学会了坚强，学会了宽容，更是在这样的过程中，我们懂得了如何去拥抱彼此、携手合作。

2020 年的新春，突如其来的新冠肺炎疫情让我们彼此倾注了最大的祝福和思念，也更愿意去守护我们的幸福、平安和健康。那些奋战在抗击疫情中的人，为我们的存在和延续增添了生命的意义，这些意义联系在一起，成为未来帮助我们战胜各种艰难险阻的动力，这是人类进化选择出来的积极的天性，也是我们中华民族选择出来的文明的尊严。

衷心地希望每一位朋友都能平安度过工作和生活中的每一个危机，恢复正常的生活、工作和发展的路径。

参考文献

达尔文．（1958）．人类和动物的表情．北京：科学出版社．

米哈里・契克森米哈赖．（2017）．心流：最优的体验心理学．北京：中信出版集团．

彭凯平，赵昱鲲，曾光．（2016）．积极教育导论．北京：知识出版社．

Algoe, S. B. (2012). Find, remind, and bind: the functions of gratitude in everyday relationships. *Social & Personality Psychology Compass*, 6(6), 455-469.

Algoe, S. B., & Zhaoyang, R. (2016). Positive psychology in context: Effects of expressing gratitude in ongoing relationships depend on perceptions of enactor responsiveness. *The Journal of Positive Psychology*, 11(4), 399-415.

Burnstein, E., Crandall, C. S., & Kitayama, S. (1994). Some neo-Darwinian decision rules for altruism: Weighing cues for inclusive fitness as a function of the biological importance of the decision. *Journal of Personality and Social Psychology*, 67, 773-789.

Boehm, J. K., Lyubomirsky, S., & Sheldon, K. M. (2011). A longitudinal experimental study comparing the effectiveness of happiness-enhancing strategies in Anglo Americans and Asian Americans. *Cognition and Emotion*, 25, 1263-1272.

Bono, G., Froh, J. J., Disabato, D., Blalock, D., McKnight, P., & Bausert, S. (2019). Gratitude's role in adolescent antisocial and prosocial behavior: A 4-year longitudinal investigation. *The Journal of Positive Psychology*, 14(2), 230-243.

Csikszentmihalyi M. (1975). Play and Intrinsic Rewards. *Journal of Humanistic Psychology*, 15(3): 41-63.

Csikszentmihalyi M. (1993). *The evolving self: A psychology for the third millennium*. New York: Harper-Collins.

DeSteno, D., Bartlett, M. Y., Baumann, J., Williams, L. A., & Dickens, L. (2010).

Gratitude as moral sentiment: Emotion-guided cooperation in economic exchange. *Emotion*, 10(2), 289-293.

Diener, E. (1984). Subjective well-being. *Psychological Bulletin*, 95(3), 542-575.

Emmons, R. A., & McCullough, M. E. (2003). Counting blessings versus burdens: An experimental investigation of gratitude and subjective well-being in daily life. *Journal of Personality and Social Psychology*, 84(2), 377-389.

Ekman, P., & Friesen, W. V. (1986). A new pan-cultural facial expression of emotion. *Motivation & Emotion*, 10(2), 159-168.

Gard, T., Brach, N., Hölzel, B. K., Noggle, J. J., Conboy, L. A., & Lazar, S. W. (2012). Effects of a yoga-based intervention for young adults on quality of life and perceived stress: The potential mediating roles of mindfulness and self-compassion. *The Journal of Positive Psychology*, 7, 165-175.

Kabat-Zinn, J. (2003). Mindfulness-based interventions in context: past, present, and future. *Clinical Psychology: Science and Practice*, 10(2), 144-156.

Lazarus, R. S. (1991). *Emotion and adaptation*. New York: Oxford University Press.

Maslow A. (1965). Humanistic science and transcendent experience. *Journal of Humanistic Psychology*, 5(2)：217-219.

Nesse, R. M., & Ellsworth, P. C. (2009). Evolution, emotions, and emotional disorders. *American Psychologist*, 64(2), 129-139.

Peterson, C., & Seligman, M. E. P. (2004). *Character strengths and virtues*: A *handbook and classification*. Washington, DC: American Psychological Association.

Post, S. G. (2003). *Unlimited love: Altruism, Compassion, and Service*. Radnor, PA: Templeton Foundation Press.

Seligman, M. E. P., Csikszentmihalyi M. (2000). Positive psychology: an Introduction.*American Psychologist*, 55 (1): 5-14.

Sheldon, M., King, L. (2001). Why positive psychology is necessary. *American Psychologist*, 56 (3): 216-217.

Sober, E., & Wilson, D. S. (1998). *Unto others*: *The evolution and psychology of unselfish behavior*. Cambridge, MA: Harvard University Press.

Shaver, P. R., Hazan, C., & Bradshaw, D. (1988). Love as attachment: The integration of three behavioral systems. In R. J. Sternberg & M. Barnes (Eds.), *The psychology of love* (pp. 68-99). New Haven, CT: Yale University Press.

Sorokin, P. A. (2002). *The ways and the power of love: types, factors, and techniques of moral transformation.* West Conshohocken, PA: Templeton Press.

Sprecher, S., & Fehr, B. (2005). Compassionate love for close others and humanity. *Journal of Social and Personal Relationships*, 22(5), 629-651.

Trivers, R. L. (1971). The evolution of reciprocal altruism. *Quarterly Review of Biology*, 46(1), 35-57.

Zhao, Y., Yu, F., Wu, Y., Zeng, G., & Peng, K. (2019). Positive education interventions prevent depression in Chinese adolescents. *Frontiers in Psychology*, 10, 1344.

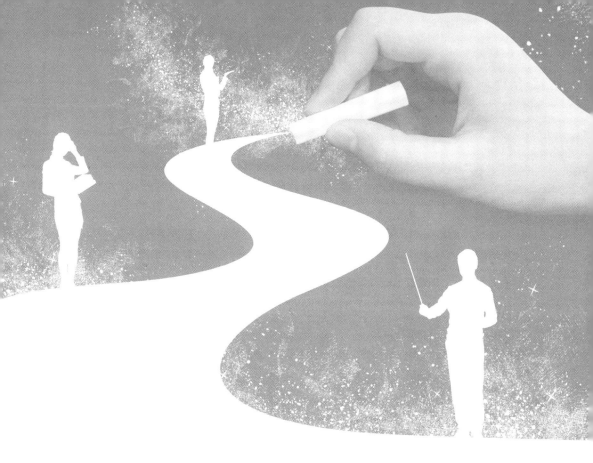

第二章

心理援助的意义及援助中应关注的伦理议题

　　本章的主要内容是：第一，了解危机事件下心理援助的意义和功能；第二，了解心理援助的目标以及服务人群；第三，了解心理援助中需要注意的伦理问题，为危机时期提供专业规范的心理健康服务奠定基础。

第一节　心理援助的意义与功能

　　各种危机事件发生会引发人们恐怖、惊慌、担忧和焦虑等情绪，需要疏导、安抚、被倾听、被关注、被理解、被支持，这些都是危机状态下提供心理援助的刚需。无论是像汶川地震那样的重大自然灾害，还是像突如其来的新冠肺炎疫情，灾难带来的不只是生命安全上的威胁，也有心理上的强烈冲击。怎样度过危机，渡过难关，恢复心理平衡，减少心理创伤，心理援助任务已经摆在了心理学工作者面前。

一、危机事件心理援助服务的政策依据

　　近些年来，无论是在法律层面还是政策层面，国家都对危机事件后的心理危机干预和心理援助工作给予了高度的重视，为危机心理援助提供了政策依据。

　　《中华人民共和国精神卫生法》（2013年5月1日开始实施）第十四条规定："各级人民政府和县级以上人民政府有关部门制定的突发事件应急预案，应当包括心理援助的内容。发生突发事件，履行统一领导职责或者组织处置突发事件的人民政府应当根据突发事件的具体情况，按照应急预案的规定，组织开展心理援助工作。"

　　由国家卫生健康委员会牵头，22个部委在2016年12月30日联合签署的《关于加强心理健康服务的指导意见》第三部分"大力发展各类心理健康服务"中的第6条"重视心理危机干预和心理援助工作"中明确指出："建立和完善心理健康教育、心理热线服务、心理评估、心理咨询、心理治疗、精神科治疗等衔接递进、密切合作的心理危机干预和心理援助服务模式，重视和发挥社会组织和社会工作者的作用。将心理危机干预和心理援助纳入各类突发事件应急预案和技术方案，加强心理危机干预和心理援助队伍的专业化、系统化建设，定期开展培训和演练。在突发事件发生时，立即开展有序、高效的个体危机干预和群体危机管理，重视自杀预防。在事件善后和恢复重建过程中，依托各地心

理援助专业机构、社会工作服务机构、志愿服务组织和心理援助热线，对高危人群持续开展心理援助服务。"

由此可见，政府相关主管部门对于重大危机事件发生后开展心理危机干预和心理援助有明确的政策依据，文件特别强调了心理危机干预和心理援助服务模式是心理健康服务的重要组成部分，也指出了在危机事件发生的时候，要依托各地相关的专业的心理援助机构组成心理援助热线，对高危人群开展心理援助的服务。

2018 年 11 月 16 日由国家卫生健康委员会等 10 部委联合签署的《全国社会心理服务体系建设试点工作方案》第三部分"建立健全社会心理服务网络"中第（六）点"建立健全心理援助服务平台"中再次强调，要将心理危机干预和心理援助纳入各类突发事件应急预案。平时就要加强心理危机干预和心理援助队伍的专业化、规范化的建设，一旦自然灾害或者是其他的突发事件发生，要立即开展个体危机干预和群体危机管理，提供心理援助服务，及时处理急性应激反应，预防和减少极端行为发生。在事件善后和恢复重建过程中，对高危人群持续开展心理援助服务。

2020 年 1 月 26 日，国家卫生健康委员会应对新型冠状病毒感染的肺炎疫情联防联控工作机制领导小组发布了《新型冠状病毒感染的肺炎疫情紧急心理危机干预指导原则》，特别提到因为疫情可能导致患者恐惧、公众焦虑、医护人员耗竭等心理应激，所以对紧急心理危机干预工作要同时开展并加以规范和指导，以减轻疫情对大众心理的干扰和可能造成的伤害，促进社会稳定。在同年 2 月 2 日出台了《关于设立应对疫情心理援助热线的通知》。

由上可见，无论是法律还是政府文件，都对危机事件心理援助提供了政策上的依据。

二、危机事件的特点及其对心理的冲击

（一）突发性

危机事件的第一个特征就是突发性，突如其来，防不胜防。比如，新型冠状病毒引起的疫情灾难。在大家准备欢度春节的时候，谁也没有想到生活突然

变得完全不一样了。这种突然发生的巨大变化让人们猝不及防。它改变了我们习惯的生活方式，对每一个人的生活都产生了很大的影响，随之而来的是惊慌、恐惧、焦虑情绪蔓延。

（二）不确定性

不确定性是危机事件的又一个鲜明的特征，比如，新冠肺炎疫情下人们对疾病的不认识和对被感染的担心，以及对生活被影响程度、疫情发展趋势的不确定等。面对突如其来的、不明原因的病毒感染，现在的医学和科学还不能揭示这种新型冠状病毒的来源以及其起作用的机制，对传染的规律不了解，患者治疗没有特效药。同时，我们也不太确定这场疫情到底什么时候能够结束。这种不确定性使人们的安全感以及对现实生活的掌控感都受到了极大的威胁，容易造成强烈的担忧和恐慌，导致心理失衡。

（三）广泛性

涉及群体性的危机事件影响广泛。比如，新冠肺炎疫情就具有传播快、波及范围广、影响面大的特点，成为全球重大公共卫生危机。还比如，2008年汶川地震受灾人群达数百万，波及好几个省。处在危急和危险之中的人们非常容易进入应激状态。

处于应激状态中的人们，反应各不相同，如果是在一定范围内，必要的担忧和焦虑能够起到一定的保护作用，提示人们处在非正常状态下，要积极应对，如在疫情防控期间遵守出门戴口罩、勤洗手等规则，改变生活习惯，保持社交距离，居家隔离，尽量不外出等；如果在疫情面前完全放松，没有任何的反应，反而是很危险的，如外出不做任何防护等。但是，如果过度担忧恐慌，则会造成失眠、焦虑、恐惧，时间长了甚至会导致精神疾病，给身心健康带来危害。所以，在这种情况下，危机事件心理援助就具有重要的作用和意义。

三、危机事件心理援助及其意义

危机事件心理援助指危机事件发生后，对处在心理危机状态下的个人采取明确有效的措施，进行心理疏导和干预，使之最终战胜危机，重新适应生活。

危机事件心理援助的主要目的有两个：一是避免自伤或伤及他人，二是尽量恢复心理平衡。

每一次重大的危机事件都会严重威胁人们的身体健康和生命安全，也会对人们的心理健康造成巨大的影响。因此，危机事件后的心理援助成为必然。例如，党和政府在新冠肺炎疫情防控中始终把保证人民群众的生命安全和身心健康放在最高位置，践行"生命至上，人民至上"的理念。国家领导人高度重视疫情防控期间的心理疏导工作，强调要"主动做好心理疏导""动员各方面力量全面加强心理疏导工作"，做好心理防护，守护好心理健康，及时、科学地进行自我心理疏导或接受专业的心理援助。

危机事件后，心理援助可以帮助处在危机状态下的人们从混乱走向有序，从麻木走向清醒，从无力走向有力，从异常走向正常，从失衡走向平衡。心理援助可以增强个人内在的力量，不仅能够恢复灾后适应的正常功能，也包括提升今后应对危机的能力。如果个体能够在心理援助的帮助下成功度过危机，就具有非常重要的意义。一是个体可从中得到对现状的把握；二是对经历的危机事件重新认识，提升个体的内在力量；三是对未来可能遇到的危机有更好的应付策略与手段。

第二节　心理援助的目标与服务人群

危机事件心理援助要有明确的目标和任务，要有针对性的服务人群，要有被科学研究证明是有效的心理援助方法。这是每一位参与心理援助工作的专业人员都要了解的。

一、危机事件心理援助的要点

（一）危机事件心理援助的具体目标

危机事件心理援助的具体目标主要有五点：第一，协助当事人度过现有的混乱时期；第二，缩小危机负面影响的程度；第三，恢复到危机前的功能与现实状况；第四，减少今后创伤后应激障碍（PTSD）的出现；第五，增加当事人成长的可能性，学到新的应对方式，增加生活选择。

据此，在进行危机事件心理援助时，专业的援助工作者需要重点关注以下几个工作重点。

（二）危机事件心理援助工作的三大重点

在汶川地震后一年，卫生部（即现在的国家卫生健康委员会）针对灾后心理援助的不规范和混乱，发布了地震灾区《心理危机干预要点》（2009年5月），提出了危机事件心理援助工作的重点，为危机事件后的心理援助工作指明了方向。见图2-1。

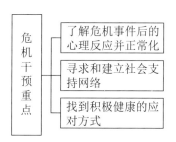

图2-1　卫生部地震疫区《心理危机干预要点》

1. 了解危机事件后的心理反应并正常化

援助工作者需要了解危机事件给人带来的应激反应表现和危机事件对当事人的影响程度，可以通过问卷的形式进行评估，引导当事人说出在危机事件中的感受、恐惧或经验，帮助他们明白这些感受都是正常的。这些感受属于非正常状态下的正常反应。

2. 寻求和建立社会支持网络

让当事人确认自己的社会支持网络，明确自己能够从哪里得到相应的帮助，包括家人、朋友、同学、老师及学校内的相关资源，并明确个人能给自己提供哪些具体的帮助，如情感支持、建议或信息、物质方面等，增强安全感和归属感。

3. 找到积极健康的应对方式

帮助当事人思考并选择积极的应对方式，强化个人的应对能力；思考采用消极的应对方式会带来的不良后果；鼓励当事人有目的地选择有效的应对策略；提高个人的控制感和适应能力。

二、危机事件心理援助不同阶段的心理服务形式

　　危机事件发生后的心理援助是个过程，并非一蹴而就，心理援助工作者要知道在不同的阶段心理援助工作的重点和目标人群，才能有针对性地提供恰当的心理援助。见图 2-2。

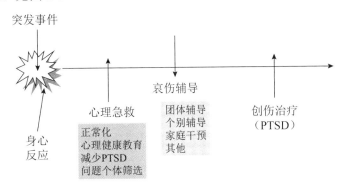

图 2-2　危机事件发生后不同阶段的心理援助

（一）危机初期的心理急救

　　突发危机事件发生后，首先会给人们带来身心的紧张和不良反应。在这种情况下，首先要做的是危机干预，也称心理急救。危机干预是帮助当事人有效应对当前的处境的，而不是处理过往的创伤的。心理急救一般在突发事件发生后 1 天～ 2 周内进行，属于心理健康教育的工作范畴。它的目标首先是将危机心理反应正常化，然后进行相关的心理健康教育，释放压力。通过这样急救式的干预来减少危机事件后创伤后应激障碍（PTSD）的产生，同时可以筛选出反应比较强烈的个体，并对其进行更加深入持续的帮助。危机干预的工作方式有个别减压、团体减压、班级辅导、大型演讲等。一般先评估需要，再根据需要选择合适的工作方式。

（二）心理援助中的哀伤辅导

　　危机事件常常会导致生命的伤害和丧失。在实施了危机干预后，针对有亲人、朋友去世、需要面对死亡的当事人进行哀伤辅导，主要目标是处理哀伤，帮助当事人完成哀悼。这包括增加丧失的现实感，协助当事人表达悲伤的情感，

协助当事人克服丧失后再适应过程中的障碍，鼓励当事人以健康的方式向逝者告别并重新将情感投入新的关系中。哀伤辅导的方法有团体辅导、个别辅导、家庭干预以及其他的干预方式。

（三）心理援助中的创伤治疗

在突发事件发生三个月之后，如果当事人的应激状态一直持续，可能被诊断为创伤后应激障碍（PTSD），那么，需要对当事人开展一些有针对性的、系统的创伤心理治疗。其常用的方法有认知行为治疗、暴露治疗、眼动脱敏治疗以及药物治疗等。

危机干预、哀伤辅导以及创伤治疗的区别不仅是危机事件发生后处理的时间不同，其各自的工作目标和重点也不同，见图2-3。

危机干预	哀伤辅导	创伤治疗
• 心理急救，稳定情绪，心理支持 • 行为调整，放松训练，压力管理 • 认知干预，危机事件集体晤谈（CISD）	• 支持性团体 • 哀伤处理 • 陪伴 • 自杀预防 • 重建希望	• PTSD评估 • 认知行为治疗 • 暴露治疗 • 眼动脱敏治疗 • 药物治疗 • 其他

图 2-3　危机干预与哀伤辅导、创伤治疗的区别

危机干预的工作原则是宁浅勿深。危机干预是帮助当事人稳定情绪，找回控制感的，所以不做深入的探究。通过稳定化技术，当事人比较安静了，对危机事件的容忍度增强，才能做好加工新信息的准备。

（四）危机干预与心理治疗的区别

危机干预与心理治疗不同，是一个独特的心理健康服务领域。心理健康工作者在危机事件发生后针对危机受影响的人群开展干预时，一定要区分危机干预与心理治疗。心理治疗专家道仁文（B. S. Dohrenwend）曾经提出一个模型，说明危机干预和心理治疗的时机以及对象的区别，见图2-4。当危机事件发生后，相关人群会有一系列危机反应，每个人的危机反应程度与个人的特质、以往经

验及在危机中的暴露程度有关。危机干预是在危机反应产生后进行工作，以减轻压力，疏导情绪。危机干预后会有几种不同的结果：一部分人会经由危机获得新的成长，也就是从危机中崛起，学习到新的应对方法，获得建设性的积极改变；一部分人会恢复危机事件前的心理健康状态；还有一部分人由于危机的打击，出现心理病态，比如创伤后应激障碍、焦虑症、抑郁症，这部分人需要进行专业的、系统的心理治疗。

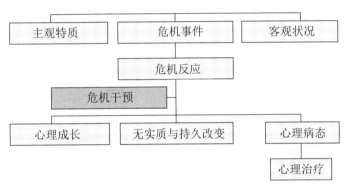

图 2-4　危机干预与心理治疗的区别

三、危机事件心理援助的人群特点与援助方法

一般而言，突发的危机事件虽然类型不同，如有自然灾害、事故灾难、公共卫生事件、社会安全事件等，但它们具有三个共同的特点：第一，突然发生，不可预知；第二，给人带来紧张和压力；第三，人们惯常的应对方法失效，会出现混乱，变得不知所措。

（一）危机事件破坏了人的哪些需要

1. 安全感：健康和生命遭到巨大的威胁，破坏了人们受到保护，不受环境和他人的伤害的需要。

2. 信任感：例如，疫情中病毒快速传播，无症状感染者的出现，破坏了人们对周围的基本信任，破坏了信任他人、信任自己的需要。

3. 控制感：危机使人们失去对现实世界的安全感和对自己生活的掌控感，破坏了控制自己、对他人产生影响的需要。

4.自尊感：面对危机，自我价值和自尊下降，破坏了重视自己的感觉、想法和信念，以及重视他人的需要。

5.亲密关系：例如，疫情防控期间大家隔离在家，很难与亲朋好友见面，破坏了接受自己、亲近他人的需要。

（二）危机事件受影响的人群

任何危机事件发生，需要心理援助的人群都是有区分的。进行心理援助之前，心理健康专业人员需要了解不同人群的受影响程度和需要。一般而言，大致分成初级人群（亲历危机事件的人，如灾难幸存者、自杀未遂者等）、次级人群（目击危机事件或危机事件中的救援者，如置身现场的人或警察等），以及三级人群（遭受危机事件但非直接受影响的人，如受害者家属、同学等）。以新冠肺炎疫情为例，国家卫生健康委员会发布的《新型冠状病毒感染的肺炎疫情紧急心理危机干预指导原则》特别把受疫情影响的人群按影响的程度分成了四级：第一级人群包括确诊患者、疫情防控一线的医护人员、疾病控制人员和管理人员；第二级人群包括居家隔离的轻症患者、密切接触者、到医院就诊的发热患者；第三级人群包括与第一级和第二级人群有关的人，如家属、同事、朋友，参加疫情应对的后方救援者，如现场指挥、组织管理人员、志愿者等；第四级人群包括受疫情防控措施影响的疫区相关人群、易感人群和普通大众。干预的重点从第一级人群逐步扩展（如图2-5所示）。

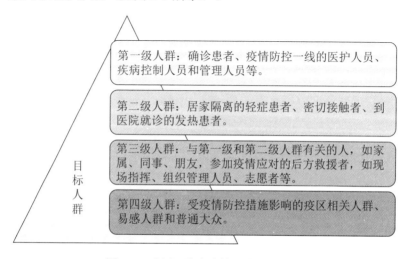

图2-5　受新冠肺炎疫情影响人群分级

（三）危机事件心理援助的常用方法

面对各种危机事件的影响，危机心理援助的开展非常重要。最常用的危机心理援助方法是自助法，也就是通过宣传单、自助手册、电视、广播、报纸等载体向人们普及自我心理调适的方法，帮助人们快速获得各种资源，进行自我的心理调适。除此之外，专业人员可以提供 24 小时的心理热线服务，通过微信、QQ、视频会议软件等进行网络心理咨询，以及危机心理评估、危机个别干预、危机团体干预等各种形式的危机心理干预服务。

四、危机事件心理援助热线的目标

（一）心理援助热线的目的、目标和原则

心理援助热线目的是向公众提供心理支持、心理疏导等服务，预防与减轻危机事件所致的心理困顿，防范心理压力引发的极端事件的发生。国家卫生健康委员会疾控局发布了《新型冠状病毒肺炎疫情防控期间心理援助热线工作指南》（2020 年 2 月 7 日），明确了疫情防控期间心理援助热线的目的、目标和原则（如图 2-6 所示）。

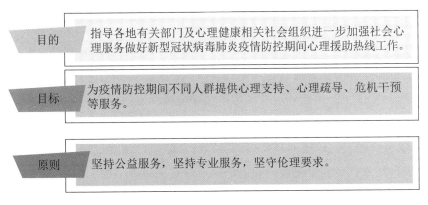

目的	指导各地有关部门及心理健康相关社会组织进一步加强社会心理服务做好新型冠状病毒肺炎疫情防控期间心理援助热线工作。
目标	为疫情防控期间不同人群提供心理支持、心理疏导、危机干预等服务。
原则	坚持公益服务，坚持专业服务，坚守伦理要求。

图 2-6 疫情防控期间心理援助热线的目的、目标和原则

（二）危机事件心理援助热线的特点

1. 服务性质：非常规心理咨询，非危机干预热线，为急需心理支持的来电

者提供即时帮助，协助其调节情绪、改善行为，并为其提供资源。

2. 服务内容：提供情绪疏导与心理支持，提供必要的危机干预及其他社会心理健康服务资源转介。

3. 服务对象：仅限于受危机引发的各类心理困扰，急需情绪疏导和心理支持的人群。

4. 服务特点：第一，使用方便，能及时获得帮助；第二，由于匿名，来电者更感安全；第三，跨地域，使得没有相关心理服务资源的地区也可以获得帮助；第四，求助者自主支配；第五，经济，有效；第六，提供支持网络。

（三）危机事件心理援助热线工作重点

专业的援助工作者在进行危机事件心理援助热线工作时，应该把握以下几个重点。

1. 稳定情绪

可以通过以下几个方面来帮助当事人稳定情绪：

（1）倾听与理解。以理解的心态接触服务对象，给予倾听和理解，并做适度回应，不要将自身的想法强加给对方。

（2）增强安全感。减少服务对象对当前和今后的不确定感，使其情绪稳定。

（3）适度地释放情绪。运用语言及行为上的支持，帮助服务对象适当释放情绪，恢复心理平静。

（4）释疑解惑。对服务对象提出的问题给予关注、解释及确认，减少疑惑。

（5）实际协助。给服务对象提供实际的帮助，协助服务对象调整并接受因危机事件发生改变的生活环境及状态，尽可能协助他们解决面临的困难。

（6）重建支持系统。帮助服务对象与主要的支持者或其他的支持来源（包括家庭成员、朋友、社区的帮助资源等）建立联系，获得帮助。

（7）提供心理健康教育。提供危机事件常见心理问题的识别与应对知识，帮助重点人群积极应对，恢复正常生活。

（8）联系其他服务部门。帮助重点人群联系其他部门，得到可能的服务。

2. 放松训练

可以使用呼吸放松、肌肉放松、想象放松、运动、瑜珈等方式帮助当事人放松身心。但需要注意的是，分离反应明显者（即对过去的记忆、对身份的觉察、即刻的感觉乃至身体运动控制之间的、正常的整合出现部分或完全丧失的人）不适合使用放松技术。

3. 科学评估

科学地评估需要帮助的人，鉴别服务对象因危机事件受到的心理创伤的程度，分层分类提供不同的心理援助，为严重者提供到精神卫生专业机构进行治疗的建议和信息。

（四）危机事件心理援助的优势取向

人们在危机中会努力让自己的情绪稳定，在应对危机的过程中，其有可能协助人们达成比危机发生前更好的稳定状态，也就是相信创伤后的成长是危机干预的一种积极结果。有研究表明，即使人们没有接受外部的干预或协助，通常在危机事件发生后的3～6周之内，多数人的心理危机状况都会结束。所以，我们要相信每位热线求助者都有他自己的资源和能力，但可能是突如其来的打击让他一时间看不到自己的力量和资源，我们要帮助他们寻找自身固有的这种应对困难的能力，让他们能够看到自己的力量、能力和资源，能够更好地面对危机事件。

近年来，在危机干预工作中优势取向的观点受到重视。优势取向认为：创伤、受虐、疾病和困境是机会和挑战的来源；每个人在面对逆境时的勇气、复原力以及优势是固有的；每个人都拥有内在的智慧与蜕变的能力，即使是在最困难的时候；人类行为大多取决于个人所拥有的资源，心理援助要协助他找到自己的资源；有能力生活的人也有能力使用并发展自己的潜能，并且可以取得资源。这些观点对心理援助工作者非常有参考价值。

（五）危机事件心理援助需要团队合作

由于危机事件心理援助尤其是危机干预是一项需要在短时间内去应对和处理极端事件的极具挑战性的工作，在工作过程中，需要激活和动员各种必要的资源，在承受巨大压力的同时处理好干预者自身因为死亡和死亡威胁而带来的焦虑、恐惧等负面情绪和因为替代性创伤带来的内疚、悲伤、绝望等情绪反应。因此，原则上，对危机事件的干预，应该是团队的工作。理想的危机事件心理援助队伍的组成应该包括政府管理人员、精神科医生、心理治疗师、心理咨询师、社会工作者、志愿者。以学校为例，危机干预的团队应该包括学校心理咨询师及其督导，学校相关单位负责相关工作的领导、教师、精神科医生，学校保卫部门的保安人员等。这些人员应该在专业的心理干预工作者的组织下形成团队，有各自明确的责任和分工。

总之，在突发危机事件来临时，心理援助目的要明确，专业人员要到位，帮助人群要有针对性，实施的方法要恰当，才能达成心理援助的目标。但心理援助可能是一把双刃剑，用好了可以帮助人们尽快恢复心理健康，弄得不好会适得其反。在2008年的汶川地震心理援助工作中，我们有这样的经验和教训。缺乏危机干预训练的心理咨询师仅凭个人的爱心、热情冲到灾区，对受灾人群进行心理咨询，不仅没有帮到灾区群众，反而引发灾区民众的反感和排斥。同时，我们也要看到灾后心理援助的特殊性、长期性、复杂性（危机干预是短期的工作），有些人的心理康复时间可能不只几年，而是一二十年。此外，心理援助是一个相当细致的工作，不能根据模式僵硬地实施，要考虑到实际环境和文化背景，更重要的是帮助寻求心理援助的当事人找到他自己的资源。

第三节　心理援助中需要注意的伦理议题

危机事件发生后，心理援助要跟上。但心理援助能否取得期待的效果与心理援助工作者是否遵循心理援助的伦理有关。在开展危机事件心理援助之前，心理援助工作者必须了解心理援助中需要注意的伦理议题。

一、专业伦理与伦理守则

伦理（ethics）是建立在专业价值基础之上，提供服务的一套行为标准规范。专业伦理包括对专业人员个人和组织行为标准的期望，以及具有专业知识的专业人员如何使用这些知识去服务民众的伦理道德。

在心理咨询与心理治疗中，伦理常被界定为心理咨询师与心理治疗师工作时所应遵循的指引和规范。咨询伦理代表专业的价值，包括五个方面：一是具备充分的知识、技巧与判断力以开展有效的干预；二是尊重当事人的尊严和自由；三是负责任地运用专业的治疗技术；四是所作所为能提升大众对专业的信任；五是将当事人的福祉视为第一选择。

目前，由中国心理学会临床心理学注册工作委员会制定的《中国心理学会临床与咨询心理学工作伦理守则》（第二版）是国内心理咨询与心理治疗领域最规范的伦理守则，第一版发表在《心理学报》2007 年第 5 期上，第二版发表在《心理学报》2018 年第 11 期上。第二版伦理守则涉及的伦理条文有 10 章，涵盖了专业关系、知情同意、隐私权与保密性、专业胜任力和专业责任、心理测量与评估、教学培训与督导、研究和发表、远程专业工作（网络 / 电话咨询）、媒体沟通与合作以及伦理问题处理等 10 个方面的伦理细则，而最重要的是伦理守则提出的伦理总原则——善行、尊重、公正、诚信和责任，我们所做的专业援助工作都要基于这样一个总体原则来进行。

二、心理援助工作者的伦理准备

以往的灾后心理援助暴露了一些问题，部分心理援助工作甚至对援助对象造成了进一步的伤害。缺少专业伦理的指导及规范是导致心理援助"帮倒忙""添乱"等情况发生的重要原因。遵守专业伦理是保障心理工作者和心理援助对象权益及福祉的前提，也是一切心理援助工作的基本要求。

（一）危机干预者的一般要求

樊富珉和徐凯文在"危机干预的技术规范与示范"研究课题中提出了危机干预工作者的基本特征和要求。

1. 镇定

应对压力时，保持镇定并具备良好的自我情绪调控能力。冷静、镇定的态度能给被干预者以信心和调控情绪的示范作用。

2. 专业

受过良好而专业的培训，具有良好的会谈技能、共情能力，精神疾病的专业知识和诊断能力，以及探索和发现解决问题的多种途径的能力。

3. 具有丰富多样的人生阅历和临床经验

人生阅历和临床经验都有助于干预者去理解和共情个案的感受和体验，有利于形成良好的治疗关系，建立治疗联盟。

4. 热情、精力充沛，具有创造性与灵活性

对生命秉持积极的态度，能够在较大压力下持续地工作而不出现身体和情感上的衰竭。

5. 行动取向正确且反应迅速

危机干预中，时间是非常重要的因素。及时、迅速判断并做出决定，将干预措施付诸实施是很多情况下进行有效干预、遏制危机蔓延、将可能的危害与损失降低到最小的关键因素。

（二）心理援助工作者的胜任力

安芹（2020）认为，胜任力伦理的原则就是不做超出个人专业胜任力的工作。心理援助工作者应具备适当的资格，主要包括基本的专业训练以及有关危机处理的专业训练。心理援助工作者能够充分评估当事人的身心状况与个别差异，提供合适的情绪支持，促进当事人对身心健康的调适。心理援助工作者在心理援助中力所能及地提供基本的心理支持，需要基本的援助技能，特别是倾听和陪伴技能。心理援助工作者在擅长领域之外提供紧急服务时，应尽可能谨慎保守，并且尽快提高自己在该领域的胜任力，必要时寻求督导。

危机干预人员的专业胜任力包括哪几个方面呢？危机干预人员的基本胜任力应该包括知识、技能以及态度和价值观三大方面（樊富珉，2014）。如图2-8所示，在知识方面，危机干预人员应该掌握危机事件的相关知识、危机干预的理论与方法、心理咨询的相关理论以及哀伤与生命教育的相关内容；在技能方面，危机干预人员应该具备接线服务技巧、共情与陪伴能力、心理咨询技术、危机评估方法以及个别和团体干预技术；最为重要的是在态度和价值观方面，危机干预人员应该具备援助意愿与热情、自我觉察与自我照顾的能力、自我心理调适与发展的能力，并遵守危机干预的伦理。

总体而言，心理援助工作者应做好身体、心理、专业和资源四个方面的准备，即保持自我身心健康，做力所能及之事，不当救世主，接受危机干预培训及专业督导，准备好转介相关的机构联系信息等。

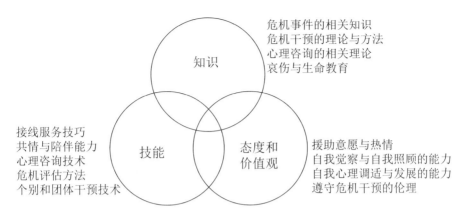

图 2-8 危机干预人员的专业胜任力（樊富珉，2014）

（三）心理援助热线服务对援助者（志愿者）的要求

1. 基本要求

（1）自愿参加热线服务，具有良好的专业素养和敬业精神，有良好的职业操守。

（2）语言表达清楚，沟通、交流的意愿和能力强。

（3）具备相关专业背景，包括精神科医护人员、心理治疗师、心理咨询师、心理健康相关社会工作者等。

2. 专业要求

（1）具备专业能力。掌握热线服务基本理论和技能、热线接听技能、服务伦理要求等，具备处理心理应激问题的能力。

（2）掌握特定技能。了解危机干预的基本理论，能够识别常见精神障碍和危机状态，及时对高危人员进行危机干预或转介。

3. 实践操作要求

（1）熟悉热线服务的处理流程，包括确立关系、澄清问题、确定工作目标、探讨解决方法、总结等过程，熟练掌握设备操作和完成相关记录等。高危及可能危害他人及社会安全的来电应当向行政管理组汇报，并寻求督导。

（2）掌握热线服务的各种基本技巧，如倾听的技巧，提问的方式，如何表达理解、提供建议、进行总结、把握时间等。

（3）熟悉与危机事件相关的最新政策和科普知识。

（4）熟悉热线服务中的评估要求，包括基本的状态、严重性、危险性、效果的评价演练。

（5）熟悉危机来电的识别和处理基本原则，包括基本步骤、风险程度评估、资源的利用等。

4. 工作职责

（1）按热线管理要求收集相关的电话内容和求助者信息。

（2）向求助者提供准确的危机事件相关信息。

（3）提供规范的心理援助和危机干预服务。

（4）必要时，为求助者推荐其他适当的资源或服务。

（5）定期接受岗位培训和督导。

（6）遵守心理健康服务伦理要求。

三、与专业关系、保密、知情同意相关的伦理

（一）与专业关系相关的伦理

专业关系伦理的原则是不强加个人和社会的价值观给受助者。心理援助者应与受助者建立良好、安全的专业关系，尊重受助者的尊严与价值观，以平等、真诚、关怀、负责任的态度来提供心理援助，尊重受助者个人的、社会的与文化的价值观。不评判是心理援助者基本的专业态度，不可以外界标准指责和要求受助者，尤其是面对受助者的各种不满，应只做倾听和情绪回应，不做价值观判断。

（二）与保密相关的伦理

保密伦理的原则是对受助者的个人信息和求助内容加以保密。但如果受助者涉及伤害自己、伤害他人或法定的通报责任时，应即刻进行危险性评估并妥善处理，在保障受助者最大福祉的同时兼顾他人与社会大众的权益，并考虑相关法律的规定。例如，如果发现受助者出现发热等疑似症状，在与受助者充分共情、处理焦虑的基础上，鼓励其就医，并讨论为避免可能的影响而要采取的防护措施。

（三）与知情同意相关的伦理

受助者具有知情同意的权利，心理援助者应在援助开始前说明心理援助的特点，介绍自己的服务机构，告知受助者自己正在接受督导，以及与督导师讨论的内容。如果援助过程中需要录音应提前告知。如果需要使用受助者的案例进行科研文章或公众号撰写等，需要告知受助者并隐藏其具有识别性的信息。

如果受助者是危机个案，如存在自杀风险，援助者应按照危机干预处理方式进行评估，说明保密例外，尽量向受助者收集个人信息，与在线督导师沟通；如果确有需要，安排随访。

四、心理援助工作者的自我关照

除了遵守专业工作伦理，自我关照也是专业人员的重要社会责任。如果心理援助者的身心出现问题，其很容易产生职业倦怠，所以援助者自身要做好身体调适，注意劳逸结合，及时进行自我情绪调节，保持良好的身心状态，维持敏感的自我觉察，避免反向移情，避免职业倦怠。这是专业人员提供专业化服务的基础保障。

心理援助工作是一个高度消耗情感、精力和体力的工作。虽说危机事件面前，很多心理学工作者义不容辞，挺身而出，积极投入心理援助工作，但评估自身的身心健康状态，是保证援助有效果的前提之一。请问问自己：我参加心理援助工作的目的是什么？有哪些优势和准备，让我可以承担这个工作？我缺少什么急需补充的知识和技能？我是否参加过危机干预的专业培训？我有足够的时间可以参加吗？我愿意在心理援助实务工作中不断学习和成长吗？在心理援助工作中遇到困难时，我该怎么办？

最后，特别提醒各位准备参加心理援助的专业人员，做心理援助工作需要全神贯注地关注受助者的需求，用爱心陪伴他们，而不是担心"我是否做得好"或者"我是心理专家"。危机干预需要的是勇气，而不是完美。

五、心理援助热线服务的伦理议题

（一）心理援助热线服务的特点

心理援助热线服务是指援助者与求助者以电话为主要沟通媒介，进行的远程心理支持、咨询和干预，其具有公益性、普惠性、易得性等特点，适用于特殊和紧急的重大社会突发危机事件发生后的心理干预服务。援助者需遵从专业心理服务工作的基本伦理原则，包括善行、责任、诚信、公正、尊重，并将保护求助者的利益、避免伤害、维护接受服务者的最大福祉作为出发点。

（二）伦理守则中的远程专业工作

《中国心理学会临床与咨询心理学工作伦理守则》（第二版）中有关于电话咨询的相关伦理说明：8. 远程专业工作（网络 / 电话咨询），心理师有责任告知寻求专业服务者远程专业工作的局限性，让寻求专业服务者了解远程专业工作与面对面专业工作的差异。寻求专业服务者有权选择是否在接受专业服务时使用网络 / 电话咨询。提供远程专业工作的心理师有责任考虑到相关议题，应遵守相应的伦理规范。从 8.1 至 8.5 有对远程专业工作的进一步说明，但没有涉及危机干预中心理援助热线的伦理规范。

（三）心理援助热线服务的伦理要点

在心理援助的热线服务中，援助者（咨询师或志愿者）必须了解心理援助热线服务中常见的伦理议题，以便在危机干预热线服务中作为参考。根据心理援助热线的短时、远程、应急、匿名等特点，以及心理咨询与心理治疗中常见的知情同意与保密、专业关系、胜任能力这几个伦理议题，特别提出疫情防控期间心理援助热线服务中需要注意的伦理议题。

1. 知情同意与保密

（1）口头知情同意

心理援助热线只需要口头知情同意即可。技术条件允许的热线，可以在提示语音里说明保密和保密例外、工作时间等规定。

（2）说明热线服务次数、时长

心理援助热线工作不同于心理咨询，主要提供心理支持，通常是一次性通话后即结束，时间一般在 30 分钟以内，只做当下的情绪舒缓和应激处理。援助者须告知求助者上述局限性。

（3）说明保密原则与保密例外

通话内容保密，援助者只记录简单的内容并与督导师进行讨论，不公开来电者的信息，不承诺信息传输过程中不会有泄露。援助者应当根据热线机构的要求，做好接线记录，除热线机构以外不向任何人披露，不在专业工作之外的场合提及。在当事人涉及自我伤害、伤害他人或法定的通报责任时，应即刻进行危险性评估，尽可能取得其紧急联系人的联系方式，采取必要措施避免来电者的伤害行为。疫情防控期间，采取措施应同时考虑当事人和社会大众的权益，并遵循相关法律规定。当来电者报告出现发热等疑似症状时，在与当事人充分共情、处理焦虑的基础上，鼓励他就医，并讨论为避免病毒传播而要采取的必要防护措施。

（4）说明录音和电子记录情况

如果接线过程需要录音，应提前告知求助者，并承诺对录音资料保密。

2. 专业关系

（1）建立良好、安全的专业关系

尊重当事人的尊严与价值观，以平等、真诚、关怀、负责任的态度来提供心理援助。不强加个人价值观，对求助者的个人、民族、地域等多元文化价值观保持敏感性和尊重。面对求助者的各种不满，只做倾听和情绪回应，不做价值观判断，不以外界标准指责和要求当事人，在遵守国家法律法规的前提下保持价值观中立。

（2）保持工作关系的界限

不提供与服务目的无关的个人信息（姓名、电话、邮箱、微信等）；不索要求助者的个人信息（电话、邮箱、微信等）；不进行自我宣传；不以转为长程心理咨询为目的；除当次心理援助外，不进行个人通话联系或社交媒体上的个人联系。

（3）提供必要和恰当的转介

对于超出心理援助热线工作范畴、援助者胜任力范畴以及遇到危机的个案，提供必要和恰当的转介资源，包括当地的精神卫生资源、专门处理危机的心理热线电话等。

3. 胜任能力

（1）具备相关专业训练

援助者应该具有危机干预相关专业训练和热线工作或实习经验。对于特殊时期和紧急情况下尚未具备相关训练和经验的援助者，应至少在上岗前提供必要的基本培训，包括基本的援助技巧、情绪管理、与危机相关的评估和处理技能等。此外，他们还必须了解和危机事件相关的一些知识，例如针对新冠肺炎疫情，援助者需了解疫情相关的基本医学知识和相关政策。

（2）接受督导并建立支持小组

援助者需在督导师的指导下进行工作，确保专业服务的质量，以维护当事人的权益。开设心理援助热线的机构需要有相关专业资质，有明确的心理援助热线管理制度，规范援助者的选拔、培训、上岗，并提供必要的督导和组织的支持，对援助者的专业成长、情绪支持与身心健康进行监护。若接线中出现意外状况，援助者需及时与督导和支持小组、危机应急处理人员进行讨论。

（3）维持自身良好的身心状态

由于心理援助热线工作是一项耗费情感、体力和精力的工作，援助者要陪同求助者面对因危机事件而产生的各种应激反应，其自身的身心健康状态要格外注意，维持良好的身心状态才能避免替代性创伤和职业倦怠。即使在限定时间内未完全解决求助者的困扰，也无须内疚和自责。心理援助热线的主要工作是倾听和陪伴，在结束一个热线援助后进行自我休整，劳逸结合，如遇自身情绪无法疏解，则暂停接线，或寻求督导帮助，维持良好的身心状态。

专业伦理是对专业人员个人和组织行为标准的期望，即具有专业知识的专业人员，如何使用这些知识去服务民众的伦理道德。遵守专业伦理是保障心理工作者与援助对象权益和福祉的前提，是一切心理援助工作的基本要求。

参考文献

安芹．（2020）．紧急心理援助中需要注意的伦理问题．CPS临床心理注册系统公众号．

樊富珉，黄峥．（2020）．抗疫心理援助热线服务的伦理议题．*心理学通讯*，3（01）：21-23.

樊富珉，贾烜．（2012）．*自杀预防与生命教育*．北京：清华大学出版社．

樊富珉，秦琳，刘丹．（2014）．*心理援助热线培训手册*．北京：清华大学出版社．

樊富珉，徐凯文．（2014）．*危机干预的技术规范与示范*．张亚林，曹玉萍．*心理咨询与心理治疗技术操作规范*．北京：科学出版社．

国家卫生健康委员会疾控局．（2020）．*关于设立应对疫情心理援助热线的通知*．

国家卫生健康委员会疾控局．（2020）．*关于印发新型冠状病毒疫情防控期间心理援助热线工作指南的通知*．

国家卫生健康委员会疾控局．（2020）．*新型冠状病毒肺炎疫情防控期间心理援助热线工作指南*．

王浩威等．（2001）．*灾难与重建——心理卫生实务手册*．中国台湾：心灵工坊文化事业股份有限公司．

中国心理学会．（2018）．中国心理学会临床与咨询心理学工作伦理守则（第二版）．*心理学报*，50（11）：1314-1322.

Albert R. R.（2016）．*援助者危机介入的随身指南*（赖念华 译）．中国台湾：心理出版社．

Kanel K. (2014). *A guide to crisis intervention*. Belmont CA: Brooks/Cole.

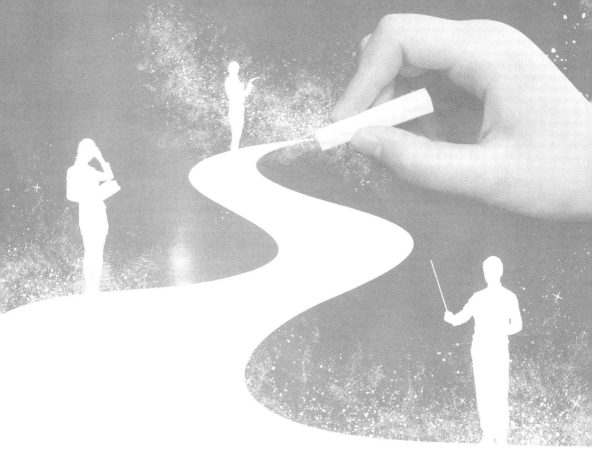

心理危机的反应与危机干预的方法

  本章的主要内容是：第一，了解危机与心理危机的类型及后果；第二，了解心理危机的反应表现形式与反应阶段；第三，了解心理危机干预的特点及常用方法，为有效的心理危机干预奠定基础。

第一节　危机与心理危机：类型及后果

在危机情境下提供心理干预必须了解什么是危机事件和心理危机，清楚不同类型的危机事件有哪些特征和影响，以及危机事件后可能导致的创伤后应激障碍和创伤后成长等不同后果。

一、危机与危机事件

（一）危机的概念

危机（crisis）的内涵较为宽泛，可以包含"突发事件""紧急状态""灾害"和"灾难"等概念（Heath，2000）。研究者还经常使用"紧急状态（state of emergency）""灾害（hazard）""灾难（disaster）""危机事件（crisis incident）"等概念来描述与突发事件有关的问题。国内外学者在对突发事件进行探讨时，往往将其与危机并列，在对危机定义的阐释中叙述突发事件。

危机通常有两种含义：一是指危机事件，也称突发事件，它突如其来，无法预知，带来生命的伤害，对个体或者群体产生足够大的压力而超过他们应对能力的极限，如地震、水灾、空难、疾病暴发、恐怖袭击、战争等。二是指心理危机，当人处在紧急状态时，其原有的心理平衡状态被打破，正常的生活受到干扰，内心的紧张不断积蓄，继而出现无所适从甚至出现思维紊乱，行为混乱，进入一种失衡的状态。所以，经常发生的事情不算是危机，可以预见的事件也不是危机，时间拖了很久的也不再属于危机。

（二）危机事件及其类型

1. 突发危机事件的类型

《中华人民共和国突发事件应对法》（2007 年 11 月 1 日起实施）中将"突发事件"界定为"突然发生，造成或者可能造成严重社会危害，需要采取应急处置措施予以应对的自然灾害、事故灾难、公共卫生事件和社会安全事件"。

自然灾害包括地震、洪水、泥石流、雪崩、飓风等；事故灾难包括空难、矿难、重大交通事故等；公共卫生事件包括非典、禽流感、埃博拉、新冠肺炎疫情等；社会安全事件包括恐怖袭击等。

危机事件可以根据来源和影响范围从个体和群体、天灾和人祸两个维度划分为四种类型（如图 3-1 所示）。

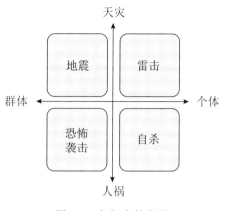

图 3-1　危机事件类型

2. 个体性灾难与集体性灾难

个体性灾难会影响到自己、家庭、亲近的朋友或同事，但却不会涉及超出同情、哀悼或支持范围的社区群体。诸如配偶或孩子死亡、失去工作、离婚之类的事件可以被称为个体的创伤性事件或者个人灾难，它们会引发局外人的同情与共情。

集体性灾难会产生目击者和旁观者，他们的情绪也会受到灾难性事件的影响，即便他们与直接受到影响的个体或群体之间并不存在密切的联系，但灾难性事件还是会影响他们的日常生活。

和个体性灾难的应对相比，集体性灾难的应对会更复杂，其危机产生的影响范围会更大。天灾和人祸的主要区别在于对个体造成的心理创伤程度不同。例如，新冠肺炎疫情的影响面非常广，除了直接受害者，还有间接的受害者，个体除了担心自己被感染，还会担心人口流动等原因，导致自己的亲人、朋友、同事等有关联的人群会被感染。

二、心理危机的特征及类型

（一）什么是心理危机

心理危机指当个体面临突然意外事件时手足无措，原有的应对方式或应对资源无法解决当前的状况，从而陷入心理失衡状态中。心理危机是指一种心理状态，而这种状态通常表现为极度的恐慌、紧张、苦恼、焦虑、抑郁，甚至会产生轻生的想法。

美国的开普兰（G. Caplan）从 1954 年开始对危机干预进行系统研究，在 1964 年提出了危机心理干预理论。他认为，每个人都在不断努力保持一种内心的稳定状态，保持自身与环境的平衡和协调，当重大问题或危机事件的发生使个体感到难以解决、难以把握时，平衡就会被打破，正常的生活受到干扰，内心的紧张不断积蓄，继而出现无所适从甚至思维和行为的紊乱，进入一种失衡状态，这就是心理危机状态。

（二）心理危机的基本特征及界定标准

总体而言，心理危机不是一种心理疾病，而是一种情感危机的反应，具有以下四个基本特征：

1. 心理危机是一种短暂的临时状态；

2. 心理危机是一种混乱与崩溃状态；

3. 心理危机是当事人无法用通常有效的方法来处理所面临的特殊困境；

4. 心理危机有获得新的良性结果的潜在机会。

那么，我们怎么去界定心理危机呢？确定心理危机需要符合以下三个标准：

1. 存在具有重大心理影响的危机事件；

2. 引起急性情绪混乱或认知、躯体和行为等方面的改变，导致当事人的主观痛苦，但又不符合任何精神疾病的诊断；

3. 当事人用平常解决问题的方法暂不能应付或应付无效，导致当事人的心理、情感和行为等方面的功能水平比危机事件发生前明显降低。

（三）个人心理危机的类型

人生无坦途，在个人发展和成长的过程中，可能遭遇的心理危机大致可以分为以下三种类型。

1. 发展性危机

发展性危机是指内在形成的情境，它可能导致生理的或心理的变化，再加上个体的发展、生物性转变与角色变迁等因素。因此，那些我们正常的生理与心理发展时所出现的现象，也会引发危机反应（Caplan，1964），如青少年在成长的转折时期，由于缺乏知识技能出现适应不良。

2. 境遇性危机

境遇性危机指主要存在于生活环境中的危机，即那些个人面临无法预测的突发事件时出现的危机。区别与辨认境遇性危机与其他危机的关键在于，境遇性危机是随机发生的、事出突然的、令人震惊的、情绪激动的与变动剧烈的，如疾病暴发、失去亲人等。

3. 存在性危机

存在性危机指伴随重要人生问题而出现的内心冲突与焦虑，如人生意义、人生目的、自由、孤独、死亡焦虑等。

心理危机人人会有，如果人承受危机事件的能力超过了自己应对压力的能力，就会出现心理危机。在多数情况下，心理危机可以在几周内平静下来，顺利解决。但其有时也会逐步加重而导致人际关系和身心健康出现问题，甚至会使人产生自我伤害的想法。为解决严重的心理危机，需要寻求身边人的支持以及专业人士的帮助。同时我们也应该看到，危机也是转机——危机在中文的含义是"危险"，但也同时是"机会"，危险和机会同在。

三、危机的影响及其后果

（一）危机事件的影响

危机事件会危及生命的安全，带来生命的伤害，特别是像新冠肺炎疫情，它会给人们的身体和心理健康带来很大的挑战和威胁。如果处理不当，就会影响正常的生活秩序，甚至蔓延成社会问题，但是如果处理得当的话，就可能成为一个转机，转危为安，转危为机，成为人生非常重要的转折点。

相关研究表明，危机事件后，在社会心理反应中最常见的是恐慌、焦虑、抑郁，还有创伤后应激障碍（PTSD），以及睡眠问题、幸存者内疚等。也有学者认为，在危机事件发生以后，每个人的反应是不一样的，大概有 10% 的受害者不会受到太大的影响，有 70% ～ 75% 的受害者会出现短暂的焦虑和抑郁的状态，有 5% ～ 10% 的受害者可能会表现出比较严重的适应不良，甚至是精神障碍。根据对突发事件后心理创伤的流行病学调查，发现突发事件后创伤后应激障碍（PTSD）的终身流行率约在 30% ～ 60%，而《精神疾病诊断与统计手册》（第四版）（DSM-Ⅳ）对压力源准则的界定更宽松，其 PTSD 终身流行率在 80% 以上，而天灾事件的 PTSD 终身流行率约为 15% ～ 20%。

1995 年 1 月 17 日，日本发生阪神大地震后，兵库县教育委员会（2008）以全县公立中小学为调查对象，进行了"阪神大震灾对儿童学生心理援助的需要"的调查，发现需要心理护理的中小学生数量在地震后的 4 ～ 5 年内持续攀升并处于高位（如图 3-2）。5 年后，即 2000 年开始逐渐下降。

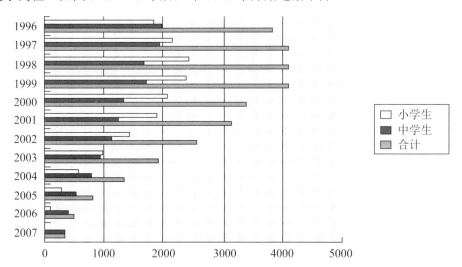

图 3-2 阪神大地震后需要心理护理的中小学生数量（日本兵库县教育委员会，2008）

中国台湾 1999 年 9 月 21 日发生了大地震，周煌智等在 2003 年，也就是地震发生后的第四年对鱼池乡进行了流行病学调查，发现灾后 PTSD、药物依赖与滥用以及自杀的流行率持续三年显著增加（如表 3-1）。

表 3-1　中国台湾"921"地震后精神疾病流行率（周煌智，2003）

	灾后半年	灾后二年	灾后三年
PTSD	7.9%	10.0%	4.4%**
抑郁症	9.5	8.2	6.4
药物依赖与滥用	2.7	3.0	6.4*
酒精依赖与滥用	5.7	5.6	5.4
自杀意念	3.8	3.5	7.2*

　　张秀琼等人（2010）对北川地震灾后小学生心理创伤症状进行研究，选取2008 年汶川地震灾区北川县两所小学三至六年级学生 1035 人进行问卷调查，有效问卷 1027 人，其中男生 518 人，女生 509 人，平均年龄 10.99±1.29 岁，发现震后小学生最为突出的心理症状倾向是焦虑（占比 21%），其次是抑郁（占比 12%）和创伤后应激症状（占比 10%），再次是分离症状（占比 8%）。可见，地震灾后小学儿童最为突出的症状倾向是焦虑，其次是抑郁和创伤后应激症状。性别和年级差异不显著。

　　也有学者曾提出心理危机问题与心理卫生后果，认为危机事件的经历有可能带来恐惧、丧失、生活秩序和社会网络受损，其直接产生的各种心理行为问题包括 PTSD、恐惧症、焦虑症、抑郁症、心身疾病、自伤自杀、药 / 酒成瘾、赌博成瘾等（见图 3-3）。

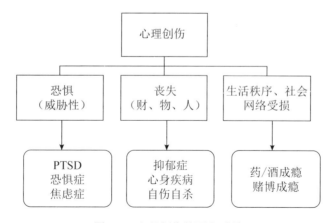

图 3-3　心理创伤的不良后果

　　由此可见，突发危机事件会持续对人们的心理产生负面影响，而且持续时间要比想象中的长，所以，危机干预是非常重要且非常必要的。

（二）心理危机的不同结果

虽然危机对人的心理冲击很大，会带来很大的伤害，但经历同样的危机事件，不同人的心理感受与后果可能很不相同。以危机事件前同样的心理健康水平的人为例，有可能产生四种后果（如图3-4）。

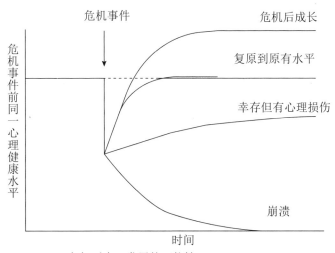

危机后身心发展的可能性（Carver，1998）

图3-4 心理危机后身心发展的几种可能的结果

1. 当事人不仅顺利度过危机，而且从危机发展过程中学会了处理危机的新方法，整个人的心理健康水平得到了提高。

2. 危机度过后，当事人通过自己或者他人的帮助，逐渐恢复到危机事件之前的水平。

3. 危机虽已度过，但当事人却在心理上留下一块"伤痕"，适应能力下降，当事人的任何生活变化都可能诱发心理危机。

4. 陷入崩溃状态，出现各种精神疾病症状，甚至自杀。当事人经不住强大的心理压力，对未来失望，于是企图以结束生命来得到解脱。

影响人在经历危机事件后心理反应的程度与表现的因素如下：危机事件本身的性质（如人祸比天灾对人的打击更大），危机事件中当事人暴露的程度（如新冠肺炎患者、救治患者的一线医护工作者是暴露最多也最危险的），危机事件前个人的心理健康水平（心理健康水平低的人在危机事件中反应更强烈、更容易出问题），个人的人格特质（具有乐观、开朗、心理韧性高等特质的人更容易度过危机），以往的经验和原有的应对能力（有经验的人和应对能力强的人更容易在危机事件中崛起）。

（三）危机也是转机

心理危机导致的后果不仅仅是负面的，其也有积极的意义，如化危为机、转危为机、危中寻机，危机也是转机。创伤后的成长也是危机的一种结果。危机包含危险和机会。危机的发生即意味着问题解决的机会和开始。一方面，危机是危险的，因为它可能导致个体严重的病态，甚至出现杀人和自杀等极端行为；另一方面，危机也是一种机会，因为它带来的痛苦和压力会迫使相关当事人寻求帮助。如果相关当事人能够利用这一机会，意识到自己的问题，去面对和解决，并获得自我成长，则危机干预能够帮助个体 / 集体获得更好的发展。

中国台湾的咨询心理学家赖念华提出了危机也是转机的发展历程（如图 3-5 所示）。当人们遭遇到突发事件后，会有主观上的困扰和痛苦，如果以往的一些应对方式不能有效地去处理平衡的话，社会功能就会下降，就可能出现心理问题。但在这种情况下，如果人们接受有效的心理援助，那就是一个转机。通过心理援助和自我调适，人们找到更好的应对方式，可以恢复到原来的状态并且在此过程中获得领悟，获得提升。所以，心理援助工作非常重要，在危机事件发生以后，心理援助能为人们提供一个重要转机。

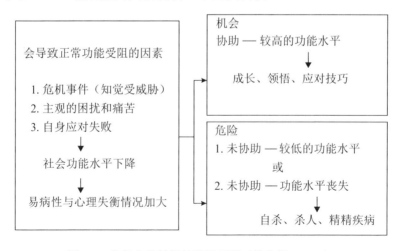

图 3-5　危机也是转机的发展历程（赖念华，2009）

当然，我们希望更多的人能够在经历危机后实现创伤后成长（post-traumatic

growth，简称 PTG），也就是在应对重大生活危机中体验到的一种明显的自我的积极改变。这一方面需要在危机事件后及时进行心理危机干预工作；另一方面需要在灾难发生前，也就是日常的心理教育工作中去培育能够促进创伤后成长的积极因素。有研究显示，积极的再评价、意义寻求、坚韧性与一致感、乐观气质、人格的内外控、经验开放度、接受应对以及社会支持都是预测创伤后成长的影响因素。

第二节　心理危机的反应及阶段

面对危机事件，每个人的反应程度不同，有些人非常强烈，有些人则较平静，甚至几乎没有什么特别反应。危机后复原时间的长短也是因人而异的。所以，了解心理危机反应的具体表现和经历的阶段对于危机干预的顺利进行十分重要。

一、心理危机的反应表现

（一）危机后心理反应相关概念

1. 急性应激反应（ASR）

急性应激反应（acute stress reaction，简称 ASR），又称急性心因性反应，这是在突然而来且异乎寻常的剧烈的精神刺激、应激性生活事件作用下引发的一过性心理障碍。多数人的心理症状与精神刺激有关，在遭受刺激后数分钟或数小时出现。

典型的急性应激障碍可表现为表情呆滞，处于茫然状态，意识范围缩小，注意力狭窄，不能领会外在刺激，对外界刺激无相应反应，这种情况被称为心因性木僵。一般数分钟或数小时后恢复正常，或进入意识朦胧状态，出现定向力障碍，表现为偶有自发的只言片语，词句零乱不连贯、令人难以理解，表情紧张、恐怖，动作杂乱、无目的，或躁动不安、冲动毁物等。其历时短暂，异乎寻常的应激源的作用下一般在几分钟内出现。如果应激性环境消除，症状可在几小时或 2 ～ 3 天内迅速得到缓解；如果应激源持续存在或具有不可逆转性，症状一般可在 2 ～ 3 天后开始减轻，通常在一周内得到缓解，预后良好。

2. 创伤后应激反应（PTSR）

创伤后应激反应（post-traumatic stress reactions，简称 PTSR），又称延迟性心因性反应，是指面临严重的死伤威胁，经历强烈的害怕或无助后常有的几类反应。中国台湾心理师黄龙杰（2008）将其典型表现概括为三类：经验重现（触景生情）、逃避麻木（退避三舍）和神经紧绷（提心吊胆）。经验重现主要表现为不断回忆危机事件、噩梦、闪回、类似情境引发心理痛苦和生理反应等；逃避麻木主要表现为逃避危机事件相关的感想和谈话，逃避危机事件相关的人员、事件和地点，参与活动的兴趣降低，产生孤立和疏离感，丧失危机事件重要情节的记忆等；神经紧绷主要表现为入睡困难、易惊醒、难以专注、过分警觉、易受惊吓等。症状持续一个月以上，就可以被诊断为 PTSD。

3. 创伤后应激障碍（PTSD）

创伤后应激障碍（post-traumatic stress disorder，简称 PTSD），是指人在遭遇一些重大事件以后，出现的情绪以及身体上的一些反应，如经历地震、火灾、亲人的去世，所导致的个体延迟出现和持续存在的精神障碍。PTSD 的主要症状包括噩梦、性格大变、情感解离、麻木感（情感上的禁欲或疏离感）、失眠、逃避会引发创伤回忆的事物、易怒、过度警觉、失忆和易受惊吓。PTSD 通常在创伤性事件发生一个月后出现，在这之前的被称为急性应激障碍（acute stress disorder，简称 ASD），但也可能在危机发生后数个月至数年间延迟发作（delay onset）。其症状严重程度有波动性，多年之后仍可触景生情，出现应激性体验。创伤后应激障碍的治疗主要是心理治疗，如眼动脱敏治疗、认知行为治疗。

4. 创伤后的成长（PTG）

创伤后的成长（post-traumatic growth，简称 PTG），指个体在经历了具有创伤性的负性生活事件和情景后体验到的心理方面的积极变化。创伤后的成长认为危机事件对人的影响并非都是负面的，有时反而会促使个体发生心灵成长、改善自我认识、提升个人与他人和社会的关系、正确看待生命价值、重新设定人生发展目标等积极改变。随着积极心理学的兴起，有关个体经历危机事件后能感知到获益或成长的研究日益增多。汶川地震后，我们的研究团队在极重灾区北川职业高中对经历了地震的中学生进行灾后团体心理干预，连续八周的干预发现，其 PTSD 前后测没有显著变化，但 PTG 前后测有显著变化，这说明团体干预提升了受灾中学生创伤后的成长。

（二）心理危机的反应

危机心理干预工作者要特别了解，危机事件发生以后，人们一般会产生哪些身心的反应。我们不仅要熟悉这些反应，而且要能够将它们归类。一般而言，心理危机的反应表现可以分为生理反应、认知反应、情绪反应和行为反应四大类。

1. 生理反应

一般包括：心慌、头痛、恶心、胸闷、心悸、失眠、噩梦、疲倦、腹胀、腹泻、呼吸急促、头晕、颤抖、出汗、憋气、尿频、身体疼痛、肌肉紧张、身体颤抖、筋疲力尽等。

2. 认知反应

一般包括：否认、健忘、注意力无法集中、记忆力下降、意识模糊、思维混乱、强迫性思考事情发生原因、负面自我对话、胡乱联想、选择性注意、判断力下降等。

3. 情绪反应

一般包括：恐慌、焦虑、害怕、担忧、悲伤、愤怒、自责、内疚、绝望、无助、抑郁、冷漠、委屈、失望、厌恶、无聊、寂寞、烦躁、孤独、羞耻、压抑、心神不宁、感到不堪重负等。

4. 行为反应

一般包括：哭泣、指责、攻击、失眠或嗜睡、食欲改变、过度饮酒、社交退缩、不停地刷手机、不停地量体温、反复洗手、盲目消毒、做噩梦、指责、抱怨、攻击他人、不敢出门等。

（三）不同类型人群的危机反应

不同人群面对危机的反应也有所不同。以新冠肺炎疫情为例，《国家卫生健康委员会心理危机干预指导原则》中提到要关注以下四级人群的反应。

1. 第一级人群的常见危机反应

主要为住院重症患者、一线医护人员、一线管理人员等，反应包括：耗竭、担忧、焦虑、抑郁、悲伤、委屈、无助、压抑、自责、失眠、拒绝合理的休息、忽视自身健康等。

2. 第二级人群常见的危机反应

主要为居家隔离的轻症患者、疑似患者等，他们的反应包括：恐慌、不安、孤独、压抑、无助、抑郁、悲观、愤怒、紧张、委屈、羞耻、侥幸、回避等。

3. 第三、四级人群常见的危机反应

主要为受疫情防控影响的疫区人群、社会大众等，他们的反应包括：恐慌、不敢出门、盲目消毒、失望、恐惧、易怒等。

中国社会科学院社会学研究所的王俊秀及其团队所做的民众对于新冠肺炎疫情的社会心态分析研究中提到，在积极情绪方面，民众面对新冠肺炎疫情以不强烈的乐观、平静体验居多，分别为42.8%和53.9%；在消极情绪方面，较强烈的担忧占比79.3%，较强烈的恐惧占比40.1%，较强烈的愤怒占比39.6%（如图3-6）。调查表明，担忧是民众面对新冠肺炎疫情较为主流的情绪。

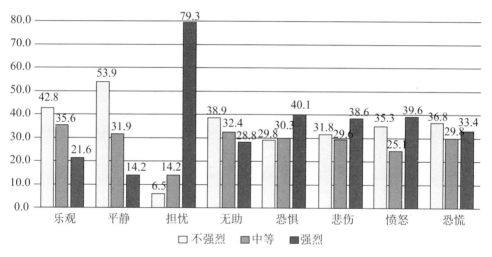

图 3-6　民众面对新冠肺炎疫情情绪体验调查

清华大学心理学系与北京幸福公益基金会联合开展的心理援助公益热线也进行了一个调查，抓取了 2020 年 2 月 2 ～ 3 日 249 次热线来电中的关键词（如图3-7所示），焦虑是热线中出现频率最高的词。了解这些情绪特点，我们在进行心理危机干预时就可以更有针对性。

当心理危机较为严重时，可能会产生创伤后应激障碍（PTSD）。PTSD 是一种较为严重的心理障碍，一个人是否能被诊断为 PTSD 必须由专业的精神科医生进行判断，但心理工作者也需要了解 PTSD 的典型反应，这样才能在危机干预过程中及时发现并转介疑似有创伤后应激反应的当事人。

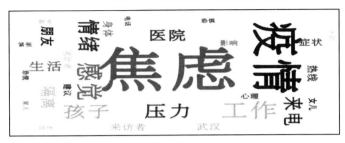

图 3-7 心理援助热线词频图

二、心理危机的反应阶段

危机事件的发展有四个不同的时期，如图 3-8 所示。

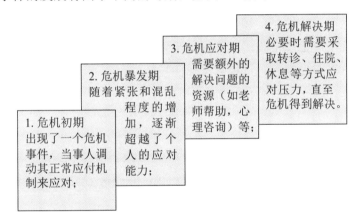

图 3-8 危机的发展四个时期示意图

当个体面对危机事件时，其会产生一系列身心反应，这种应激反应一般会维持 6～8 周。心理学家认为，处于危机中的个体一般会经历四个反应阶段：平衡打破、尝试解决、寻求改变、陷入抑郁或逐渐恢复（如图 3-9）。

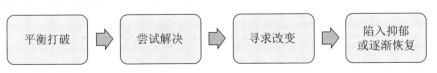

图 3-9 心理危机的四个反应阶段

第一阶段，当个体经历应激事件，感受到自己的生活突然发生改变时，其内心的基本平衡被打破了，表现为警觉性提高，开始体验到紧张、担忧的情绪。为了重新获得平衡，个体试图以其惯用的策略做出反应。这一阶段的个体一般不会向他人求助。

第二阶段，经过一段时间的努力，个体发现惯用的策略未能解决问题，于是焦虑程度开始增加，个体开始尝试采取各种办法解决问题。

第三阶段，如果经过尝试各种方法，都未能有效地解决问题，个体内心的紧张程度会持续增加，并想方设法地寻求和尝试新的解决办法。这一阶段中，个体求助的动机最强，可能发出求助信号。

第四阶段，如果个体经过前三个阶段仍未能有效解决问题，就很容易产生无助、沮丧和崩溃；或者个体经过前三个阶段的努力，解决问题，恢复到平衡状态。

伊丽莎白·库伯勒-罗斯（Elizabeth Kubler-Ross）在 1969 年提出了个体经历危机事件后的心理反应历程（如图 3-10）。危机发生后，个体大致会经历震惊、不能接受，继而满腔愤怒，接着心怀期盼、寻求解决方法，如果努力后无法改变现状，就会出现忧愁沮丧，最终接纳事实，并做出改变，适应现实。在进行危机干预时，心理援助者可以根据个体的反应来判断其大致属于哪一个阶段，这样可以更有针对性地实施干预。

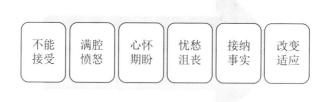

图 3-10　个体经历危机事件后的心理反应历程

第三节　危机干预的特点及方法

危机干预（crisis intervention）指对处在心理危机状态下的个人采取明确而有效的措施，使之最终战胜危机，恢复心理平衡，重新适应生活。危机干预是短期的、问题取向的，其目标是尽可能快速且直接地让个体的危机状况发生改变。危机干预的效果表现为个体可从危机中得到对现状的把握，重新认识经历的危机事件，以及学到更好的应付策略与手段以应对未来可能遇到的危机。

一、危机干预的必要性与原则

（一）危机干预的必要性与可能性

危机干预之所以必要和可能，是因为危机发生有其共性——都是在相对稳定的生活中发生了紧急突发事件，这种突变导致人的需要不能被满足，安全感丧失，继而恐慌焦虑、无所适从、痛不欲生。针对易感个体或群体进行危机干预，能够防止和减轻人们危机后的不良心理反应，避免心理痛苦的长期化和复杂化，促进其社会适应和心理康复，提高社会应急能力。

危机事件发生后，人们会产生一些共同的心理需要，包括减少恐慌、远离孤单、增加安全感和控制感、强化社会支持和社会连接、尽快恢复正常生活、寻求未来发展等，针对这些共同的心理需求，不同的危机干预方法本身也具有共通的特点。

（二）危机干预的时机

危机干预属于心理健康教育，不是心理治疗，一般在危机事件发生后，人们出现了各种身心反应时进行，这些反应是危机引发的，属于非正常状态下的正常反应。危机干预是要接受干预的人接纳这些反应，将反应正常化，以缓解压力，调节身心，从而学习积极应对（如图3-11）。

（三）危机干预的基本原则和态度

危机干预的基本原则有三点，每一位危机干预工作者都需要了解和熟悉，并牢记在心。

1. 保障安全：危机干预的首要目标是保证被干预者的安全。

2. 聚焦问题：干预聚焦于个案的情绪冲突和情绪调节问题。个案的人格问题和其他深层问题不是干预的主要目标。

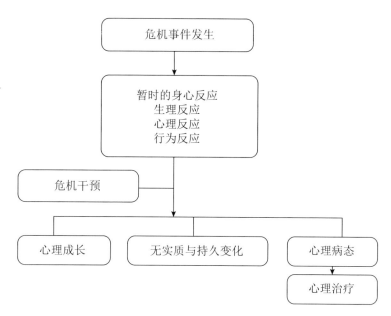

图 3-11　危机干预的时机及干预后不同的结果示意图

3. 激活资源：危机干预的主要途径是发掘和激活个案的内在资源，以应对生命中突如其来的危机和困境。

面对危机会产生恐惧、焦虑、担心等负面情绪，接纳这些情绪是改变的开始，以 2020 年中国和全世界遭遇的重大公共卫生事件——新冠肺炎疫情为例。

1. 我们可以接纳、面对、处理恐惧、悲观的情绪，我们没有理由绝望。

2. 党和政府、社会各界都在积极应对，事件向可以防控的方向发展。

3. 如果有备而战、勇气和信心充足、胆大心细，既弘扬大无畏的献身精神和乐观主义精神，又讲究科学、理性，我们就能减少无谓的损耗和牺牲。

4. 危机中蕴含了机会。如果我们把处理危机当成升华精神、磨砺意志、提高能力、加速成长、承担责任的重大机遇，那么，我们不仅会有超常的发挥，还会获得在舒适安逸的生活中不可能有的人生洗礼和感悟。

（四）一种危机干预的工作模型与过程

美国团体工作专业协会（Association for Specialists in Group Work，简称 ASGW）提出了一个处理危机经历的模型，被称为 ABC'S（s）（如图 3-12），即用 ABC'S（s）的首字母缩写形式来描述人类应对危机或灾难的本质。应对创伤性事件包括情感维度 A（情绪或者感受）、行为维度 B（行动或者做的事情）以及认知维度 C（思维或想法）。当发生创伤性事件时，特别是在有人死亡的情况下，人们常常会开始思考死亡这件事，这是大"S"的含义。小"s"的含义与人类精神有关。

ASGW 认为，在任何危机事件中，ABC'S（s）模型所包含的这些因素都是灾难处理的基本方面，也是危机干预内容的基本组成部分。

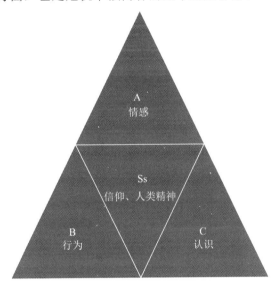

图 3-12　ABC'S（s）危机事件处理要素模型

A = Affect 情感（感受、情绪）：你有什么感受？

B = Behavior 行为（行动、行为）：你做了什么？

C = Cognition 认知（思维、想法、观点）：你是怎么想的？

S = Spiritual or Faith Dimension 信仰（精神或宗教信仰）：当你遇到危机时，你会将宗教信仰看作应对危机的资源，还是会将危机的发生归咎于信仰？你的信仰会增强或减弱吗？

s = The Human Spirit 人类精神（人性的本质和复原力）：这段经历激发的究竟是你和他人的人性本质中最好的一面，还是最坏的一面？

总体而言，ABC'S（s）模式就是帮助人们表达情绪、调节认知、改变行为、满怀希望的过程（如图 3-13）。

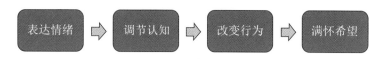

图 3-13　ABC'S（s）模式工作过程

二、危机干预的工作流程与具体方法

（一）危机干预的一般工作流程

根据危机干预的一般工作流程（如图 3-14），一般而言，在进行危机干预前，第一步要确定干预人群，不同人群的特点也有所不同。例如，《国家卫生健康委员会的危机干预指导原则》中就划分了四类不同人群。第二步是评估干预人群心理危机的状况，然后设计具有针对性的干预方案。干预方案总体上可以分为三个类型：普及性干预、选择性干预和指定性干预。普及性干预是指为干预人群提供心理支持，建立安全感；选择性干预是指对需要进一步干预的人群进行团体辅导，强化支持系统；指定性干预是指对筛选出的少数严重个体进行一对一的个别干预。无论实施哪种危机干预方案，干预人员都要在干预过程中或干预结束后接受个别或小组督导，在督导师的帮助下，危机干预的工作会更加有效，受助者也会得到更多帮助。

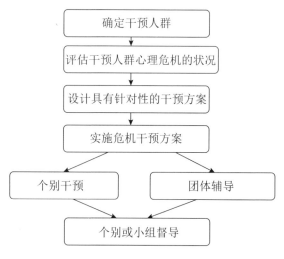

图 3-14　危机干预的一般工作流程

（二）常用的危机自助应对方法

每个人面对危机的时候首先都会自我调节，如果自我调节失效或者效果不明显，紧张或焦虑不断增加，就可以寻求专业的帮助。所以，自我调节的方法很重要。

1. 认知调节

（1）了解危机相关的知识，如新冠肺炎疾病的知识。

（2）改变自己非理性的想法。

（3）与自我正面对话，自我鼓励。

（4）转移注意力。

（5）多看权威媒体的正面报道，避免信息过载或混乱。

（6）思考和寻找生命的意义。

2. 情绪调节

（1）接纳自己的负面情绪。

（2）表达和倾诉自己的感受。

（3）做深呼吸。

（4）肌肉放松。

（5）让自己静下来，如冥想或练习瑜伽。

3. 行为调节

（1）想方设法充分地休息。

（2）正常饮食：定时定量。

（3）多与朋友家人保持联系。

（4）尽可能恢复并维持日常生活的习惯节奏。

（5）有节制地了解危机事件的相关信息。

（6）阅读或写作。

（三）危机干预的常用方法

危机干预常用的方法有设立 24 小时服务的心理热线、开展心理健康教育讲座、进行个别干预、进行团体干预、组织班级辅导、开展社区工作、编写和发放宣传手册或张贴宣传画等，这里重点介绍 3 种最常用的专业干预方法。

1. 心理援助热线

心理援助热线作为一种迅速便捷、超越空间、及时有效的心理服务形式已经有几十年的发展历史，目前在世界各国被广泛运用于排忧解难、心理援助、危机干预等服务中。心理援助热线的目标是运用心理学方法和技术，为处于危机中不同层面的大众提供心理援助服务，包括帮助来电者发现问题、提供情绪疏导、情感支持及危机干预、协助受助者稳定情绪，维护心理健康。援助者应遵守善行、责任、诚信、公正、尊重的职业伦理和职业精神，以避免伤害及维护受助者的最大福祉为基本出发点。心理援助热线的主要特点有以下几个方面：

（1）服务形式：方便、快捷，相比其他干预形式具有隐匿性。

（2）服务内容：针对危机事件引发的各种情绪困扰、心理应激，实施危机干预。

（3）服务方法：更加快速地聚焦，给予明确建议指导。

（4）服务目标：帮助来电者缓解情绪压力、应对现实问题、恢复对生活的控制感。

（5）服务途径：与多系统合作，及时转介。

心理援助热线不同于面对面心理干预，心理援助热线时间短（一般为30分钟），不固定具体时长，多为一次性咨询。同时，心理援助热线不做创伤咨询治疗，更多的是使用倾听、共情、理解、陪伴、澄清等技术，多使用心理应激干预方法。

心理援助热线的援助者要能够为处于危机中的人士提供有质量的服务，其必须经过严格的招募和培训，服务过程要有督导师的指导。清华大学心理学系与北京幸福公益基金会联合设立的"抗击疫情，心理援助"热线的援助者就经过了招募、培训、选拔、考核、实习、上岗、定期接受督导、督导师、总督导的训练，这样援助者也就具有了危机干预的胜任力。

2. 个别干预

个别干预的主要工作目标是疏导情绪并进行危机评估，增加个体对当下问题的认知，帮助个体增强自信，提升其责任感和解决问题的能力，增强其支持网络，最终巩固其已有的转变。个别干预可以是面对面的，可以通过网络进行，也可以通过心理热线进行。一般的个别干预过程见图3-15。

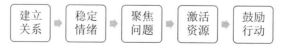

图3-15　个别干预过程

樊富珉和徐凯文（2012）提出了危机个别干预的 8 个步骤（如图 3-16），并设计了危机干预八步法记录单（如表 3-2 所示）。这 8 个步骤分别是保证安全、确定问题、评估危机、提供支持、给予希望、制订计划、获得承诺和转介随访。

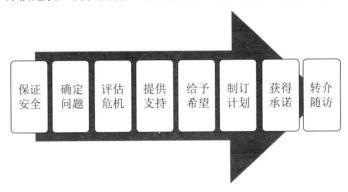

图 3-16　心理危机个别干预的 8 个步骤

表 3-2　危机个别干预八步法记录单

步骤	内容	记录
第一步	保证安全	采取哪些措施保证被干预者的安全。
第二步	确定问题	1. 什么是本次危机的诱发事件？ 2. 危机干预的目标。
第三步	评估危机	1. 评估危机问题的严重性和紧迫性。 2. 评估主要的症状和行为表现。 3. 评估被干预者的资源。 4. 用自杀评估表格评估被干预者的自杀风险。
第四步	提供支持	确定采取哪些会谈技术，寻找其他资源以强化被干预者的心理、身体和社会支持。
第五步	给予希望	确定如何根据来电者的资源，帮助来电者找到应对危机的资源、方法和途径。
第六步	制订计划	根据找到的方法、资源和途径，怎样和被干预者一起制订实现目标的计划并实施。
第七步	获得承诺	如何与被干预者讨论合作，形成不伤害协议，得到不自我伤害的承诺。
第八步	转介随访	如何安排后续的干预和转介等。

隋双戈（2020）提出了"简快重建"心理应激个体干预法，即"简快重建法"。"简快重建法"广泛运用于日常压力与困扰、事故、灾难、突发事件等，其针对心理工作者、教师、社工、公务员、企事业单位工作人员、患者家属等不同人群，协助被干预者快速减少混乱，增强稳定，看到资源，获得支持，促进心理、社会功能重建，得到广泛好评。"简快重建法"的干预时长一般在 20 ～ 50 分钟，主要分为 4 个步骤：呈现问题、信息传递、应对探讨、总结提升（如图 3-17）。

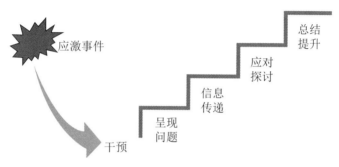

图 3-17　危机干预"简快重建"工作流程

第一步：呈现问题

目的：呈现应激事件干预对象当前感觉到最困扰的问题（或症状）。

内容：

（1）是什么：了解求助原因和需要沟通的问题，但不聚焦于应激事件本身，而是询问与应激体验相关的内容，并具体化。

（2）为什么：了解为什么会在这个时候要处理这个问题，而不是别的，以强化被干预者的动机，看到意义。

（3）聚焦：如果被干预者需要处理多个问题，聚焦当前情境下，最困扰他的问题，以确认干预目标，一般为应激事件产生的症状、问题。

（4）评分：请被干预者为这个问题带给他的困扰程度评分，评分范围为 0 分（中性）到 10 分（最严重的困扰或痛苦感受）。

第二步：信息传递

目的：使被干预者了解所呈现的问题（或症状）是人类经历此类重大事件的正常反应，并为其提供有助消除误解的信息。

内容：

（1）正常化：告知被干预者一般人面临此类重大事件可能出现哪些身心反

应，他的情况是面对这类事件的正常反应及这些反应发展变化的规律。

（2）提供有用信息：科普新冠肺炎疫情相关知识，帮助其消除认知误区、信息不对称的内容，消除谣言，提示被干预者由于过度关注负面信息而忽视的部分；提供有关疫情、救助、安置、处置等被干预者希望了解的信息；告知被干预者出现哪些身心状况可能需要寻求专业治疗。

第三步：应对探讨

目的：通过自助、互助、他助相结合的方式引导被干预者寻求解决思路或办法。

内容：

（1）内部资源：强化被干预者的应对方式与内在资源。寻找当前或过去应对相关问题的成功经验，了解其内在的资源与力量，明白哪些是积极的应对方式，增加其自我效能感。

（2）外部资源：梳理可以为被干预者提供帮助、支持的外部资源，帮助其看到处理问题的更多路径。如有需要，干预者可以提供更多的支持资源、处理方法。

（3）再次评分：被干预者再次评估核心问题的困扰程度，0 ~ 10 分。

（4）改善计划：在上述基础上，面向未来探讨改善计划。干预者可根据被干预者提出的想法，提供改进、补充或替代内容，促进其接纳、掌握最合适的可行规划，以保障计划有效实施。

第四步：总结提升

目的：总结提炼本次干预的内容，增强信心，启动行动。

内容：回顾本次干预的过程，总结收获、感悟，帮助被干预者看到资源，看到更多途径、方法，看到改善的希望。

3. 危机团体干预

危机事件发生后，经历危机或者与危机事件相关的人会普遍出现身心症状，包括痛苦、伤心、焦虑、恐慌、压抑、失眠、无法专心等情绪、认知、行为及生理的反应，影响其正常的生活，甚至由此产生长期的负面影响。

危机干预工作者运用危机小团体方法进行干预，也称为危机减压团体、安心团体、支持团体，可以有效地纾解危机事件发生后个体所感受的身心压力，是有效的心理健康教育方法。危机团体干预一般工作流程见图 3-18。

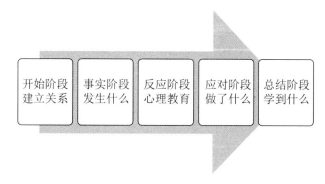

图 3-18　危机团体干预一般流程（樊富珉，2012）

　　大多数危机应对专家会推荐用团体的形式开展危机干预，一般在危机发生之后的 24 ～ 72 小时内引入危机团体干预，或者越早越好。因为在危机发生之后，人们会不断谈论危机，在此过程中，恐慌、猜疑等负面情绪可能被不断加强，而通过团体干预的方式，在标准的框架下，在安全的环境中，引导成员针对危机事件说出自己的感受和反应，可以更有建设性地讨论他们的关切点，改善成员的心理健康状态。除了线下面对面的团体干预，也可以开展线上团体干预。新冠肺炎疫情属于严重的传染病，为了控制疫情，需要避免人群聚集，居家隔离，网络团体干预（建立微信群、网络视频团体）成为最可能实施的危机团体干预。

　　危机团体干预属于心理急救、短期心理援助，不是心理治疗，其目的是减轻面对危机事件的应激反应，稳定情绪，增强安全感和归属感，建立社会连接感和支持，发展应对技巧，减轻症状，恢复适应性社会功能。危机团体干预的具体目标主要有以下几点：

　　（1）反应正常化，让团体成员有机会表达并了解自己的压力或危机反应，接纳这些反应，降低不必要的焦虑；

　　（2）建立和强化成员的社会支持网络；

　　（3）帮助成员找到应对危机的方法，发展或强化适应性的应变能力及问题解决技巧，以尽快恢复身心和人际的平衡；

　　（4）预防创伤后应激障碍等问题；

　　（5）通过团体筛选出危机事件中心理受创伤较严重的成员，转介其接受进一步的心理或药物治疗。

　　在实施危机团体干预的过程中，危机干预团体的带领者主要承担了主持人、

教育者、陪伴者和咨询师四种角色，但与心理咨询团体和心理治疗团体不同，
这里带领者的咨询师角色是比较弱的，因为危机干预团体是一个心理教育团体，
所以带领者更多时候扮演的是指导者、教育者的角色，带领者首先需要维持团体、
鼓励保密、推动参与和讨论，并聚焦于参与者的需要，其次教授成员应对危机
的技能，最后是运用咨询师的专业的判断力，把需要进一步干预的成员筛选出来，
进行随访或者转介。当然，在此过程中，带领者需要运用共情、倾听、陪伴的能力。

　　危机团体干预的实施也有其特点与要求。一般而言，危机干预团体由专业
人员或半专业人员带领，通常在危机发生后的 48 ～ 72 小时内进行，一周内干
预效果最佳。团体形式多为单次小团体，运用艺术或语言表达，团体过程相对
结构化，有固定的步骤，一般需要 2 ～ 3 小时，参加人数一般在 3 ～ 12 人。团
体最好在安静、封闭、有桌椅，并备有白板的空间内（如会议室）进行，以便
记录并整理成员所叙述的身心行为反应，采取方式是邀请成员依序发言。成员
在团体中能够了解危机事件，分享彼此的感受，共享信息和资源，帮助别人同
时协助自己找到积极的应对方法。

　　表 3-3 列举了 5 种由中国学者开发的比较成熟的危机团体干预模式，这些
方法曾在许多危机事件后的心理援助工作中发挥了积极作用。

表 3-3　五种有代表性的成熟的危机团体干预模式

名称	特点与方法	开发者
6+1 模式：危机干预中的减压团体	语言方式	黄龙杰
画说灾难：危机干预中的艺术减压团体	艺术方法、绘画	赖念华
认知行为模式：危机班级团体辅导	语言方式	吴秀碧
支持性模式：危机减压与关系重建团体	语言＋艺术方式	樊富珉
全人健康辅导模式：身心灵危机干预团体	综合方法	陈丽云、樊富珉等

参考文献

樊富珉，贾烜．（2012）．*自杀预防与生命教育*．北京：清华大学出版社．
樊富珉，秦琳，刘丹．（2014）．*心理援助热线培训手册*．北京：清华大学出版社．
樊富珉，徐凯文．（2014）．*危机干预的技术规范与示范*．张亚林，曹玉萍．*心*

理咨询与心理治疗技术操作规范 . 北京：科学出版社 .

国家卫生健康委员会疾控局 .（2020）. 新型冠状病毒感染的肺炎疫情紧急心理危机干预指导原则 .

美国国家精神研究所 .（2008）. 援助工作者的灾难现场手册（黄龙杰 译）.

隋双戈 .（2009）. "简快重建法"在灾后团体心理咨询中的应用 . 中华行为医学与脑科学杂志，18（3）：218-219.

王浩威 .（2001）. 灾难与重建——心理卫生实务手册 . 中国台湾：心灵工坊文化事业股份有限公司 .

Albert R. R.（2016）. 援助者危机介入的随身指南（赖念华　译）. 中国台湾：心理出版社 .

Calhoun, L. G., Cann, A., Tedeschi, R. G., et al. (2000). A correlational test of the relationship between posttraumatic growth, religion, and cognitive processing. *Journal of Traumatic Stress*, 13(3): 521-527.

Caplan, Gerald. (1960). Patterns of parental response to the crisis of premature birth. *Psychiatry-interpersonal & Biological Processes*, 23(4): 365-374.

Kubler-Ross, Elisabeth. (1969). On death and dying. *Southern Medical Journal*, 64(5): 641.

Zoellner, T., Maercker, A. (2006). Posttraumatic growth in clinical psychology-a critical review and introduction of a two component model. *Clinical Psychology Review*, 26(5): 626-653.

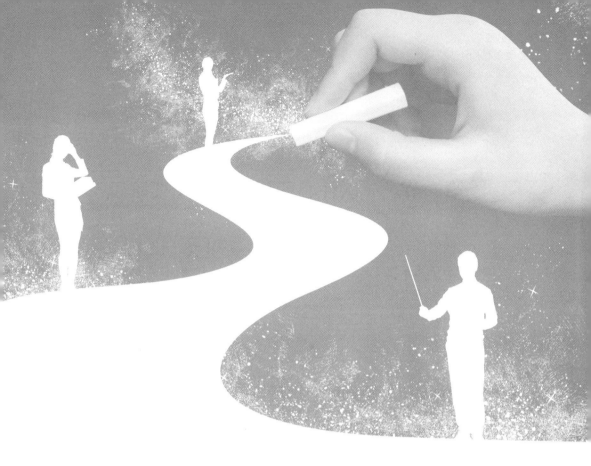

第四章

心理援助热线危机干预及一次性心理援助的工作流程

　　本章内容主要包括三部分：一次性心理危机干预主要阶段；援助热线中一次性心理危机干预的流程；一次性援助热线心理危机干预过程中的伦理原则。

第一节　一次性心理危机干预主要阶段

心理热线发挥的是心理救助的功能。在接线工作中，援助者总会遇到处于心理危机状态中的来电者，因此援助者需要了解心理危机的基础知识，需要评估和识别这类来电者的心理状态。当发现来电者的心理状态符合心理危机的评估时，还需要知道如何处理这类来电者的问题。同时，在处理这类来电的问题时，要遵守伦理边界。

一、每个人都可能遇到的心理危机是什么

生活中，每个人随时随处都可能会遇到危机，也就是说危机是生活的常态。

（一）危机的含义

《现代汉语词典》中，危机具有两个含义：第一是指危险的根由；第二是指严重困难的关头。英语《韦氏词典》对危机的解释是有可能变好或变坏的转折点或关键时刻。1991年普奴库勒（Punukollu）提出，危机是指个体运用寻常的反应方式不能处理目前所遭遇的内外部应激时所发生的一种反应。危机通常被定义为一种由某一突然的压力事件或几个积累的压力事件所引发的无法忍受的暂时情况，以影响个体精神状态的紧张感和焦虑感的增加为主要特征（Callahan，1994；Slaikeu，1990）。如果干预不当，这些反应可能会导致个体的慢性精神问题；而有效的危机干预则可能会阻止这种状况的发生（Caplan，1961；Dixon & Burns，1974）。危机可以分为个人危机和环境危机两大类。其中，个人危机由个体特异性的压力事件引起，比如失去一个深爱的人；而环境危机则源于整个社会或一大群人所遭遇的集体事件，如战争、地震、瘟疫等（Gilat，Lobel，& Gil，1998）。当个体遇到无法解决的困难时，就会产生紧张、焦虑，除非得到及时缓解，否则危机会导致情感、认知和行为方面的功能失调。

危机的本质是由不一致、矛盾、冲突而导致的一种紧张状态。每个人在其

一生中经常会应对应激或挫折，一旦自己不能应对或解决这种应激或挫折时，就会出现心理失衡，而这种失衡状态可能转成为危机。

（二）心理危机

心理危机是指危机事件带来的威胁和挑战超出了人们有效应对的能力范围，其内心平衡被打破，从而引起混乱和不安。也就是说，心理危机是由一些心理冲突引起的一种内部心理或生理反应，对于这种正常的心理反应没有人能够获得免疫。心理危机标志着一个人正在经历生命中的巨变和动荡，它会暂时地干扰或破坏一个人习以为常的生活模式，其特征是高度紧张，伴之以焦虑、挫折感和迷茫感。

一个人是否会出现心理危机，不仅取决于他是否正在经历或即将经历基本供给的改变，更重要的是，还取决于他对自己应对困难情境能力的评估。

心理危机的发生必须满足下列三个条件：一是生活中出现了导致心理压力的重大或意外的事件；二是躯体和意识出现不适感觉，但尚未达到精神病程度，不符合任何精神病的诊断要求；三是遭遇依靠自身能力无法应付的困境。

（三）自杀

1. 自杀

自杀不是一种诊断，而是一种死亡原因，其特征为死亡，是自杀身亡者本人自身行动的结果，当事人有意杀死自己。自杀又称自尽、自决、自灭、自诛、自终等，是指杀死自己的行为。自杀的认定通常是由公安部门完成（沈渔邨，2009）。

2. 自杀未遂

自杀未遂是指有自杀行为但未导致死亡。

3. 自杀意念

自杀意念是指有自杀想法而且愿意去死，但未付诸行动。

二、危机时常见的心理反应

当个体在危机下面临着巨大的压力时，由于压力必然会产生一系列的认知、情绪、行为和生理反应，这些反应和表现可以成为识别个体心理危机的重要线索或信号。

（一）认知反应

在危机下，个体的反应具有极大的差异。有的人能采用积极的思维，及时调整自己的认识和思维方式，从正面来看待所遇到的危机。有的人会关注事件的负面，导致思维面狭窄，走向极端。

危机引起的心理反应有警觉、注意力集中、思维敏捷、情绪的适度唤起，这是适度的反应，有助于个体应对环境。但过度的危机压力使人难以专心、错误百出、记忆力衰退、判断力下降，出现幻觉、思维混乱、反应速度减慢及组织能力退化等，容易导致个体采取极端的方式解决问题。

（二）情绪反应

在危机中，有的当事人由于面临极大的心理压力，会变得抑郁、激动、愤怒、无助、绝望、情绪低落、坐立不安、焦虑、紧张、惊慌、困扰、烦躁、心神恍惚、罪恶等。

（三）行为反应

危机状态下的行为反应可分为直接行为反应与间接行为反应。直接行为反应是指直接面临紧张刺激时，为了消除刺激源而做出的反应。例如，路遇歹徒，与其搏斗或逃避。间接行为反应是指为了减少或暂时消除与压力体验有关的苦恼，借酒、烟、麻醉品等使自己暂时缓解紧张状态。

生活中，一些人的很多反常行为都是压力带来的，如，精神萎靡、举止古怪、无故旷课、敷衍问题、推卸责任、滥用药物、玩世不恭、大吃大喝、常做白日梦、忽视新事物、有自杀的倾向、人际关系恶劣、语言问题增加、失眠或睡眠过多、食欲不振或过强、兴趣降低等。

（四）生理反应

在危机状态下，个体必然会伴有不同程度的生理反应，主要表现在中枢神经、内分泌系统和免疫系统等方面，比如，心率加快、心肌收缩力增强、血压升高、呼吸急促、各种激素分泌增加、消化道蠕动和分泌减少、出汗等。这些生理反应，调动了机体的潜在能量，提高了机体对外界刺激的感受和适应能力，从而使机体能更有效地应对外界环境条件的变化。但过度的压力会引起各种痛症，如头痛、颈痛、胃痛及腰骨痛等，或各种不适症状，如头晕、心跳加速、呼吸不顺、肌肉紧张、口干、腹泻等，严重的更会出现作呕、胸闷、发冷、发热，或麻痹、针刺的感觉。

事实上，上述身心反应均是人们在应激下的正常反应，是人类祖先为了在面对危险时能够更好、更快地做出反应，增加自己的存活概率而产生的正常的身心变化，这些反应充分说明了人们面对危机做好了身体和心理上战斗或者逃跑的准备。心理学家卡沃（Carver，1998）关于危机后身心发展的可能性的研究指出，随着应激事件的结束，绝大多数人都有能力恢复到原有水平，甚至一部分人能够利用好这个了解自己的机会，实现心理成长。

三、心理危机管理阶段

从危机管理的角度来讲，危机的发生、发展可以分为五个阶段（如图4-1）。

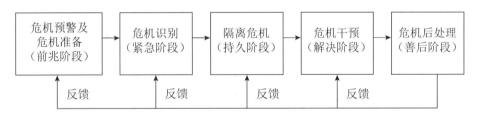

图 4-1　危机管理阶段示意图

（一）前兆阶段

危机发生前各种危机先兆出现的阶段。

（二）紧急阶段

关键性的事件已经发生，事件演变迅速，往往出人意料。

（三）持久阶段

事件得到控制，但没有得到彻底解决。

（四）解决阶段

事件得到彻底解决。

（五）善后阶段

危机事件过去之后，针对当事人及与之有关的人员进行有效辅导，提供学习和康复的机会。针对这几个阶段，危机干预者需要相应地采取不同的应对措施进行管理，准确评估危机风险，尽可能把危机事态控制在某一个特定的阶段，以避免事件的进一步恶化。

第二节　援助热线中一次性心理危机干预的流程

援助热线中，对于心理危机干预的理解有两种。广义上说，心理危机干预是对灾难带来的心理冲击的干预，也可称为心理救助。狭义上说，心理危机干预是对来电者自杀、他杀、自伤、他伤情况进行的干预，被称为危机干预。以下就两种不同概念的心理危机干预流程进行介绍。同时，针对热线这一特殊心理危机干预的形式，本节也将介绍一次性心理咨询在心理危机干预中的工作流程。

一、援助热线中心理救助的流程

（一）援助热线中心理救助的原理

人们在压力状态下往往会认知狭窄，无法看到更多的有价值的内容，也没有能力去看到很多有价值的资源和解决问题的方法。专业交谈可以让个体的情绪稳定下来，就有可能看到自身的力量和自己所拥有的资源，找到应对困难的方式方法，从而降低个体的失控感和无助感，进而降低自身的焦虑感。

1. 援助热线中心理救助的理念

20 世纪 50 ～ 60 年代，援助热线相继在英国、美国、澳大利亚、德国等国应运而生；而在中国则起源于 1987 年。援助热线因其及时性、方便性、自主性、匿名性和隐秘性等优势而被广泛应用（刘慧铭、肖水源，2012）。援助热线强调应对个体心理健康的社会性方法，已成为社会性"情感急救"的宝贵来源（Gilat，Lobel，& Gil，1998），在向处于危机中的个人提供资源支持（King & Frost，2005；Lester，2005；Mishara & Daigle，2001）、简短的心理治疗（Rhee，Merbaum，Strube，& Self，2005），或自杀干预中起到重要作用（Mishara，Houle，& Lavoie，2005）。

危机援助热线则具有其特殊性。一方面，来电者因危机而造成的紧张感、焦虑感、失控感与无助感激增，这使得来电者获得有效解决方法的意愿更为迫切；另一方面，危机援助热线来电多为一次性的、短时的（30 分钟左右）紧急求助，这对援助热线工作者如何专业、准确地安抚来电者情绪，简洁快速地给出相应对策提出了巨大挑战。

相应地，危机援助热线中，心理救助工作应秉承如下理念：

（1）简洁快速。援助者应做到简洁、快速、完整地进行建立关系、了解情况、抚慰情绪、分析现状、形成策略、评估危机与结束对话等步骤。具体来看，战地救助是止血、包扎、固定、护送，后方是清理伤口、动刀、服药、休养。心理救助就像战地救助一样，要做的就是紧急处理与缓解情绪。我们要清楚地知道，心理救助就是一次性的心理咨询。我们平时说的一次性心理咨询是 50 分钟或者 1 个小时，现在可能只有 30 分钟，是一种简捷快速的反应方式。

（2）资源取向。应避免援助热线中来电者的毫无收获感和援助者的无能为力感，这要求援助者能够准确发现来电者的资源并予以利用强化，从而在最大程度上为危机援助热线中的来电者提供有力的帮助。这里的资源取向不是指社会为来电者提供了怎样的帮助，当然这些帮助也很重要，这里的资源取向是指来电者自己的力量和优势。当来电者看到自己的力量的时候，才能真正地被抚慰，才能真正地站起来，心理救助才得以发挥重要作用。

2. 危机援助热线工作流程

依据危机援助热线的需求，参考战地救助的思路，危机援助热线工作流程采取以下"四步法"。

（1）呈现问题：止血

此步骤的主要目的是呈现来电者的主要问题。第一，表达积极关注，建立合作关系；第二，询问核心问题；第三，评估问题影响。在此过程中，如果发现来电者存在自杀、他杀、自伤、他伤的情况，应启动危机干预（刘慧铭、肖水源，2012）。

（2）给予支持：固定

此步骤的主要目的是将来电者的问题外化，即将人与问题分开。第一，稳定情绪；第二，正常化相关反应；第三，适当进行心理教育。在此过程中，帮助来电者去病理化，让来电者将自己与问题分开，看到其问题的合理性与一般性。

（3）展开讨论：包扎

此步骤的主要目的是寻找来电者问题的例外，从而发现应对资源。第一，寻找来电者过去、现在及未来的自身资源；第二，建立自信；第三，发展应对策略。在此过程中，帮助来电者看到自身的力量和资源，找到应对困难的方式、方法，从而降低其失控感和无助感，进而降低自身的焦虑感。

（4）形成策略：护送

此步骤的主要目的是增强来电者的资源力量。第一，总结收获；第二，灌注希望；第三，启动行动。在此过程中，强化来电者就是解决自己问题的专家的概念，让其充分意识到改变就在于自己，使其有信心与力量应对当下的困境与未来的挑战。

二、援助热线中一次性危机干预的流程

在援助热线中，危机来电干预流程具体包括以下几个步骤。

（一）了解情况，建立关系

对来电者表达积极关注，与其建立合作关系。了解到来电者有自杀相关信息时，应进一步明确其问题是首次出现，还是原来就有而因为危机激发的，初步了解来电者是否尝试过自杀。

（二）评估来电者的风险程度，明确风险等级

1. 评估现实表现：对来电者的情绪状态、痛苦水平、行为表现等进行更进一步的评估。

2. 评估自杀念头：询问来电者出现自杀想法的频率、强度以及持续时间，在什么情况下会出现自杀的念头等；重点询问其最近 48 小时内以及过去几个月的情况；弄清最坏的情况。

3. 评估自杀计划：详细了解其是否有进一步的自杀计划，例如计划实施的时间、方式、地点、容易性、所做的准备，以及有无自杀模拟、演练等行为。

4. 评估自杀行为：询问来电者是否具有自杀的行为，包括过去的尝试、失败的尝试、演练（如系绳子、准备枪、农药等），并与非自杀性的自伤行为做对比。

5. 评估自杀意向：询问来电者的自杀意向，包括想实施计划的意愿有多强，认为计划是有杀伤性的还是仅仅自残。

6. 评估自杀未遂史：以往的自杀经历是自杀的危机因素之一。尤其要了解最近一次自杀行为的时间、方式、诱发原因、目的、后续处理等。

7. 评估精神状态：是否存在可能导致自杀的精神病性症状，例如，抑郁情绪、妄想症状等。

8. 评估来电者的应激压力以及应激反应。

9. 评估来电者的保护性因素：通过评估其是否具有良好的社会支持（他们是谁，在哪里，联结如何？）和爱的氛围，以及其人格特点中的弹性与抗压力水平等确定保护性因素。

10. 评估来电者的冲动性。

（三）确定危险等级根据以上信息综合评估危险等级

中低自杀风险：当事人仅有自杀的念头，近期并无明确计划，更没有自杀准备与自杀未遂行为，且冲动可控制。

高自杀风险：以下任一情况即为严重且急迫的高自杀风险：个体不久前才尝试过严重的自杀行为（自杀未遂）；个体流露出自杀意图，表明自己已经拥有成熟的近期自杀计划；个体已经为自杀做了工具或地点、写遗书或其他交代后事等自杀准备；有用计划好、准备好的自杀工具进行比划、模拟或演练等行为；有自杀意念且无法控制要去实施的冲动。

伤害他人的风险：当事人有明确的杀人计划或杀人准备。

（四）具体心理危机干预工作指南

1. 对于中低自杀风险来电者

提供心理支持、协助当事人寻找积极资源是主要方向。

（1）提供心理支持。给予共情性倾听，协助当事人表达和梳理各种想法和感受，辅以情绪的稳定化技术。共情性倾听是一种对情绪和认知的整合加工，有助于当事人找回控制感。在提供心理支持之后，当事人的情绪恢复稳定、认知有可能发生松动时，援助者协助当事人看到自己的资源，采取有效的行动，会让当事人在无助中找到希望和力量，从而度过危机。

（2）协助当事人寻找积极资源，采取有效的行动，灌注信心和希望。可以协助当事人寻找的资源包括：可以联系的重要他人有哪些，当事人自己可以采取什么行动，以及各类消息中的正面消息以增强信心，精神科线上问诊与开药的信息。

（3）可协助来电者制作安全卡。与来电者讨论以下内容，并在咨询的最后阶段邀请来电者一一复述：

- 当有自杀念头时，尝试用更理性的认知与自我对话；
- 复习在热线中与援助者讨论的内容；
- 花30分钟左右的时间做些让自己感觉好点、能控制自杀念头的事情（与来电者讨论）；
- 确认自己目前可用的资源；
- 重复上述几个步骤。

如果自杀想法继续存在，逐渐具体，并且还准备做一些事情，须给紧急联系人打电话。

（4）提供转介资源。社会上很多专业机构提供了危机干预的热线支持，读者可自行搜索，尤其须注意当地的精神专科医院的危机干预热线。另外，读者也可致电北京市24小时心理援助热线800-810-1117寻求帮助。这条热线是面向全国的。

2. 对于高自杀风险个案

高自杀风险来电处理时需要有协同工作的意识，援助者可寻求援助热线的督导师的协助。

方式一：与来电者保持通话，通过文字与督导师保持联系，协同处理。

方式二：告知来电者，为了更好地帮助他，援助者需要寻求一些支持，请来电者 5 分钟之后再次来电或援助者回拨，在这期间通过电话与督导师联系，寻求帮助。

建议流程：

（1）询问来电者的姓名，通话时称呼他的名字。

（2）引导来电者去除自杀工具或让来电者移动到安全的地方。

（3）反复向来电者传递出帮助他的意愿，愿意和他一起度过危机，寻找解决问题的方法。

（4）由于来电者的自我控制能力下降，援助者可以给来电者更为直接的指导，以激发和增加来电者的自我控制感。

（5）如来电者很焦虑或情绪激动，可先带着来电者进行深呼吸以缓解焦虑。

（6）获得来电者亲友的联系方式。如果来电者拒绝，尽量坚持询问并获得。

（7）必要时，值班援助者应设法立即联系援助热线督导师，由督导师提供专业指导，或由援助者联系其亲友，或直接拨 110 报警。

（8）如果来电者已经实施了自杀行为，立即询问方式、时间、目前所在位置、手上是否还有自杀工具、目前身体状况等。鼓励来电者自己报警或拨打当地 120 就医，或援助者同时报警。

（9）提供转介资源：拨打北京市 24 小时心理援助热线 800-810-1117 （北京市民可直接拨打 010-82951332）寻求帮助。

报警程序：由援助者拨打。方法是致电来电者所在地区号 +110；也可直接拨 110（无区号则为援助者所在地）报警求助。110（或经办干警）往往需要多次回电，与援助者确认定位、搜寻、干预等相关的信息，如，网络 ID、网络截图、来电者姓名、电话、地址、报警人信息等。

3. 对于有伤害他人风险个案

（1）仔细探寻、甄别当事人仅是应激下的情绪反应，还是有实际伤人的行为与危险。

（2）可参照自杀风险评估的思路，了解来电者的伤害他人的念头、计划、准备、可执行性等。

（3）如确实有较高的伤害他人的可能性（有周密计划或准备），可在热线结束后寻求督导师的专业支持，督导师指导援助者报警；严重情况下由援助者直接报警。

4. 对于为他人求助的危机个案

这种情况是来电者自身没有危机，而是其被隔离的亲友存在危机，希望我们能够援助。

（1）处理原则：援助者的工作对象是来电者，应处理来电者的焦虑，帮助来电者稳定情绪与寻找资源，从而帮到其亲友。如果来电者的亲友仅有自杀念头，可以指导来电者怎么与亲友交流，知晓能拉住亲友的是什么；可以建议来电者鼓励亲友本人打电话求助。如果来电者的亲友有高度自杀风险，请来电者直接报警，或报告负责隔离的机构处理，向他们求助。谨记，不要给来电者任何承诺，例如，我们会帮忙联系医院等。

（2）提供转介资源：拨打北京市24小时心理援助热线800-810-1117（北京市民可直接拨打010-82951332）寻求帮助。

5. 有关回访

援助热线提供的服务为一次性服务，原则上不建议回访。如果高风险个案电话突然挂断，可考虑联系援助热线后台尝试回拨。如果只是遇到突发情况，援助者则可随时联系小组督导师，寻求专业指导。

三、热线危机干预的咨询记录撰写

1. 建议咨询记录中应有的信息

援助热线接到心理危机干预来电后，咨询记录非常重要。记录要点为：行为表现、评估结论和采取行动。特别注意书写记录要符合《中华人民共和国精神卫生法》的规定，不做诊断。建议记录如下信息：

（1）必要的个人信息；

（2）咨询协议；

（3）来电者的客观行为和症状表现；

（4）对疑似精神障碍患者的转介建议，并重申保密协议中关于医疗诊断存档的内容；

（5）来电者危险性评估；

（6）对危机个案的处理、转介、告知监护人和知情同意等。

此外，建议案例记录里不要出现如下容易产生歧义或者引发法律纠纷的信息，主要包括：

（1）援助者在咨询中的情绪、思绪和反应；

（2）援助者的假设，包括对来电者的个案概念化以及各种思考；

（3）与咨询无关的信息；

（4）没有介入咨询的其他人员能识别出来电者的身份信息；

（5）来电者对于其他服务提供方的批评的详细记录；

（6）不在援助者胜任力和法律权利内的信息，例如，一个援助者对药物治疗的建议；

（7）违反法律和咨询伦理的一切信息。

2. 心理危机干预上报流程

危机来电的管理流程一般按照援助热线的统一规定进行。一般来说，援助者需要在每一例个案危机干预后都填写"危机信息上报单"，并提交给督导师。督导师给予意见后，在值班结束后的 24 小时内，将最终的"危机信息上报单"通过邮件发给热线危机组成员或者危机组负责人。负责人及时核对是否有需要上报专家小组讨论的问题。

3. 心理危机干预工作团队

接到危机来电，首先由值班援助者按照危机干预指南进行干预；如遇棘手情况，随时联系督导师（电话或网络联系）寻求专业指导。每一层级先尽力独自应对，如情况确实棘手，可在提出初步处理建议后向上一级求助。切忌不做任何处理直接交由上一级处置。如遇具有代表性的新情况，须专家组讨论之后给出干预建议。

四、一次性心理咨询在心理危机干预中的工作流程

（一）一次性心理咨询模式的特点

从援助热线的心理危机的工作模式来说，援助工作通常都须于短时间甚至一次性的会谈中，对危机个案提供协助以稳定其生命安全，援助者需要在一次

会谈中循序渐进地帮助个案脱离自杀危机，强化、巩固个案活下来的理由，着重其内在资源与力量的提取，寻找替代解决问题的方法，协助其生命价值与意义的探寻与希望的灌注。一次性心理咨询模式的咨询概念与工作流程具有进可攻、退可守的优点，可在心理危机援助中加以应用。

一次性心理咨询模式指的是援助者在援助活动中致力于以一次性心理咨询的效果为专业服务的目标，以良好的援助关系为基础，以解决问题为导向的结构性咨询程序为流程，以协助求助者发掘其生命的意义与力量为核心目标，以问题解决为会谈表层目标，以建立生命意义与力量为会谈的深层目标，从而使一次性心理咨询的工作效果最大化（王智弘、杨淳斐，2006）。一次性心理咨询模式强调的是结构性程序的概念，主要起源于泰日蒙（Talmon，1990）的一次单元治疗（Single Session Therapy，简称SST）的概念，其十分强调改变的发生。卡夫曼（Kaffman，1995）认为，应于心理咨询开始即表示改变发生的可能性，并于心理咨询结束时强化改变会发生的信念。泰日蒙（Talmon，1990）以SST进行的实证研究发现，近九成来电者表示有正面的改善效果，近八成来电者感到一次单元治疗的效果是足够的。换言之，在理论与实务上，我们也逐渐证实一次性心理咨询的有效性。一次性心理咨询模式特别适用于期待接受短期咨询服务的来电者（王智弘、杨淳斐，2006）。因此，受限于现实条件，来电者仅愿意或仅能有一次求助经验。援助者能在相当程度上协助来电者，若能有后续单元则又能在此单元的基础上延续下去，进一步延伸或扩展先前的咨询效果。

（二）危机热线中一次性心理咨询模式的工作流程

参考一次性心理咨询模式的一般工作流程，在危机心理援助热线中，其具体的工作流程可以包括以下八个方面。

1. 展示良好的咨询态度以建立咨询关系

援助者在初期通过语言充分地展现其真诚、关怀与同理的态度，并在咨询过程中维持此态度的基调。如果进入第二次来电咨询单元，要先回顾第一次来电咨询单元的内容，确认并肯定第一次来电咨询效果与来电者生活中的后续发展，并向来电者说明在每一次来电咨询单元中，咨询目标在于增进咨询的具体效果，以此开展进一步的咨询，使来电者与援助者为增进咨询的具体效果而共同努力。

2. 肯定来电者的求助行为与面对问题的勇气

肯定来电者的此次求助行为与面对自己生活问题的勇气，求助与面对问题是良好改变的必要条件。特别是在来电者回顾第一次咨询求助经验或第一次来电时，更要积极肯定来电者的求助行为，其标志着来电者已进入追寻生命意义与价值改变的过程。若进入第二咨询单元，则要积极肯定来电者愿意继续追求成长与面对问题的决心与勇气，表明援助者愿意与其一起为提升咨询的具体效果而努力的态度。

3. 强调改变的可能性与强化来电者解决问题的信心

通过对生活事件的体验，或者先前咨询中的改变成果或个体体验，强调改变的可能性，强调过去援助者协助其他来电者的改变成果和经验，肯定咨询治疗的功能。若当事人能对自己与咨询有信心，愿意去面对问题并加以解决，即使一次性心理咨询也能使来电者获得一定程度的改变并达成咨询的具体效果。

4. 找出此次通话的焦点与选择可解决的问题

来电者可通过叙事或比喻的方式描述自己的问题和遇到的危机，援助者可协助来电者在描述完问题的同时，为此问题命名（比如进退两难、前途茫茫、山重水复疑无路、我是一个可怜虫）；在完成问题命名之后，援助者可以以此为主要议题，进一步协助来电者就问题选择可以解决的部分加以处理，找出咨询的焦点，集中力量明确解决问题的方向。

5. 找出来电者的生命意义与力量

来电者自己的生命意义与价值感可能是造成其困境的原因，援助者应协助来电者重新建构自己的生命意义与价值感，特别是通过正向的例子与成功经验，使当事人能带着勇气、希望及重获生命意义与力量的意志力来面对问题、面对生命。同时，援助者亦可协助来电者找出其生命中的资源与支持系统。

6. 提出来电者可具体寻求改变的任务与演练可能的解决方案

针对本次所选择的来电者问题与咨询焦点，协助来电者提出可具体寻求改变的小任务，以积累成功经验，并协助当事人预估可能遭遇的困难与化解之道，包括生命中可应用的资源与支持系统、具体的小任务的可行方案，并通过简要的口头或书面的形式以预演这些可行方案。

7. 肯定咨询与来电者的努力成果

在接线的情境中，最后可询问来电者在执行改变任务上有无疑问，有疑问则可当面澄清，无疑问或厘清疑问后再进行最后四个步骤的反馈。步骤一，确认，说明来电者确实有必要求助的理由；步骤二，肯定，肯定来电者在本次咨询中有关认知、情感、行为的学习对解决问题有帮助；步骤三，评估，以积极的、可改变性的方式描述来电者的问题，并强调来电者的生命意义与力量；步骤四，对策，提出具体的小任务让来电者在生活中实践。咨询在回顾后结束，结束前援助者在表达祝福之外，也可以说明进行追踪或下次来电的可能性。

8. 追踪或进行下一次咨询（可推行，也可不推行）

咨询后的追踪，可通过电话或邮件的方式进行，但这不是必要的流程。如果进行这一步骤，可以追踪来电者的任务执行情况。无论来电者取得多大进展或遭遇什么挫败与困难，都积极肯定其生命意义与力量，积极肯定其付出的努力与改变的成果，如同《追寻生命的意义》的作者弗兰克尔所言：有生存理由的人能忍受任何生存的方式。对来电者肯定其生命意义与力量是绝对必要的，也诚如焦点解决短期治疗（Solution focused brief therapy，简称 SFBT）取向在来电者有所进展时说"你怎么做到的"来加以肯定，在来电者遭遇挫败时问"你怎么熬过来的"来加以支持。凡事从正向角度看待，以积极乐观的方式来肯定与支持当事人是援助者的基本立场。最后，援助者说明热线的大门永远敞开，邀请来电者在其自觉有必要时再求助，以进行之后的求助，不断扩大具体效果。

第三节　危机干预一次援助过程中的伦理原则

由于热线咨询存在局限性，心理热线无法提供非常有效的危机干预服务。在情绪波动较大或遭遇疾病、危难时，人们可能会产生极端情绪冲动，可能有自杀、他杀的冲动。这时，充满挑战的问题是：工作边界在哪里？要不要上报？什么情况上报？上报给谁？报告给组织或者领导或者督导师？要不要报警？怎样能够更好地帮助来电者？

一、困惑不明来电的伦理原则

如果出现危机，但是援助者无法明确评估、不知如何评估，或者没有能力对来电者做评估，因此无法决定下一步如何行动，就需要转介给同时执线的资深援助者。如果没有同时执线的资深援助者，则需要请来电者 30 分钟之后再次致电，告知其目前需要进行紧急督导或者讨论以便更好地帮助来电者，如来电者打来尽可能保障原援助者接线，并通过尾号或者代号确认是同一来电者。

二、高危但不紧急来电的伦理原则

如果评估出危机，高危但不紧急，可以对来电者进行心理教育、转介资源，并尝试联系他的家人。

心理教育是指对来电者进行心理学知识的介绍和说明。比如，什么是心理应激，心理应激可能的反应是怎样的，抑郁症的表现是怎样的，如果怀疑自己是抑郁症，应该到哪里获得帮助，或者有哪些就医的途径等。依据来电者的情况提供转介资源。比如，如果来电者需要一位咨询师稳定的陪伴，可介绍从哪里可以获得有资质的咨询师；如果是可能有精神障碍的，可转介全国各地区精神卫生专科医院的热线电话等。当然，援助者要有资源储备，最好这样的联系方式就在案头。还可以在征求来电者同意的情况下请他身边的家人接电话，援助者可告知家人来电者的情况并给出进一步的建议。

三、高危且紧急来电者的伦理原则

如果援助者评估出来电者有危险，高危且紧急，比如已经站在楼顶、已经服药、已经割腕等已经、正在或者马上要采取行动的情况出现，在谨慎确认了事实之后，在劝说无效的情况下，要胆大心细，谨慎决定，果断报警。怎么报警呢？在保持理解性、支持性的通话的同时，要知晓来电者的一些细节，比如，所在城市、所在区域、所在楼宇及所在房间，越细致越能帮助警方有效出警。同时联系值班援助者、危机协同处理人员、督导师或者团队 / 小组他人，请他们协助报警。通话尽可能延长，可帮助警方确认地点。这个过程需要小组接线和团队工作的支持。

报警突破了热线的保密设置。在热线的知情同意中必须有明确告知突破保密的原则，即**"若您有较高自杀自伤风险，则属于保密例外情况。为了您的安全，**

我们将为您转介其他援助渠道"。来电者继续打电话就意味着他接受了知情同意。

四、其他伦理原则

除了上述在困惑不明、高危但不紧急、高危且紧急等情况下须遵守的伦理原则外，心理危机的援助实务应当遵守《中国心理学会临床与咨询心理学工作伦理守则》（第二版）提出的善行、责任、诚信、公正、尊重的伦理总则，具体到危机干预中，主要包括以下六点。

（一）不做超出个人专业胜任力的工作

这是资格能力的伦理问题。具备适当的资格能力，主要包括基本专业训练以及有关危机处理的专业训练，能够充分评估当事人的身心状况与个别差异，提供合适的情绪支持，促进当事人对身心健康的调适。

（二）不强加个人和社会的价值观

这是专业关系的伦理问题。建立良好与安全的专业关系，尊重当事人的尊严与价值，以平等、真诚、关怀、负责任的态度提供心理帮助，尊重当事人个人的社会与文化的价值观，不评判，不以外界标准指责和要求当事人。

（三）兼顾个人的和公众的利益

这是保密及保密突破的伦理问题。在当事人涉及自我伤害、伤害他人或法定的通报责任时，应即刻进行危险性评估并妥善处理，在保障当事人最大福祉的同时兼顾他人与社会大众的权益，并考虑相关法律的规定。如果发现当事人出现发热等疑似新冠肺炎症状，在与当事人充分共情、处理焦虑的基础上，鼓励他就医，并讨论为避免可能的影响而要采取的防护措施。

（四）不以转化为长期咨询为目的

这是结束及转介相关的伦理问题。危机心理服务工作的重点在于帮助当事人度过危机，不同于常规的心理咨询，它不过度催化，不贴问题标签。尽管当事人因危机事件诱发应激反应与其既往经验有关，但在提供紧急心理服务时不强化疾病观念,在当事人确有需求时提供转介专业资源,尊重当事人的自主决定。

（五）力所能及提供基本心理支持

这是危机援助的伦理问题。援助者在擅长领域之外提供心理危机干预服务时,尽可能谨慎保守,并且尽快提高自己在该领域的胜任力,必要时寻求督导,危机一结束或一旦有人提供适当的服务,这种咨询服务就要立刻终止。

（六）自我关照是基本前提

这是专业人员的社会责任。承担社会责任是对专业人员的伦理要求之一,同时也是对专业人员的自我照顾提出要求。第一,要调整自我情绪,维持敏感的自我觉察,避免反向移情;第二,要注意劳逸结合,维持良好的身心状态,避免职业倦怠。这是专业人员提供专业化服务的基础保障。

参考文献

刘慧铭,肖水源.（2012）.危机干预热线的发展及研究简介.中国临床心理学杂志,20（1）,129-131.

沈渔邨.（2009）.精神病学（第5版）.北京:人民卫生出版社.

Callahan, J. (1994). Defining crisis and emergency. *Crisis*, *15*(4), 164-171.

Caplan, G. (1961). *An approach to community mental health*. New York: Grune & Stratton.

Carver, C. S. (1998). Resilience and thriving: Issues, models, and linkages. *Journal of Social Issues*, *54*, 245-266.

Dixon, M. C., & Burns, J. L. (1974). Crisis theory, active learning and the training of telephone crisis volunteers. *Journal of Community Psychology*, *2*(2), 120-125.

Gilat, I., Lobel, T. E., & Gil, T. (1998). Characteristics of calls to Israeli hotlines during the gulf war. *American Journal of Community Psychology*, *26*(5), 697-704.

King, E., & Frost, N. (2005). The New Forest Suicide Prevention Initiative.

Crisis, *26*(1), 25-33.

Lester, D. (2005). Suicide by jumping from bridges. *Perceptual and Motor Skills*, *100*(3 Pt 1), 628.

Mishara, B., & Daigle, M. (2001). Helplines and crisis intervention services: Challenges for the future. In D. Lester (Ed.), *Suicide prevention: Resources for the millennium* (pp. 153-169). Philadelphia: Brunner-Routledge.

Mishara, B., Houle, J., & Lavoie, B. (2005). Comparison of the effects of four suicide prevention programs for family and friends of high-risk suicidal men who do not seek help themselves. *Suicide and Life-Threatening Behaviour*, *35*(3), 329-342.

Rhee, W. K., Merbaum, M., Strube, M. J., & Self, S. M. (2005). Efficacy of brief telephone psychotherapy with callers to a suicide hotline. *Suicide and Life-Threatening Behaviour*, *35*(3), 317-328.

Slaikeu, K. A. (1990). *Crisis intervention: A handbook for practice and research* (2nd ed.). Boston: Allyn and Bacon.

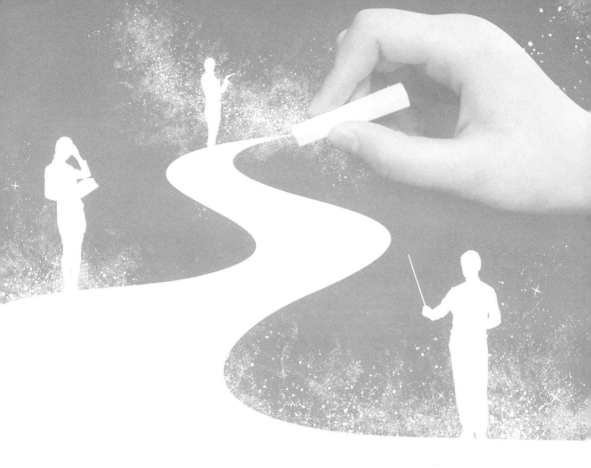

第五章

心理援助热线来电接听流程

　　本章内容与热线接听直接相关，实践性很强，是热线援助者的基本功。通过本章的学习，援助者将对一个完整热线接听程序有更清晰的了解，从而减少工作中的紧张感。从机构的角度讲，对于有些问题，热线应当做出统一的应答，这一部分内容也将在这一章中讲到。我们会提到很多规范的用语、规范的回应方式，相信经过一段时间的实践，这些规范的用语或者回应方式将成为援助者的自然、熟练和专业的反应。

第一节　热线的基本设置

不同的专业工作有不同的设置，不同的专业设置背后有专业的思考。心理援助专业工作也要在一个工作框架下进行，比如热线不主张、不鼓励一个来电者不停地找同一个援助者咨询，不鼓励援助者与来电者线下交流等。大家可以思考这些问题，思考每一条规定背后的规律。本章内容旨在介绍一般的热线工作设置，每一条热线可以按照具体情况进行调整。

一、热线名称与主办单位

热线援助者常常是由志愿者组成的，志愿者来自四面八方，通过同一个号码、同一条热线与来电者沟通。每一位援助者都应当对热线有明确、统一的认识，并在工作中将热线的主旨和精神传播出去。那么，了解热线的组织机构是非常重要的，在接线过程中也经常需要回答这个问题。例如：

热线名称：清心热线

主办单位：清华大学学生心理咨询中心

在热线接听过程中，来电者很可能会问到相关问题。如果援助者不确定，那么，这会让来电者也产生不确定感，让来电者对热线信心不足。

来电者："您好，请问你们是清华大学的心理热线吗？"

援助者："我们是清华大学学生心理咨询中心主办的心理健康热线。"

援助者："您好，我们这条热线是由清华大学学生心理咨询中心主办的，是为校内外大学生群体提供心理支持的热线。"

二、问候语与援助者的工作昵称

热线问候语是来电者首先听到的内容，统一的应答能给来电者留下清晰、专业的印象，促进其对机构的信任。清心热线的问候语是：

"您好，这里是清心热线。"

援助者接通电话以后，要用比较平和、舒缓的语气讲出问候语，避免语速过快。来电者在刚刚接通电话的时候可能会很紧张，紧张之余可能反应不过来，还会再问一遍。对此，援助者应当耐心处理。

援助者："您好，这里是清心热线。"

来电者："您好，这是清心热线吗？"

援助者："是的，我们是清心热线。有什么可以帮您？"

援助者在接听热线的过程中一般不暴露个人信息，大多数热线要求援助者给自己起个昵称，用于热线工作。也有热线选择用编号来称呼援助者。名字比较简单、亲切、意思比较正面就好，例如"平安""大白"等，总之，有容易交流的昵称最好。

三、服务时间

援助者应当熟记服务时间，以便被询问时能准确应答。有些热线主要由志愿者组成，当被问到服务时间时，志愿者因为不太清楚，所以回答得含含糊糊，或称"不知道"。这样会给来电者留下一个热线组织松散的印象，令其对热线的专业程度和工作态度有所质疑。另外，当援助者需要鼓励来电者来电的时候，也需要重复说明工作时间。

援助者："您现在可能还没想好，没关系，等您想好了，可以再给我们打电话。我们的工作时间是早上9点到晚上7点，工作时间都有人接听电话。现在我要挂断电话了，再见。"

援助者："我们是一条24小时的心理热线，如果您再次感到痛苦，请您不要做伤害自己的行为，可以随时给我们打电话，我们一起来面对。"

以上两个例子，第一个例子适用于来电者不知从何说起，来电又不想说话的情况。第二个例子是当来电者有自伤风险时，援助者鼓励来电者在痛苦的时候拨打热线求助。有时候，来电者会说："现在感觉好多了，但是到了晚上就会非常难受，那个时候不知道是否可以拨打电话。"援助者需要告诉来电者准确的热线工作时间，在工作时间内他可以打，如果打不通可以多等一会儿；如果不在工作时间内更要告诉来电者，避免来电者满怀希望地拨打热线，却长时间拨不通。总之，服务时间是会被反复用到的信息，需要牢记。

四、服务范围

心理热线的服务范围是由热线的工作目的和现实条件决定的，每一条热线都有它擅长处理的问题类型。

心理危机干预热线的服务范围：为受到抑郁情绪困扰的来电者提供心理支持和心理危机干预。

以心理危机干预热线（现为北京心理援助热线）为例，这一条热线的服务范围比较广，既面向受到抑郁情绪等各种心理问题困扰的人群，也面向深陷心理危机的个体；既面向精神类疾病患者，也面向病人家属和心理工作者。基于这样一个服务范围，热线设定为 24 小时服务。热线为志愿者提供的培训包括支持性心理咨询技术、精神疾病识别、压力管理、自杀危机干预等内容。基于长期面向自杀倾向者提供支持，机构还设置了自杀者亲友支持小组，为自杀者家属提供心理帮助。可见，这条热线有明确的服务范围，热线组织者可以根据服务范围更有针对性地培训志愿者。明确的服务范围也有利于来电者寻找适合自己的热线，形成合理的期待。

援助者不仅要明确热线的服务范围，而且需要熟练地讲出来。当来电者的问题超出服务范围或者遇到骚扰电话时，都需要重述服务范围。

来电者："我有个问题，是关于我的小孩的，能不能请教一下？"

援助者："我们是一条针对抑郁情绪识别和舒缓的心理援助热线，您的情况可以讲一讲。如果感觉没有帮助，我再给您推荐其他热线。"

援助者："我们是一条针对抑郁情绪识别和舒缓的心理援助热线，对少年儿童的心理发展不太熟悉，我给您推荐一条更有针对性的热线……"

五、通话时长

每个热线平台会根据自己的服务特点规定通话时长，例如有些心理咨询公司设有热线，其通话时长一般为 15 分钟，用来了解来电者情况；抗灾抗疫热线的通话时长为 30 ～ 40 分钟，有些热线通话时长更长一些，但一般不超过 50 分钟。时间设置也有特殊情况，比如对高危来电可以不考虑时长的规定。

为什么要设定通话时长，为什么最长不超过 50 分钟？这个时间设置是心理援助工作长期实践下来被最多的人选择的时长，时间过长会造成援助者疲劳，注意力不集中。如果来电卡在一个问题上，时间过长也不一定有好的进展，不如结束来电，让来电者在生活中思考和体会，尝试新的方法，并在此基础上再讨论。在接线过程中，援助者要控制时间，主动总结和邀请来电者总结，进入结束阶段。

很多新手援助者对于结束来电有很大压力，感觉如果没有在限定时间内帮来电者解决问题就是没有做好工作。实际上，心理热线是陪伴来电者思考自己的问题的，不一定要有结果。如果两个人讨论到一筹莫展，也是可以结束电话的。

例如这样讲："您的处境确实很难，您不知道怎么做才能解决问题，我们今天就先讨论到这里，您可以把今天讨论的内容想一想，如果之后有什么新的想法，可以再打电话来讨论。您看这样好吗？"

六、援助者资质

援助者资质是一个经常被问到的问题，也是新手援助者最怕被问到的问题。

来电者："您是心理专家吗？"

来电者："您是心理咨询师吗？"

来电者："您是医生吗？"

对于这样的问题，援助者要按照实情回应来电者。

援助者："我们是经过专业培训的志愿者。"

援助者："我们是经过专业培训的援助者，我本人也是心理咨询师，很愿意帮助您。"

来电者很想知道和他讨论心理问题的一方是什么样的人，有人期待是心理专家，有人期待是心理咨询师，有人期待是医生，等等。在心理热线的志愿者队伍里面往往有各种各样的心理援助工作者。例如，有的援助者拥有心理咨询师资质，是做心理咨询的老师，这样的志愿者可以称自己是心理咨询师；也有心理学专业的学生，还有一些人接受过一定的培训，但是并没有专职从事心理工作，这些同行，可以称自己是接受过心理培训的志愿者。我们对外当被问到

"你们是谁"的时候，我们的统一回答是"我们是经过心理专业培训的志愿者"，然后可以再加一句说"我本人是心理学专业的学生"。不必过于担心自己会让来电者失望，实话实说就好。

来电者："您又不是医生，我跟您说有什么用？"

新手援助者最怕遇到上面这种质疑，因为新手援助者作为援助者的自我认同尚不稳定，容易怀疑热线工作的意义。当来电者否定援助者时，援助者要沉着冷静，避免认同这样的判断，误以为自己真的没什么用。所以，在这里要强调一下，心理热线的价值不在于给来电者有用的信息，或者治疗他的疾病，而是在两个人的交流过程中缓解来电者的压力。新手援助者慢慢就会找到这样的工作心态，那就是援助者并不需要比来电者更有办法，只需要耐心陪伴，舒缓对方情绪。

七、保密原则及通话录音

心理援助行业必然会保护被帮助者的隐私，无论是心理咨询还是心理热线，都承诺对谈话内容保密，而这个保密又是有例外的。援助者应当熟记保密原则和保密例外的表达方式。

援助者："我们在热线中讨论的内容都是保密的，只有当您伤害自己或他人，以及有关权力机关要求出示录音的时候，有法律要求的情况下，我们才会在必要限度内提供谈话内容的信息。"

由于目前大多数热线都是录音的，这一点也成为来电者关心的问题。有些来电者问可不可以不录音，有的来电者要求援助者删除谈话录音，等等。对于这个问题，援助者应当耐心重述保密原则，必要时说明录音只作内部考评使用，不会向任何无关人员透露。热线录音这件事一般在接通以后，通过语音告知来电者，相当于一个知情同意的过程。如果来电者继续使用热线，则视为接受了录音；如果来电者完全不能接受自己的声音被录下来，他也可以选择挂断电话。

来电者："热线语音里面说谈话都是录音的，我想说一些私事，您可不可以把录音关了，因为我这个事情比较特殊……"

援助者："我们的热线都是录音的，我不能关掉。录音是为了了解我们的工作质量，更好地接听电话。录音是保密的，不会给热线以外的人听。"

八、其他伦理要点

接下来还有几个伦理要点需要跟援助者强调。

（一）保持专业关系

如果来电者邀请援助者到线下见面，或者通过私人电话、网络工具继续交谈，援助者应拒绝，不和来电者发展私人关系。一些来电者感觉在热线中有很多收获，但是热线时间有限，希望和援助者加上微信、QQ或者约到咖啡馆继续谈，这些都是超出热线工作要求的，援助者要委婉地拒绝。

援助者："我们的谈话让您有收获，我非常高兴。我们的热线是24小时的，如果您有什么希望讨论的，也可以换个时间再打来。我和其他援助者都很愿意帮助您。"

援助者："热线时间有限，确实有点遗憾。您可以先想一想今天谈的内容，如果希望继续讨论，过两天再拨打电话。"

援助者："我们的工作都是在热线中进行的，不能通过其他方式联系。您拨打这个热线就可以找到我们。"

对于援助者而言，能带给来电者帮助是一件非常开心的事情，他会感觉到被来电者需要，也会感觉到自己的价值。所以，当来电者说"我太需要你了，你比其他援助者都好，我能不能认识你"时，援助者很容易陷入心理冲突，认为热线的规定是一种约束，阻碍了来电者获得更多的帮助。无论是心理咨询还是心理热线都要在设置好的框架中工作，这一点至关重要，不同的咨询流派对此都有自己的理解，这个话题非常值得讨论。

从热线的角度来讲，热线的咨询关系是热线机构对来电者，通过来电者求助，热线机构将众多援助者组织成团队完成咨询工作。所以，热线是可以随时求助的，是24小时在线的。热线内部的合作非常紧密，常常一个危机个案从处理到随访要经历几个月的时间，要十几个援助者都参与才能完成。这些是个人无法独立完成的。一旦从热线设置中脱离出去，援助者就失去了团队支持，可能就变成了一个没耐心、会心烦、需要休息的普通网友。这样做很可能无法在来电者最需要的时候帮助到他，还可能使来电者对整个热线团队失去信任。

所以，希望每一位援助者在热线机构的组织之下，在昵称或者编号的背后，通过团队合作，用心对待每一位来电者。虽然来电者不知道你的真名，但是他可以感受到你对待他的真心。希望通过大家共同努力，让热线工作既有实质又有边界，稳定地接待每一位来电者。

（二）适当转介

心理咨询伦理的一项重要原则是在能力范围内工作。所以，无论是心理咨询师还是热线援助者，都要熟练掌握转介的技术。当遇到超出能力范围的来电者时，除了倾听和舒缓情绪，还需要妥善转介到医院或者心理咨询中心等更合适的机构。

在转介机构的信息资源方面，热线一般会提供医院、知名热线和心理机构的联系方式。援助者工作的时候最好把这些资料放在手边，给来电者资料的时候最好多给几个，以便他们选择。

以一条综合的心理支持热线为例，根据工作需要，援助者需要储备以下转介机构：

（1）关于心理常见问题的科普网站或者公众号。向来电者提供科学易懂的知识，简单易行的缓解症状的方法，减少来电者的焦虑。

（2）精神科医院热线和线上门诊资源，提供给医疗资源不足地区的来电者。

（3）地区危机干预资源。热线需要多储备一些24小时危机干预热线的资源，以介绍给来电者，特别是方言使用较普遍地区的热线，帮助来电者更自由地用家乡话交流。

（4）心理咨询机构。将无自杀倾向、求助意愿强烈的来电者转介到正规心理咨询机构。一个完整的转介，是从一个咨询关系到另一个咨询关系。转介到心理咨询机构要从一开始就规范咨询协议，签署知情同意书，正式进入咨询关系。切记：援助者不要发展线下不规范的咨询关系。

心理方面的转介，不是简单地把转介信息告诉对方，而是要先询问对方的想法，并倾听和理解这些想法。转介常常会激发来电者复杂的感受，例如，抵触就医、抵触被贴标签、抵触被人知道、感到被援助者拒绝等。所以，转介过程要留出比较长的讨论时间，不能只是仓促告知信息。

援助者："您刚才说您这几天完全没有胃口，注意力非常不集中，觉得活着没有意思，感觉自己像病了一样。这些听起来抑郁情绪比较明显，我觉得您可以去医院看一下。"

来电者："我这种情况已经严重到要去医院了吗？"

援助者："长时间没胃口、情绪低落都有点像抑郁。去医院看看会比较放心。去医院您有什么顾虑吗？"

来电者："我觉得很害怕，我要是真的诊断出了抑郁症可怎么办？"

援助者："您很怕被诊断成抑郁症，您的担心具体是什么呢？"

来电者："我以为只有很少数人才会得抑郁症，它怎么会跟我有关系呢？别人会不会觉得我不正常？"

援助者："抑郁症是一种心理疾病，感受非常痛苦，不能单纯认为是心情不好。它也是比较普遍的，很多人通过一段时间的药物治疗都改善了症状。我建议不要耽误了病情，如果诊断出不是抑郁症也好放心。"

来电者："我再想想吧。"

援助者："您也可以观察一下，如果食欲不振、睡眠不佳、注意力不集中等痛苦感受都不见缓解，还是去医院看一下比较好。"

这个例子的来电者还保持了很好的社会功能，如果对方语言缓慢、思维混乱等抑郁症状比较明显，有更多自杀想法，就需要考虑跟家属通话。在热线中讨论转介所激发的来电者的想象和担心是非常重要的一环，往往比例子中的更复杂，沟通时间也更长。

（三）不传播不实消息

援助者接听来电的过程中，可能会了解很多信息，这些事情是来电者讲的，无法被证实，很多时候是不准确的。例如在震后危机干预电话中，有灾区来电者描述他要去领物资，发现管理制度如何不方便以及存在不平等现象，等等。援助者不能把这样的信息当作确定的信息告诉下一个来电者，因为我们无法证实其准确性，而且情况随时有变化。正确的做法是共情他在这种情况下出现的担心和不便。

危机事件发生以后，有一部分人的应激反应为恐惧、害怕，也有部分人的反应是非常愤怒，认为这种情况是完全可以避免的。接到表达愤怒的来电，援助者要避免完全认同来电者的想法和感受，要及时意识到工作态度变得不中立了，注意不要传播来电者因为愤怒而描述不全面的信息。

例如，在2008年"512"地震的危机干预热线中，曾经有来电者控诉当地政府救灾不得力，存在诸多问题。来电者非常愤怒，语气十分激动，他说他要把这些事情传播出去，让更多人知道他们是怎么做的。他不仅要求援助者完全认同他的说法，而且希望热线帮忙宣传这件事情。很显然，热线不是媒体，不具备宣传功能。更重要的一点是，援助者的工作是舒缓来电者的情绪，从心理层面帮助他，而不是做具体的工作来帮助他。较好的做法是，共情来电者的愤怒和无助，建议他联系媒体或者其他机构进行投诉。

（四）不连续接听同一个来电者的来电

热线的设置和技术都不支持选择援助者，来电者和援助者是双盲的状态。来电者不知道接线的是谁，援助者也不知道下一个电话是谁打来的。一个来电者想再找到某个援助者继续讨论是无法实现的，这也是热线的一个特点。

这样设置的道理前面讲过，一条热线是对大众提供服务的，而不是对某一个人的。希望每一位援助者都能够信任你的同事，相信另一位援助者也可以把这件事情做得很好。如果来电者想持续做心理咨询的话，要转介到另一个机构，重新建立咨询关系。让来电者依赖某一位援助者是危险的，来电者可能在想象中对援助者投注太多希望，从而给某一位援助者带来太多压力。

（五）志愿者的自我关爱

最后要提醒大家的是，做危机干预热线工作一定要注意自我关爱，避免职业枯竭。援助者与来电者生活在相同的环境里，或多或少也受到了压力事件的影响，有些人在重大压力事件中表现得木然，有些人表现得恐惧，有些人变得消沉，也有些人变得更活跃。高强度地投入工作是一个常见现象，很多人都会通过高强度工作来避免体验到恐惧和无助，也有人通过投入救灾工作中缓解自己作为幸存者的内疚感。了解自己的心理需要，是心理咨询师胜任力中的一项重要内容。危机干预工作不是一朝一夕就能结束的，因此，每一位援助者都需要控制自己的工作量，热线机构也需要在工作时间上进行适当管理。例如，心理危机干预热线的工作时间设置为上线两周休息两周，就是为了让援助者减少暴露在危机环境中的时间，及时得到身体和情绪的休整。

除了及时休息，还希望援助者能善于利用热线机构提供的资源，和其他援助者同行、督导师、组长保持联系和合作。不要闷头接听热线，自己消化困难，要积极参加热线举办的督导会，常和同事交流一下经验。通常经过一段时间的工作，援助者就会发现，大家的难题都非常相似。在这里也特别强调一点，那就是请援助者朋友对同行的困难保持支持和鼓励的态度。例如，某援助者说某次热线自己接得不好，没有帮助到对方时，请大家更多地从来电的角度去思考，这次热线为什么是困难的，如何能做得更好；而不是从援助者有问题的角度思考，是不是援助者做错了，所以才接得不好。

心理援助工作是非常困难的，从事这个职业的人越来越感受到真正理解一个人是非常难的。日本心理学家河合隼雄在他的作品《心的处方笺》里面提到："理解一个人是一件豁出性命的事情。"因此，不要低估工作的难度，大家都会遇到困难，要相互支持，建立一种少评判、多思考的工作氛围。

当重大压力事件发生的时候，热线可能是临时组建的，规模可能是庞大的。在一些影响范围大的突发事件中，心理支持热线会收到超过 3000 名志愿者的报名，其中有三分之一是比较有经验的心理工作者。在志愿者充足的情况下，热线接听工作更加有条件慢下来，追求平稳，保证质量，不追求速度。和所有心理援助工作一样，热线的整体气氛是需要稳定和有确定感的。援助者在电话的这一端是心情平稳的，才能让来电者平静一些，如果援助者着急得不成样子，来电者也能感受到这种慌张。所以，每位援助者都要珍惜自己的情绪状态，保护自己的情绪状态，并关心自己周围援助者的情绪状态。

第二节 心理热线接听流程

心理热线的工作设置有别于心理咨询，心理咨询通常是连续的，在一段时间内为达成双方讨论的咨询目标而努力，每一次都要提前预约。心理热线是一次性的，援助者被动地接听来电，来电者可以在热线工作时间内随时拨打，所以常常是在其情绪激动的时候打来的。基于以上区别，心理热线的工作过程与心理咨询也非常不同，一般包括"倾听""问题解决"和"结束通话"三个阶段。在接听过程中，需要援助者有意识地控制接听过程，在一次通话时间内带给来电者有效的帮助。

一、倾听阶段

图 5-1 是倾听过程的示意图，读者可以看到倾听阶段包括一个非常短暂的问候，然后来电者抛出一个问题，后面比较长的时间则围绕这个问题进行表达。

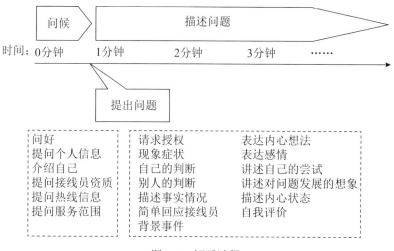

图 5-1　倾听过程

（一）问候语

问候这个环节是从援助者的问候语开始的。北京市心理援助热线统一的问候语是：

"您好，这里是北京市心理援助热线。"

清华大学清心热线的问候语是：

"您好，清心热线，电话已经接通了。"

问候语一定要匀速、清晰地讲出来，让来电者能听得清清楚楚。如果说得太快，会给人态度轻慢的感觉。

心理热线不同于一般的服务热线，来电者往往承受着极大的心理压力，带着格外忐忑的心情拨通我们的号码，如果他们首先听到的问候语平稳、清晰，可以很有效地增加其信任感和亲切感。有时候电话接通了，但是电话的另一端暂时没有回应，这时候我们可以多说两句。

比如："电话已经接通了，您能听得到我说话吗？"

或者："有什么可以帮助您的吗？"

（二）建立关系

心理热线工作时间比较短，建立关系这个话题几乎贯穿整个接电过程。来电者和援助者互相看不到对方，因此，援助者的态度无法用表情、手势、神态等传递出去。在这种情况下，一切都需要依靠语言和声音。电话刚接通的时候，要避免长时间沉默，援助者应尽量把话说得完整、亲切，句子可以长一点。

来电者的第一句话就像投石问路，带着一些试探，小心翼翼。援助者给出的回应不仅是字面意义的，更要理解来电者的心理需要，更多地表现出愿意与他交谈，并鼓励他开始讲自己关心的事情。有必要的话，可以重复保密原则和保密例外。以下是几个例子。

1.

来电者："你们是医生吗？"

援助者："不是。"（这样的回应太简短了，注意除了回应字面意思还需要鼓励来电者继续谈下去。）

援助者："我们是心理志愿者，很愿意帮助您。"

2.

来电者："我第一次打这个电话，嗯……不知道怎么说。"

援助者："嗯。"（在面对面心理咨询中这样做就够了，但在热线中这样的回应还不够，可能让来电者感到尴尬。）

援助者："嗯，别着急，从哪里开始讲都可以。"（这样回应能照顾到来电者不安的心情。）

3.

来电者："我从公众号上看到你们的电话。"

援助者："是哪个公众号呀？您喜欢那篇公众号文章吗？"（来电者谈及公众号只是一种寒暄，援助者应该将对话引向来电者要讨论的话题。这样的回应可能会把话题岔开，不推荐。）

援助者："哦，我们在一些公众号上有广告。那么，今天您打来电话想谈些什么呢？"（重复来电者的信息，并把话题引向来电者要谈的话题。）

4.

来电者："我在这里讲的事情会不会被别人知道？你们会不会写到媒体文章里？"

援助者："不会。"（来电者对热线不够信任，在保密这方面有所顾虑。这样的回应过于简短，不足以打消来电者的顾虑，有点冷冰冰的，不推荐。）

援助者："您在这里讲的事情都是保密的，除了您将要伤害自己或者他人，或者热线被有关权力机关要求提供信息，我们才会在最小限度内提供信息。您讲的事情不会被写到文章里。"（这样的回应让来电者了解到，热线对于来电者的隐私方面是有明确规定的，有利于帮助来电者消除顾虑。）

（三）提出问题

心理热线有一个有趣的现象，来电者与援助者建立关系很可能是通过提出一个问题。通过对 30 个来电的内容分析，我们发现，来电者会很快就提出一个问题，大多数在一分钟以内。这个问题可以说是突如其来的，新手援助者往往惯性地听到问题就朝着回答问题的方向思考了。但在心理热线工作中，援助者需要牢记的是，来电者的问题不是需要立刻回答的，我们首先要做的是澄清和了解关于这个问题的更多情况。

以下是一些热线中被问到的问题，请大家思考一下，要如何应答？

我想咨询一个问题，您说这个世界上有没有爱情？

我孩子同学的家长确诊了，不知道怎么办才好。

我看电视很难受，您说为什么会发生这种事情呢，我们做错了什么？

我特别想做点事情，我能去接热线吗？

我在震区，您都不知道我们这里发生了什么……（不停倾诉）

一定要牢记，来电者抛出这个问题是想跟你建立关系，想跟你倾诉，想告诉你更多，而不是要援助者立刻回答这个问题。比如上面的第一个问题："我想咨询一个问题，您说这个世界上有没有爱情？"

首先，这是一个谁也无法准确回答的问题，每个人对爱情都有自己的看法，但是在热线中不适合直接回答"我不知道呀"。即便援助者精通爱情哲学，有很多关于情感的心理学知识，也不要在心理热线上给来电者讲这些知识："爱情的定义是……某哲学家这样认为……心理学理论这样认为……"，等等。我们是心理热线，要重视的永远是来电者的心情。从来电者的语气中，心理工作者能听到什么？是能听到对爱情的期待？还是失去爱情的沮丧？他在哪里？最近的生活中经历了什么？拨打电话之前又经历了什么？这些才是心理热线的重点，来电者需要的是被倾听。

最后一个问题中，来电者说："我在震区，您都不知道我们这里发生了什么……"，然后就开始不停讲，语速快，且难以打断。如果遇到来电者倾诉欲望特别强、语速特别快的情况，请援助者注意他的情绪，如果情绪非常焦虑，需要打断他回应一下。例如："我稍微打断一下，听起来您挺激动的。我听您说您在震区，经历了好多事情。您慢慢讲，没关系，我在听。"讲话的时候，援助者的语速要慢一点、平稳一点。这样的介入才有意义，很多时候可以稳定来电者的情绪，可能接下来你会发现来电者的语速也变慢了一些。

（四）积极倾听

在倾听阶段，与来电者初步交流并取得信任以后，来电者开始述说自己的困惑。来电者能否在热线中放心讲述自己的经历和感受，是心理热线疏导顺利与否最关键的一环。援助者不需要很"聪明"地一听就懂，正好相反，援助者要保持对来电者的好奇，多了解他的情况，不要太早下结论。例如，有一名来电者说自己有社交障碍，人一多就不敢讲话。正巧援助者对社交障碍非常了解，曾经研究过这个领域，可能在听到社交障碍的那一刻，无数知识从头脑中被唤起。也可能援助者对社交障碍束手无策，甚至自己也有这种人多不敢开口说话的困扰，一听到"社交障碍"这四个字就害怕了起来。实际上这两位援助者，社交障碍的研究者和受其所困的援助者，都会遇到一个难题，那就是容易把自己的感受带到咨询中，忘了倾听来电者的经历和感受。给来电者讲很多社交障碍的知识，可能会让来电者感到自己的困惑没有被听到，他经历过什么或者即将面对什么样的压力，援助者仿佛没有兴趣，只想告诉他如何解决。或者，如果援助者对克服社交障碍感到无力，就会感到问什么都毫无用处，这种感觉也会影响到来电者，双方陷入无助的泥潭。可见，无论来电者的话题与援助者的个人生活有没有相关，都要牢记从最基础的倾听做起，通过基础咨询技术，促进来电者表达，倾听他的内心世界。

1. 开放式提问

开放式提问，即不能简单地用"是"或者"否"来回答的提问。开放式提问可以促进对事情的叙述、描述、评论等，给来电者更多自由以选择讨论的角度。在热线的倾听阶段，要尽量开放地讨论，不做预先设定。

援助者："您说家里有些事情让您很难过，能说得具体一些吗？"

援助者："当时的情况是怎么样的呢？"

援助者："您能不能具体描述一下你们之间的关系是什么样的？"

援助者："您说……您愿意多说一说吗？"

开放式提问就是让来电者用自己的方式自由回答，越开放越好。比如，当来电者说心情不好时，有人问："哦，心情不好。你愿意多说说吗？"也有人这样问："哦，心情不好，发生什么事情了吗？"这两种问法中，前者更开放一些，可以让来电者从心情谈起，谈谈不开心的原因，也可以让来电者从相关事件说起。

开放式提问非常重要，往往在最初就被援助者忽略了。援助者可能因为紧张，急于听懂事情的来龙去脉，听到某个典型事件就推测当事人的感情，认为自己听懂了。举个例子，当来电者说女朋友跟他提出分手了，可能有一部分人脑子里立刻开始寻找安慰失恋的三十六计了。其实不用这么着急，不妨让来电者多说一些。也许他会告诉你，他早已不能忍受这样的恋爱了，自己想提分手很久了，但当女友提出来时，自己又觉得很内疚；或者他会告诉你，他的生活轨迹都是围绕女友的，女友突然提出分手，让他无法理解，"我对你这样好，你为什么要走"。大家听到这两个反应，是不是觉得差别很大？每个人的故事都是不同的，如果我们刚听到"失恋"两个字就着手用同一种方法去解决，这会让来电者很失望，感觉自己没有被理解。

2. 封闭式提问

封闭式提问是指可以用"是"或"否"回答的提问。当援助者希望确定一些事情时，就可以用封闭式提问。有很多事情如果知道确切信息，对后面的倾听有重要意义。例如，如果谈到早年疾病、创伤、分离或者重要生活事件时，需要询问来电者那个时候的年龄。如果事件发生的时候，来电者的年龄很小，还不会说话，那么，可能很多影响是难以被清晰感受、难以被准确表达的。在关系层面，有时候需要询问来电者，在他心里这段关系是否已经结束了。例如，有一对恋人闹分手，也许其中一个人感觉已经分手了，或者援助者判断已经没有挽回的余地了，但重要的是，在来电者心里是否已经结束了，在他的意识里，他是正在经历一次矛盾，还是一次哀悼。这些都需要通过封闭式询问来了解。

援助者："您刚才说你们交往有两年了，是发生了这件事以后关系开始变化的，还是发生以前就关系不好？"

援助者："那时候您多大年纪？"

上面例子中，援助者问来电者："是发生了这件事以后关系开始变化的，还是发生以前就关系不好？"来电者可能回答："之前关系都好得很，发生这件事以后就天壤之别了。"那么，援助者就了解到，这件事情对当事人的意义非同小可。如果来电者说："在这件事情发生以前，两个人的关系就已经非常平淡了，发生了这样一件事两个人都受不了了。"这样，援助者就了解到，事件更像一个矛盾的集中爆发，当事人的关系不好有其他原因。当援助者内心冒出一个问号的时候，就要及时进行封闭式询问。援助者的询问会让来电者感受到援助者在认真努力，在试图理解他。

在接听重大压力事件的心理危机干预热线时，援助者还需要确认危机者的状态，是否已经脱离险境。例如，在"512"汶川地震后，当接听到灾区来电者的电话时，为了快速确认来电者是否属于危机状态，往往需要确认来电者是否在灾区，家里是否有伤亡损失。后面的接线思路会受到这些问题答案的影响。

3. 反馈来电者的情绪特点

倾听阶段除了适当提问以外，还有一件事情可以做。那就是反馈来电者情绪上的特点。比如：

援助者："我听您说话很慢，平时说话都这么慢吗？"

援助者："您说您最近平静多了，可是在我听来还是有些焦虑。"

在热线问题评估的章节中，我们会介绍常见的精神症状。抑郁症和双相情感障碍的症状之一就是精神运动性激越或迟滞，在热线中表现明显的就是说话的速度和语气。如果听见一个来电者说话非常慢，并且只谈自己的痛苦感受，那么，援助者需考虑这可能是一位抑郁症患者。我们在倾听阶段觉察到了这一点，就要反馈给来电者，也许他并不知道自己的情绪状态。

援助者："我听着您说话速度很慢，您平时说话都这么慢吗？"（语速也适当放慢一些。）

来电者："不是啊，我平时说话都挺快的，最近脑子里很混乱……"

如果来电者情绪激越，坐立不安，也可以从他的谈话中听出来。例如，曾经有一位半夜来电者，说自己已经很平静了，比之前状态好多了。援助者却能听到他语速快，在房间里快速走动，时不时发出碰到桌椅之类的声音。援助者感到很困惑，这样的语速还说是平静了，很奇怪。于是援助者问他："您说您平静多了，可是我听起来，您说话还是非常快。"

被这样一问，来电者立刻安静了，沉默了两秒钟后说："是吗？也许是吧，总是很亢奋，自己都不觉得。"

人是一种很奇怪的生物，不了解自己的程度有时候令人咋舌。

二、问题解决阶段

在问题解决阶段，援助者的工作从促进倾诉转移到引导来电者思考和得出行动方案。

提到解决问题，很多援助者都感觉压力很大，来电者的问题解决不了怎么办？或者，也有一部分援助者非常期待这个阶段，认为终于到了给来电者出主意的时候了。在这里必须重申一下"助人自助"的原则，热线是帮助来电者自助的，切忌英雄主义，切忌否定来电者自己的能力。援助者的工作方式和教师传授知识不同，不是教导来电者怎样做，而是站在来电者身边，陪伴他思考自己的人生。要信任来电者，他最了解自己什么可以做、什么做不到，他是自己问题的最终解决者，要相信这一点。

（一）总结与反馈

经过倾听阶段，来电者讲了很多自己的情况。当咨询时间过半，或者援助者感觉了解了比较多的情况时，就可以给来电者做一些总结。首先，可以简单重复来电者的经历和想法，这个总结中添加了援助者的思路，从而帮助来电者深化理解或者整理思路。援助者可以从事实和情感两个角度给予反馈。

当来电者陷入比较强烈的情绪时，援助者可以着重反馈事实上的要点，帮助来电者理清思路。比如：

援助者："您刚才谈了很多，主要是跟男友分手以后……我感觉您现在确实处于矛盾之中，一方面……另一方面……"

这样的反馈是对来电者表达的深化和总结，更加清晰地描绘了来电者内心的矛盾，使来电者更清楚地了解到自己的状态，以便更进一步地思考。

如果来电者是个很理智的人，描述事实比较多，那么援助者可以着重反馈来电者情感上的状态，帮助来电者将事实与自己的感觉联系起来，感受到被理解和安慰。比如，对一位屡遭失败的来电者，可以这样反馈："您今天来电讲到……和……听起来，当您第二次失败的时候，更加失望了……"也许在来电者的描述中并没有提到"失望"这个词，援助者可以在总结中更多地使用描述情感的词。

大多数时候人们的内心都是矛盾的，比如，胜利的时候常常伴随着一点点恐惧，失败的时候往往伴随着不易察觉的释然，很少出现单纯的恨或者全然的爱。这种矛盾的心情往往是令人难以接受的，援助者也可以在总结中尝试描述矛盾的情感，让来电者增加对自己的了解。比如："我似乎感到您的情感有些矛盾，有时候爱他，有时候又对他很气愤。"

在电话咨询的过程中，援助者和来电者都重新经历了一遍来电者的困境。援助者从事实和情感两方面反馈给来电者，加深来电者的理解，这个过程必然会增加来电者看待问题的视角，拓宽他的思路。至于来电者具体会采纳哪一种意见，由他自己决定，毕竟他对自己的事情是最了解的。

（二）缩小范围

有时候，援助者感觉来电者提的问题太多了，自己简直要淹没在无能为力的海洋里了。这时候，可以询问来电者需要什么样的帮助，尽量缩小范围。比如可以这样：

"我们谈了很多事情，我更加了解您面对的处境了。那么，您今天打来电话，希望具体得到什么样的帮助呢？"

"您面临的问题这么多，您希望我们在电话中在哪些方面帮助您呢？"

这样的询问可以将来电者从纷乱的述说中拉回现实，意识到自己需要思考未来怎么办，不能一味停留在抱怨中。

（三）贴近现实的讨论

不知道大家有没有这种体会，有时候跟一个好朋友在电话里聊天，非常投入地聊了很久，结束以后放下电话忽然有点恍惚，好像刚回到现实中。倾听阶段的谈话可以是叙事性的、情绪化的、幻想中的、记忆里的，但是当热线通话进入后半程，援助者就要把话题引导到贴近现实和改变行为的层面。特别是情绪比较激动的来电者，可以建议他做一些简单的事情，也不一定是非常科学的心理学的方式，可以是日常的小事。比如，给自己准备点水果、做点躯体运动、散步、听音乐等任何来电者愿意做的事情。

援助者："我想，通过我们的谈话，您可能觉得好一点了，但人的情绪有时候也会反复波动，如果待会儿您又感觉不好了，您可以做点什么缓解一下呢？"

援助者："您说您不知道怎么办，我们可以一起讨论一下每种选择可能产生的后果。"

援助者："这件事情不可能一时完全解决，我很担心您会反复陷入这样糟糕的情绪里。在平时，您常做些什么帮助自己呢？"

援助者："我能理解您左右为难的状况，很难找到切实有效的办法，您可能无法一下子完全从压力中解脱出来。在这种情况下，您可以做点什么减轻自己的压力呢？"

援助者："刚才我们谈了很多您身边发生的事情，能够看得到失恋让您的生活发生了很多改变。那么，我们来想一想在这种条件下，怎么调整一下您的情绪呢？"

援助者："今天我们通过热线谈了很多离职以后的事情，目前看来离职对您的生活影响很大，在这种情况下做点什么会对您的状况有帮助呢？"

援助者："我们谈了很多，您的处境确实很不容易，今天通过热线我们可以给您一些什么帮助呢？"

看到上面的这些例子，有些援助者感到疑惑，难道我们不需要给来电者出点主意吗？询问来电者觉得怎么做好，他万一毫无办法怎么办？如果来电者毫无办法，那么，就需要比较直接地给出建议，想出具体办法，确保来电者的安全。这部分在危机干预章节会有介绍。大多数情况下，来电者是有一定行动力的，援助者不要把帮助来电者的责任揽在自己身上，认为自己必须有办法"拯救"

来电者。来电者对心理热线的需要主要是被倾听、被理解，有个空间可以发泄一下或郁闷或无助的情绪。良好的关系、耐心的倾听，是热线能给来电者最好的帮助。我们在热线听到的最多的话就是：

"我跟您说了说，就感觉好多了，谢谢您！"

（四）间接建议

如果援助者感觉对来电者的情况有了比较多的了解，可以给出有益的建议，那么，在解决问题阶段可以给出来。但是，要注意用间接建议的方式。

所谓间接建议，就是尊重来电者处理自己问题的能力，用询问的语气给出建议，供来电者选择，而不是肯定地强加给他。比如，可以这样给出建议：

援助者："有些人在遇到类似情况的时候会……您觉得这样做对您来说会有些帮助吗？"

援助者："有些人会……有些人会……您更在意的是哪个方面呢？"

避免给建议的时候有强加于人的感觉，比如，建议说来电者的这种情况应该如何如何、必须如何如何等。短短的四五十分钟时间可能还不足以了解来电者的难处，我们感觉手到擒来的事情，来电者也许做不到。人都是不自由的，比如，很多学生有拖延的问题，如果一名援助者对学生来电者说：

"你这样下去是不行的，你要订计划，按照计划执行就可以避免拖延了。"

大家认为这样的建议管用吗？有大学生不会订计划吗？人们往往是因为更深层的原因而出现拖延行为。

实践证明，在热线接线过程中，重要的是倾听阶段。有了很好的倾诉和信任，问题解决阶段的讨论一般都会比较顺利。

三、结束来电

心理热线一般通话时间规定在 20～50 分钟。时间过长会给援助者和来电者带来过多的情感消耗，不利于集中讨论问题。从倾听到问题解决阶段，再到结束来电，援助者需要有意识地把握节奏，在规定时间内结束通话。

为了避免结束来电过于仓促，需要留给来电者一些时间回顾谈话内容，这一点非常重要。援助者可以自己做总结，也可以通过提问请来电者做总结。

援助者："今天您就……问题给我们打来电话，咱们讨论了……希望您能尝试一下，也许对您会有些帮助，今天咱们就谈到这里您看好吗？"

援助者："谈到这里，您能回忆一下我们都谈了哪些方法吗？"

来电者："我觉得今天主要是从……角度谈了一下，还是有些收获的。"

援助者："那您先尝试一下我们谈的那些方法，希望能对您有所帮助，咱们今天先谈到这里。"

援助者："我们来回顾一下今天谈了哪些内容，好吗？"

来电者："今天谈了……和……但是，我觉得还是没有解决这个问题。"

援助者："咱们谈了很多，似乎对您的帮助不大，如果需要，我介绍几个机构给您，看看他们能不能帮到您。事情总会慢慢变化，祝您早日度过这个痛苦的阶段。今天我们就谈到这里吧。"

如果热线工作效果不明显，可以在结束前给来电者转介其他机构，并送上良好的祝愿。

一个完整的心理热线通话大概是这样一个过程，从问候语开始，援助者和来电者在寒暄和问题中建立信任关系，经过倾听阶段、问题解决阶段，如果来电者仍处于危机状态，挂断电话前还需要一个承诺的环节，最后是结束来电。援助者需要在整个过程中控制节奏，尽量在有限的时间内对来电者的困难进行有益的讨论。

第三节　热线接线中的若干问题

一、如何灌注希望

灌注希望是一个很好的技术。一个心里充满希望的人就不会绝望，会感觉有信心，做事情有动力。常见的抑郁情绪正好相反，一般是感觉非常无望，感觉情况永远都不会改变了，没有希望了。如果你接到一个很绝望的来电，你要让共情走在前面，把灌注希望的技术放在后面。不要一上来就给他灌注希望，不要试图立刻消除来电者的低落感，可以允许他多讲一讲是怎样的失落，甚至绝望。当来电者感到你接纳了他的情绪时，往往就会感觉好一些。这个时候，再引导来电者想一想未来可能是怎样的，5年以后的他可能是什么样的，等等。

有一部电影叫《头脑特工队》，里面有一个幻想出来的人物叫冰棒。他失去了自己最心爱的东西，他非常伤心。代表欢乐情绪的"乐乐"想帮助他，不断对他说："你想要开心起来，对吧？我们很棒，对吧？"她试图把悲伤的人调到一个快乐的频道，但是她失败了。代表悲伤的"忧忧"走到他旁边坐下来，只说了一句"你一定很难过"，然后就默默地陪着他坐了一会儿。冰棒放声大哭，哭够了才慢慢站起来说："我好了，我们走吧。"这个过程是非常常见的，悲伤是心理恢复的一个必经过程，任何人都无法让一个人立刻快乐并充满希望。

二、理解来电者的愤怒情绪

在对地震灾区进行心理援助期间，一位从事媒体工作的来电者，每天不断地浏览大量信息，撰写文章，对相关人员的履职状态产生了极大的愤怒，对抗震救灾工作具有很大的负面情绪。如何才能帮助这样的来电者呢？

这位来电者因为从事媒体工作，接收很多负面信息，出现了比较明显的情绪反应，这是危机事件引发的比较常见的替代性创伤的表现。实际上，每个人都无意识地运行着一些方式，让自己不受到伤害。比如，见到残忍的事情，我们的第一反应永远是：不，这不是真的。这种否认是有保护性的，因为我们都无法面对残忍的事实。而这位媒体工作者不得不面对这些，出现情绪激动的反应是可以理解的。这种情况下，如果有条件的话，建议他最好与负面信息保持距离，注意休息，做一些轻松的事情，也可以鼓励他拨打热线，跟援助者说一说他的情绪和想法。

三、是否主动给确诊病例做心理辅导

心理咨询的一般原则是不求不助，有求有助。但是，如果身边有人经历危机事件有了一些应激反应症状，作为咨询师，是给予心理辅导，还是等待当事人自己开口呢？一般来说，对于明确的危机事件，是可以主动提供干预的，我们可以主动表达"我很关心你,组织很关心你,可以让组织安排咨询师来谈一谈"。工作重点可以放在危机事件或者疾病引发的心理变化,也就是做危机干预工作,而不是做深入的心理咨询。如果咨询师与当事人是同一个单位的同事,感到有些不方便,可以把心理热线推荐给他。

四、针对比较危急的求助者的救助规范

需要援助者评估危机的情况有三种:一是病情危急,二是绝望自杀危机,三是情绪很不稳定。这三种情况在没有即刻危险的前提下,首先是倾听和缓解对方的情绪,然后分别转介给医生或更有自杀危机干预能力的机构。如果疑似精神症状,要转介精神科的热线和在线医疗平台。热线的危机处理程序,在后续的章节会有介绍。

五、如何处理热线中的沉默现象

热线咨询的语言要比日常咨询的多一些,那些日常用体态和表情表达的内容都要用语言表达。例如,热线咨询应比较多地表达"嗯""我在听"等,尽量避免沉默。有时候援助者沉默,来电者会误以为断线了。如果一时找不到合适的话,可以说:

"我想想。"

"您这样一问,我还真没想好怎么回答,我想一下。"

"听您说了这些,我一时都不知道说什么好。"

不需要每个回应都是准确、优秀的,保持交流就好。

六、援助者如何提高自身的勇气和信心以帮助更多的人

热线援助不是越多越好,而是要注意节奏,保持稳定的援助状态。作为援助者,要保证睡眠,保证自己的娱乐时间,要保证放松,做一些特别简单的事情,把自己调整在稳定的状态下。做心理援助工作跟打仗不一样,打仗是越紧张越好,跟敌人拼了,心理工作需要情绪稳定。危机事件破坏了人们对常态的信心,

每个人都很焦虑。作为援助者，我们要尽量做到情绪稳定，这样才能带给来电者安全感。如果援助者处于激昂的状态，往往无法做到包容。比如，战士的心理状态是马上要跟敌人拼了，伤心是没用的！这么多人都在一线抗战，你怎么还在这儿伤心？这种状态就无法包容来电者。

所以，做心理工作要保持平常心、包容心。来电者无论是恐惧的、伤心的、麻木的、愤怒的，还是警觉的，这些都是经常出现的应激反应，大多数人的情绪反应会慢慢自愈。接纳这些情绪意味着不因为产生这些情绪而内疚，很多人会想："发生这么大的事情我怎么没有感觉？我是不是很冷血？我太糟糕了。"所以，我们需要去安慰来电者，需要去鼓励他休息、娱乐。在这种情况下，休息和娱乐都会被批评，大家都会感到内疚，觉得发生这样的事情自己怎么还能休息？我们一定要留给自己充足的放松时间，这样才能保证我们帮助更多的人。比如，可以每天很稳定地接 5 通电话，这就很厉害了，我们这么多援助者加起来就很了不起了。

七、冥想等放松方法是否可以用在热线上

在日常的咨询中，很多放松方式是常用的策略，比如冥想。在热线里，当然也可以运用这些自我放松方式来帮助来电者缓解焦虑。不过，在热线中要多倾听，要给来电者一个倾诉空间。之后，援助者擅长的放松技术都可以尝试着介绍给来电者。援助者需要发现来电者的反应来决定建议哪种方法让其放松。这一位来电者可能喜欢这种方法，也可能不喜欢。如果他说"我现在不太想做那种放松方法"，那就不做，大家灵活一点。也可以让来电者自己想一想，什么方式是他能接受的。因为人和人太不同了，有人特别喜欢瑜伽，觉得特别有帮助，有人觉得喝茶特别放松，还有人觉得高强度运动特别管用，这些都可以。如果援助者推荐的不是来电者所需要的，也没有关系，不必太执着。

八、如何处理一个一直哭的来电者

遇到来电者一直哭，很多援助者会感到束手无策。邀请他讲话不太合适，也不能因为他哭得太厉害无法交谈就把电话挂掉。其实，援助者顺势而为就好。

援助者需要给来电者一些回应，可以说："我能听见您在哭，没关系，不用着急，您可以哭一会儿，然后如果想要讲什么，您就跟我讲。"可以确认一下来电者是否安全，例如说："我听见您在哭，您在什么地方？您现在危险吗？"如果来电者还在那边哭，援助者就要等一等，过一会儿再说几句这样的话。也许来电者哭着哭着就挂了电话，那也没关系。遇到这种情况，援助者不要有负担，不用急着让来电者讲话。如果援助者焦虑不安，反而会让来电者更紧张。

参考文献

樊富珉，秦琳，刘丹.（2014）.心理援助热线培训手册.北京：清华大学出版社.

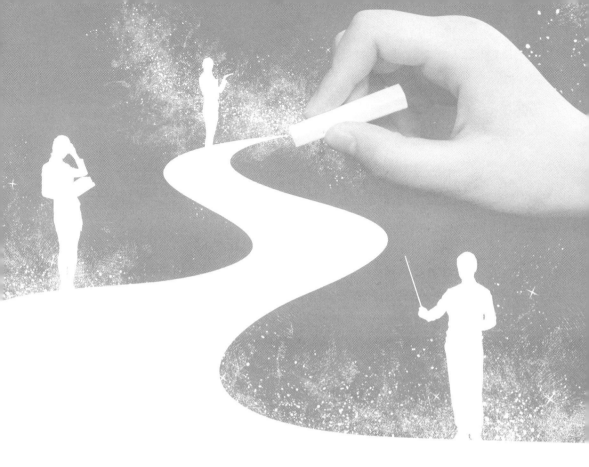

第六章

心理援助热线咨询中的关系建立

本章将介绍心理热线工作中的关系建立，包括心理危机援助热线咨询中关系建立的意义和关系建立的方法，以及困难来电的关系建立。

第一节　心理危机援助热线咨询中关系建立的意义

心理热线工作是非常有价值的，尤其是在不方便开展其他形式心理援助工作的时候。过去，面对面的心理咨询并不普遍，心理热线就延伸到了祖国的各个角落。现在，随着中国社会经济、文化的快速发展，我们拥有了普遍、多样的心理援助手段。有很多人把所学到的专业知识、技能运用于应对危机的社会心理服务工作中，帮助社会和民众，这使得心理热线工作变得很有意义。

一、心理危机援助热线的特点

（一）临时性

心理危机援助热线有时可能只是临时性的热线。目前，我国有些心理危机援助热线是长期开展的，而有些则是为了应对某种危机临时建立的。这种临时建立起来的危机心理援助热线的一个重要特点是临时性。

（二）应激性

由于热线的易得性，来电者很可能在应激状态中打来电话。因为危机而临时建立的心理援助热线，更有可能接到高应激状态的来电。这时，不仅来电者可能处于应激状态中，面对危机时，援助者也很可能处于应激状态。

（三）普遍性

心理危机援助热线的第三个特点是应激的普遍性。临时建立起的心理危机援助热线中的来电者和热线的志愿者，还有整个社会，都是处在应激状态中的，而不只是某一个人处在应激状态中。所以，这样的热线工作会和平时的热线工作有非常大的不同，也极具挑战性。

强调心理危机援助热线的特点，是希望从事或者将来可能从事热线的志愿者能够充分理解，在接热线的过程中，我们会遇到非常多不确定的事情，会遇到非常大的挑战，会遇到很多的困难，这将是对我们的考验，也是本书出版的原因之一，以期帮助大家预先考虑到更多的困难情况，在接热线的时候更能充分发挥我们的优势。

二、心理危机援助热线的功能

（一）提供专业服务

热线最重要的功能是提供专业的服务。这是我们在做热线的时候，向我们的服务对象和公众重点介绍的内容。热线不仅为个体提供专业的服务，解决了单个人的问题，同时，热线的专业服务还代表了整个社会健全的服务系统，它能让整个社会动员起来，让方方面面的专业人员聚集起来，为人们的身体、心理健康提供全方位的服务。即便很多人接受不到具体的服务，但能够提供这样的专业服务，已经是在为整个社会提供一种心理上的支持了。所以，我们的热线宣传，要强调专业性，强调不同方面的多个专业机构共同合作，强调我们力图打造的是一个专业服务的平台。在热线工作中，要特别提醒自己和来电者，这是一个专业的服务平台，这本身就极具意义。

（二）建立沟通渠道

心理危机援助热线的第二个功能是建立人与人的沟通渠道。提供这条热线的组织者、资金的提供方、专业的工作人员，都受到良好的专业训练，同时有良好的工作机制来确保援助者和来电者能够在专业的平台上进行沟通。这使得处在危机当中的人和处在应激状态下的人，能够在很多不确定的因素下，找到一个专业平台进行沟通。来电者找到了一种开启心灵沟通的途径，去倾诉或者去了解内心的各种变化，了解一些心理知识和基本技能，这些都是热线作为沟通渠道能够提供的基本内容。有的时候，即便没有探讨非常深入的问题，来电者和援助者之间简单的对话也会为来电者提供很好的心理支持和帮助的途径。

建立一个专业的沟通渠道，是热线最基本的功能之一。热线不仅为来电者提供及时的心理服务，还提供了其他社会心理服务信息，为来电者建立更多的沟通渠道，这也有力地帮助来电者在未来的生活里利用更多的专业服务。

（三）提供陪伴及基本心理支持

热线的第三个功能是提供基本的、具体的心理支持。通常情况下，热线的首要功能是为来电者量身定制所需要的心理支持，包括稳定或疏解情绪，也包括调整或改变行为，比如，调整过度浏览网页的行为，帮助其与亲人进行有效沟通等。在危机下，热线的功能不仅如此，我们还要把它放于更大的社会心理功能中，即建立人与人之间的沟通渠道以及为社会提供专业的心理服务。

三、心理危机援助热线的基础

心理危机援助热线的基础是咨询关系的建立。其中非常重要的是，我们要让来电者相信他们可以在热线平台上建立沟通渠道，获得专业服务，得到个人支持。反过来说，这些功能得以实现的前提是我们和来电者能够建立起有效的工作同盟关系。没有建立咨询关系，或者关系建立之后又断裂了，来电者怀疑、质疑甚至挑战专业关系，这些时候我们的专业知识储备得再多，技能训练得再好，也无法触及对方，无法起到帮助对方的作用。实际上，咨询关系好像是架起一座畅通的桥梁，让我们的专业能力和专业知识能够发挥作用，让我们关怀对方的强烈愿望能够实现。因此，首先一定要关注怎样和对方建立良好的关系。

四、心理危机援助热线中关系建立的挑战

（一）情况复杂

有时危机本身的情况就是非常复杂的，并且可能是不断发展变化的。很多时候，这些都是个人很难全部了解到的，甚至有的时候整个社会都处在迷茫之中，因此，情况的复杂性使得我们只能不断地增加对其的了解，却很难在短时间内了解得非常清楚。因此，其带来的心理应激状况也是极其复杂的。处于各种情况的人都有可能成为热线的来电者，和他们建立关系是需要不同的策略的，

也是需要非常小心谨慎的。

（二）形势多变

情况是复杂的，同时社会的发展又是多变的，这使得我们每时每刻都可能处在复杂多变的情况中。比如，一个疑似患癌症的人，可能在进一步检查后，被宣布没有患癌症，其肿瘤是良性的。在这种放松的状态下，他的心情可能有了极大的变化。另一种可能的情况是，一个人本来以为自己的事业发展得比较顺利，可能由于其公司经营不善而导致裁人，他失业了。那么，他立刻就会进入强烈的应激状态。因此，多变的形势是我们必须要考虑的。

在关系建立时，当来电者的情绪突然有了变化，我们常常会想是咨询出了问题吗？而在咨询当中，更重要的是先考虑来电者本身所处的多变的形势。

我们作为援助者，同样也面临着复杂多变的情形，我们自己的心态也会有很多变化。这个变量也要考虑进去。

（三）方法单一

热线主要是凭借口头语言来工作的，可以变化的有声调、语速、节奏等。热线这种工作方式也是我们面临的挑战之一。相对于其他的咨询手段，热线的方法比较单一。它限制了更多、更有效、更快速的工作方法。比如，在咨询中，和对方一起绘制情绪变化曲线几乎是无法实现的，甚至连用更多的目光来关注对方都做不到。

（四）个体应激

个体处于应激状态时，建立关系是非常不容易的。人们会变得更警觉，一点风吹草动就产生情绪和认知的巨大变化。比如，我们每天看很多的新闻，有一些新闻会让我们立刻变得很乐观，有一些新闻会让我们变得很沮丧。在沮丧的时候咨询和在乐观的时候咨询对关系建立的影响是不一样的。这是我们作为援助者一定要充分考虑的变化因素。

第二节　热线关系建立的一般方法

一、展示热线的专业性

想要来电者能够充分利用热线服务，调整他处于应激状态的生活，我们最需要做的是展示专业性。这是非常重要的！来电者并不认识接电话的志愿者，而是因为相信这是一条专业的热线，才打来电话。专业性是取得良好工作效果的基本保障，是让来电者信任我们的最主要原因。因此，在与来电者建立关系时，必须在展示专业性上花时间，不要吝啬，更不要立刻就开始做解决问题的工作。

（一）强调伦理要求

强调心理危机援助的专业伦理要求，能够凸显专业性。

援助者把专业伦理要求精简成自己熟练掌握的语言，告知来电者。尤其是对于那些对热线产生质疑（比如，担心热线能否保密）的来电者，更应该告知并强调援助者的专业伦理要求。

（二）突出专业训练

我们的专业训练还包括：接受具有丰富临床经验的心理学工作者和援助者的培训；所接受的培训需要满足一定的时长；接受督导师的督导，督导代表了我们专业训练的层次是丰富的，是立体的，而并不是简单重复的。

这些都会让来电者相信我们的专业能力，相信我们是具有胜任力的，在后续的工作当中会更加信任我们，并且能够从热线咨询中获得帮助。

（三）介绍基本设置

展示热线的专业性，就一定要学会介绍基本设置。

由于热线的双方看不见彼此，能够呈现援助者的专业性信息的机会和场景是相对比较少的。比如说，在面对面的咨询中，通常在心理咨询室门口有机构正式的介绍和咨询师的专业证书等。但在热线咨询中，我们很难利用这样的视觉因素来让对方相信我们的专业性。因此，在热线工作当中，尤其是开始的阶段，简单地介绍自己的专业设置是十分必要的。

比如，告知来电者一次电话咨询的时长以及在咨询初期、中期、后期会做什么等。这些清晰的介绍会帮助来电者相信我们是专业地做工作，而不是随便地聊天。援助者一定要认识到，很多来电者对专业的心理热线和普通的服务热线这二者的概念是混淆的，或者对专业的心理热线没有清晰的认识。所以，这需要我们用简洁、清晰的语言向来电者介绍。

在最初阶段与来电者建立关系时，强调伦理要求、突出专业训练、介绍基本设置是非常重要的，尤其是对我们的专业性有所怀疑的来电者。另外，在困难情境当中，需要重新做这样的工作来和来电者加强关系的建立。

二、强调服务性

（一）来电者是服务对象

热线的服务性旨在强调热线工作为对方考虑，也就是说，我们所有的专业性及工作的目的，不是为了我们，而是为了对方。强调服务性，就是强调对方是我们的来访客户，是我们服务的对象，是我们服务的最终获益人。这对于让对方最终获得最大利益是非常重要的。

（二）来电者的目的是服务宗旨

我们的服务对象是来电者，也就是说我们做的所有事情是为了达成来电者的目的。来电者的目的是我们服务的宗旨。我们做热线工作不是为了实现我们自己拯救别人的愿望，也不是为了展示我们是有专业能力的人。我们做热线工作的目的是帮助对方解决他的困惑、困扰，甚至是内心的痛苦及心理危机。

（三）来电者的获益是最大利益

我们服务的宗旨是来电者能够获得最大的利益。作为援助者，来电者最终能不能获益，才是我们要考虑的事情。而有的时候，尤其是在面对困难个案的时候，我们会容易从为对方服务、让对方从中获益的立场，不小心转变到了为自己服务的立场。

比如，有的人会在拨打热线后质疑："你能帮到我吗？"有的援助者会反复被这样的质疑激怒，觉得："你既然来电话了，你怎么能不信任我呢？"来电者质疑援助者，一定是有他质疑的理由的。他可能在想：我能不能获得最好的服务？所以，在来电者质疑热线的时候，我们还能为来电者的利益服务吗？还是我们开始急于"为自己服务"了？因为我被质疑了，我感觉到被挑战了，那么，我就要证明我自己是有能力的、不容置疑的。

这时，援助者和来电者在关系上就出现了一个脆弱的点，也是一个转折点。在这个点上做得好，我们就可以继续深入地为来电者工作，做得不好，咨询关系就有可能断裂了。这种情况的处理方式是，关注来电者需要什么，了解我们能为来电者做什么，能够让来电者获得最大利益的方法又是什么。

有的来电者会问援助者："你受过良好的训练吗？"或者说："你太年轻了，你没办法帮到我。"这时，援助者的确面临巨大的挑战。可是，来电者并不是为了挑战援助者才打来电话的，他是为了寻找到更适合的，更能让他信任的人。面对这样的情景，首先，援助者可以说："我的确比较年轻。我受过很好的训练，我会尽力为您服务，并且我身边有督导帮助，支持我做好咨询服务。"其次，一定要记得还有第二点！援助者可以继续说："如果您真的觉得我年轻不合适，或者您和我谈话后，发现不能够很好地达成您的咨询目标，我可以给您推荐我们热线中更年长的志愿者，也许更适合您。您可以尝试在星期 × 的 × 点到 × 点打电话来探讨您的问题。"

总之，我们在面对对方的不信任时，要强调我们是为对方服务的，只要能让对方获得最大的利益，我们就可以动用系统里的不同资源，而不是只考虑我们自己。如果援助者心里只有自己一个人的资源，那么就是以自己为中心，而没有以对方的最大利益为中心。

三、突出系统性

热线服务要特别强调系统性。这与热线方法比较单一、达到的效果也比较有限是密切联系的。

热线咨询是咨询方法中的一个，它不能解决所有的问题，它有非常多的局限性。当然，热线工作也有着重要的作用。我们为此而努力，良好的训练和体系的保障让我们的服务不局限于服务的这一时段。

从更高的层次考虑，我们是整个社会服务体系中的一部分。因为我们和整个社会的服务体系是密切关联的，也正是因为我们处在整个体系当中，所以我们可以一起为个人、社区、社会提供全面、高质量的服务。

援助者不是一个人在作战，是和其他心理专业人员联结在一起的，心理专业也是和其他的专业联结在一起的，共同为社会、为人民服务。因此，在我们和热线的来电者建立关系时，尤其是当对方对我们的服务能力有所怀疑、质疑甚至挑战时，我们要相信，来电者有权利提出这样的质疑，并且他也是有原因的。他面临的是人生重大的应激事件，他需要好的服务。同时，我们也要知道任何一个援助者，一个人、十个人，甚至一百个人都没有办法为全社会所有人提供完善的心理服务，必须是大家集合在一起，共同地来做这件事，所以，这是一个系统性的工作。

（一）社会服务系统

热线服务是一个系统性的工作。我们在和来电者建立关系的时候，尤其要突出我们是社会服务系统中的一部分，是和社会服务系统有机地联合在一起的。心理危机援助热线的工作，需要很多人的力量才能够完成。有人提供资金，有人提供技术，有人提供人力，这是一个社会服务的系统。因此，我们在通过一条热线为来电者提供帮助时，无论有多少人质疑我们的热线服务，我们都要先接纳他们的想法，并且相信我们个人很难为他人提供完美的服务。

（二）心理服务系统

除了社会服务体系之外，心理服务的体系也是非常复杂多样的，并不是只有热线。热线是作为一个窗口和平台，而不是最重要的部分。我们的许多服务将会陆续开展，比如视频咨询服务等。在有条件的地方，我们可能还会开展面对面的咨询服务，这些不同形式的服务共同构成了心理服务系统。

不同心理流派的专业人员也会提供不同心理流派的服务。比如，认知流派、行为流派、心理动力学流派都会用不同的方式来提供服务。但是，哪一种服务都不能够完全满足所有来电者的需求。所以，我们建立整个心理服务系统的一个目的就是提供多样性的服务，而不是提供单一的服务。用单一的服务满足所有人，这是一个理想化的状态，而非现实。

（三）个人支持系统

在危机下，我们更容易体会到自己的无助、悲伤甚至是孤独。但实际上，在任何困境当中，人们在寻求支持的同时也有着自己的支持系统。来电者的个人支持系统，是我们在接电话时要在头脑中非常清晰、非常明确地勾勒出的关注资源，并且我们可以用它帮助来电者。

个人支持系统，包括个人自身的部分（身体和心理），还包括个人的家庭、工作，甚至更多的社会关系，这些都是个人资源的储存空间，我们可以在热线工作中和来电者充分探讨。这个方法也叫资源取向，个人支持系统是个人的资源。在个人的过去、现在和未来都会有很多资源以供使用。

在热线工作中，我们要特别突出系统性，这也是针对热线的方法单一这一特点提出的。方法单一，我们就更加要和来电者共同探讨整个系统的可能性，以及系统会提供怎样的资源。而系统又分为社会服务系统、心理服务系统和个人支持系统。

第三节 困难来电的关系建立方法

常见的困难来电有沉默来电、骚扰电话、无目的的来电、不愿意挂断的电话，以及非常严重的如涉及自杀的来电、应激反应中的来电等，这些对援助者来说都是非常巨大的挑战。

与困难来电的来电者建立好关系，要遵循以下原则：强调专业性、给予时间、简单重复和及时强化。

一、强调专业性：我们是受过训练的、有督导的志愿者

有些来电者会直接或间接地表达对援助者的质疑。在这种情况下，给他们时间去判断的同时，要强调我们是受过专业训练的，要介绍我们在做援助者之前接受的专门训练和督导等类似的信息。这能让来电者相信我们是专业人员，是有资质的，是和他想象中的不一样的。这也让他有机会了解我们，同时也有机会沉淀自己。在打电话的时候来电者可能是处在一些小的应激当中，也许有的人会告诉他不要打这些电话，没有什么用。有的人是在咨询的过程中，显露出他可能会在建立关系方面是有一些迟疑的。强调专业性，就是针对这些情况的方法。

二、给予时间：让来电者有时间处理

有时来电者可能表述困难。可能是因为内心的困扰；有时候是因为不知道应该如何表达自己的想法或心境；有时候是因为有许多议题想说；有时候是因为想说的议题从来没有跟别人说过；而有时候则是和环境有关，比如，可能是因为没有人陪着，他担心说完之后会过于激动、失去控制等。

对这样的困难来电，我们要耐心地给予来电者时间，目的是让他有时间稍微调整一下自己的情绪。通常，两三分钟或者三五分钟的等待是可以帮助他平静下来的。

可以对来电者说："也许您需要点时间，我愿意等着您。"通常，做几个深呼吸可以帮助来电者变得平静。所以，也可以对来电者说："如果您现在还没有准备好，您可以做一下深呼吸，调整一下自己。"或者向来电者介绍热线的设置，然后再聆听来电者的反应。

面对一些非常无聊的来电以及骚扰电话，这时不能给来电者太多的时间，而是要明确地告知热线的设置，并强调热线是提供心理服务的，有心理方面的困扰，可以利用热线。如果来电者有其他的需求，我们可以提供其他方面的相关信息。比如，来电者想了解自己患有的某种疾病的情况，我们可以为他提供权威的信息渠道。来电者希望了解就医的途径，我们可以为他推荐一些医学方面的资源。

三、简单重复：不要增加太多信息量

困难来电者常常处于复杂的心理状态中，不能够用直接的、简单的、信任的方式进行交流，其内在的信息加工过程可能也是非常复杂的。这时，太多的信息量可能增加其应激程度。而简单重复是能够帮助其冷静下来，同时帮助他对我们的专业性、服务性有充分了解的一种方式。

面对困难来电，理解他是非常重要的。我们之所以感到困难，可能是由于他处于某种困难当中，而我们并不清楚他的困难是什么。一种简单的办法就是邀请他去聊自己的困难。

我们可以尝试用共情的方式来帮助他开启有关自己困难的谈话。可以说："我注意到您没有讲和心情相关的事情。我猜想，会不会是您有一些困难，很不好讲？但您愿意讲的话，我愿意在这里听。"通过尝试性地对来电者内在困扰进行解读，与其建立心理联结，让其有机会思考。这种方法能够促进来电者对我们的信任。其中，非常重要的是语言不要急促，而要缓慢。因为困难来电者实际上是处在内在信息复杂和外在刺激过度的双重压力之下的，而缓慢的语气能够减少信息量对其的冲击，同时也具有一定的放松效果。

我们还可以提供一些非常简单的练习。有的来电者情绪非常激动，甚至是呼吸急促或者哭得很厉害。这种时候也不适合立刻给予特别多的信息反馈，可以用一些非常简单的方法去应对。比如这样说："您现在在哪里？我听到您呼吸很重，能不能找一个地方坐下来，让自己舒服一点？"如果来电者说："我坐下来了，感觉好多了。"也可以说："您先喝一点水，平静一下。"坐下来、喝点水都是非常简单的任务，也没有增加外界的信息量，同时这会让来电者从身体上立刻感觉到舒适，应激的状态也会得到缓解。接下来，可以让来电者做简单的呼吸放松。如果时间充裕，可以做渐进式的放松或者是想象的放松。如果时间较短，就采用最简单的方法，即 3～4 次的腹式呼吸。

这些简单的练习可以帮助来电者较快地进入比较放松的状态。甚至有些情况下，我们还可以做得更少。比如，有些来电者语调非常悲伤，或者一张口就哭了。我们可以告诉他："我听到您在哭，我想可能您哭一会儿就好了。您可以哭两分钟，我会等着你，陪伴着您。"采用这些方法时，一方面来电者的身体信息会提供给他放松的良好反馈，另一方面来电者也会从简单的、重复的、支持性的语言当中建立起对热线的信任。

在应用简单重复这条原则时，非常重要的是援助者要关注来电者的状态，而不是只做专业知识的传达。面对困难来电，我们常常觉得是自己遇到了挑战。这造成的后果通常是我们会试图用更多的语言，说更多的信息量的话，去解决困难。而困难来电的来电者本身的状态恰恰是不适合接收更大量信息的，因为其通常是处在高水平的应激状态当中的。这时，我们不能够快速地开展深入的心理咨询服务，而是要在关系层面做简单的重复，这才是有效的工作方式。

简单重复，并不仅仅在咨询的开始阶段要做，而是要贯穿整个咨询过程。因为困难来电的来电者面对的困难，一定不是一个咨询电话就可以解决的，而需考虑整个咨询当中的背景。比如，他处在一个亲人被分离的状态中；或者来电者是一个孩子，他的父母不在身边，亲戚或者朋友偶尔过来照顾他，在这一段时间里他的生活极其不确定。这个困难不是在打电话过程当中就能立刻得到解决的。在类似的情况下，能够提供的服务是在一个专业又陌生的关系里，让来电者得到一些简单的、重复的、确定的信息。这是给来电者在充满变化和危机的生活里一个确定性的回应。我们不能提供太多的保障，但我们可以在有限的时间里，通过简单的重复帮助来电者更快地获得确定感，虽然很小，但它是确定的。

在危机中的个人、家庭和社会都可能处于应激状态当中，不确定感是无处不在的。而确定感，哪怕只是一点点的确定感，都是弥足珍贵的。在热线咨询的过程当中，隔一段时间就说："我会在这里陪你""我还有几分钟会和你谈话""下次如果你愿意打电话，我还会在这里和你交流"等等。这些话都没有深入地挖掘问题，但符合简单重复的原则，就会使来电者更容易在应激的状态下接受，并且印刻在心里，从而迅速地建立信任的关系。

特别要强调的是，在危机下，心理热线能够提供的最重要的服务其实是信任的关系，而不是深入的探讨。

四、及时强化：发现能力和资源

与困难来电建立关系时，贯穿咨询始终的另一原则是积极强化。这意味着从援助者拿起电话的那一刻起，就要一直带着及时强化的状态去工作。

来电者是带着痛苦、带着问题，甚至是带着危机打来电话的，但同时他也一定是有能力和资源的。援助者从最开始就要充分地意识到这一点，并且从始至终都要强调这一点。

比如说，一个人打来电话时，很悲伤或者很焦虑。我们觉察到了他强烈的情绪，可以说："我注意到您很紧张、很焦虑，您现在一定状况很不好，或者是压力很大。同时我也想问一下，您是怎么决定打我们热线的呢？"这句话就是一种隐含的及时强化，因为一个有困难的人，他自己处在痛苦当中，同时他又在寻求外界的资源。寻求资源是一种重要的能力。

建立关系有两个方面：一方面是看到和认同来电者的痛苦，和其一起面对痛苦；另一方面是发现来电者的能力和资源。心理治疗效果研究中，有明确证据表明这两个方面一起工作才有效。也就是说，发现对方的资源要从咨询的第一刻开始强化，而不能仅仅停留在援助者的意识里，等到咨询快结束的时候，再一起告诉来电者。

强化来电者的资源，提供对来电者能力和资源的反馈，是从咨询开始就使用的一个技术。只有及时的强化，才能保障整个咨询是有效的。

关注来电者的痛苦和及时强化其资源，是建立咨询关系中非常重要的两个方面。我们要非常仔细地倾听，并训练自己两方面工作或者双核加工的能力。作为热线的咨询师，一只耳朵要听来电者的痛苦和烦恼，另一只耳朵要听来电者是怎样去面对痛苦的，有什么样的能力去应对痛苦，在应对痛苦当中运用了哪些内在和外在的资源，并在发现资源后，见缝插针，就地强化。最重要的是一定要用语言表达出来。

在整个热线咨询中，每隔几分钟就要有一次类似"我注意到您的痛苦，同时我也发现您有一种能力"语言的强调。有些时候，援助者会认为来电者某项能力看起来很小，比如，只是打了一个电话。于是，志愿者就会想：这么小的事情值得说吗？答案肯定是值得的。

研究表明，强化来电者的能力（不分大小）非常有效，能够使其提升自我效能感。可能有的援助者会说："当我夸来电者的时候，来电者会说'不是这样的，我没有这个能力'，这让我感觉很尴尬。"的确，是会有这样的情况。因此，及时强化时，请一定注意语言的表达方式。

不要用过于肯定的语言进行表达，如："您是一个很有能力的人。"一方面，通过 50 分钟的电话谈话，援助者很难得出一个客观的评价；另一方面，用过于肯定的语言，常常容易被否定。因此，我们可以采用主观的表达方式，如："我注意到您在哭的时候尽力地克制自己，您把事情讲得很清楚。"另一种是主观的比较，如："我和其他人交流时发现，很多人哭的时候会停下来，而您在哭的时候，您还能继续表达。"这些都来自援助者的经验。

这对来电者来讲，是一种及时的正面的反馈：一个专业人员发现他具有在悲伤的时候也能清晰表达自己的能力，他就被注意了。及时强化能力和资源，用的是此时此刻援助者和来电者共同创造的时空里发生的事情。

通常，可以强化的能力和资源有：

第一，来电者能够找到我们的电话，这是一种能力。

第二，来电者能够表述自己的痛苦，这也是一种能力。

第三，来电者能够相信热线的志愿者，在看不见对方的情况下倾诉，这是一种信任的能力。

第四，当来电者质疑我们的时候，来电者具有质疑的能力。一个人具有质疑的能力是非常重要的，这说明他尝试去识别，努力去发现更好的资源。这会在未来的生活里帮助其规避危险。

以上四点，都可以在咨询过程中一直使用，以及时强化来电者。特别是对于情绪非常脆弱、自我效能感很低或人际关系中感觉孤独的来电者，及时强化其能力和资源，并用清晰的语言表达出来，对咨询的效果有即刻且明显的积极作用。

和困难个案工作的时候，要注意建立关系不是一蹴而就的。不要想象已经和来电者建立好关系了，在后续的工作中来电者就会相信我们的话，能够和我们配合得很好。建立关系，在所有的咨询工作当中都是最基础的和需要强化的。在心理热线的工作当中，更是如此。在危机下，来电者处在非常焦虑的状态，更需要不断地重复加固建立关系的技术，以确定关系是牢固的，沟通的桥梁是畅通的。这是重中之重。

建立良好的咨询关系，要注意以下几点：

第一，要强调专业化。在热线工作之外，我们接受专业化的培训和督导。在热线工作当中，我们呈现自己的专业伦理训练，呈现我们规范化的咨询设置，呈现我们服务为本的服务理念和技术。

第二，在热线当中，尤其是在危机下，我们的咨询需要用简单化的语言、简单化的技术给来电者更多的空间，从而避免来电者接受更多的信息，处于更复杂的应激状态下。

第三，服务性。针对不同类型的来电者，我们采取不同的方式来为其服务，以保证其最大利益。服务性是热线服务的宗旨。

第四，在整个工作当中，系统性是我们要重点强调的。战胜危机靠的是系统工程。我们在短短的 50 分钟咨询当中，也要靠所有人共同的努力才能够完成高水平、高质量的服务。专业化、简单化、服务性、系统性，是热线服务当中建立关系的基本要素。

参考文献

弗利斯泽尔，安德雷亚斯 .，& 史汶，瑞纳 .（2019）.系统式心理治疗工作手册（吕文瑞，任洁等　译）.上海：华东师范大学出版社 .

施利佩，阿里斯特 . 冯 .，& 施魏策，约亨 .（2018）.系统治疗与咨询教科书（史靖宇，赵旭东，盛晓春　译）.北京：商务印书馆 .

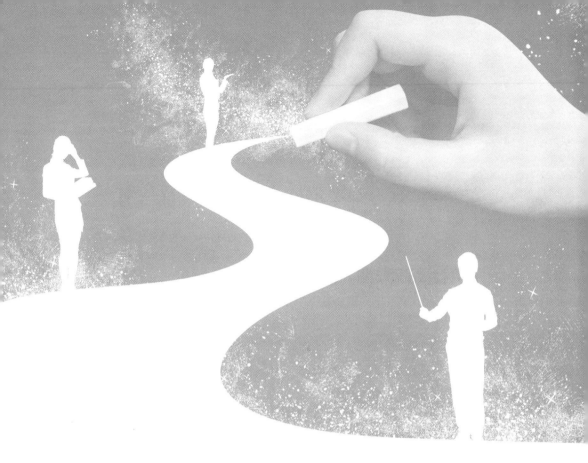

第七章

心理援助热线咨询中的基本技术

本章主要介绍心理援助热线咨询中的基本技术，包括心理热线咨询的特点及应对、热线咨询基本技术之焦点解决短期治疗（SFBT）、热线咨询基本技术之BASK模型。最后，介绍一种实用的咨询流程：焦点解决短期治疗—BASK模型—反馈模式。

第一节　心理热线咨询的特点及应对

一、来电者高应激性，为其提供心理支持

由于热线咨询不需要预约，许多来电者可能处于高应激状态，我们的日常工作面临着很多的不确定性。在这样的状态下，复杂的心理咨询并不适合，提供充分的心理支持则更为恰当。因此，本章介绍的热线技术主要是支持部分，而没有关于深入开展工作的部分，也就是说，本章没有对于矛盾心理的深入理解，没有对于行为问题的校正，没有对于个性成长的聚焦。这样的工作重点是与热线的特点紧密相连的。

二、热线功能局限性，小心推动心理发展

心理援助热线的功能是非常有限的。援助者和来电者只能通过言语进行沟通，看不到彼此的表情和肢体动作。所以，信任感和确认感的建立渠道相对单一。在这种情况下，如果我们想要工作有太大的推动，让一个人更快地发展，一般来说是会有风险的，成功的可能性也比较小。在热线咨询当中，援助者可以做推动心理发展的工作，但是要非常小心，而且要小步走，不能大步前进，否则风险还是很大的。

三、来电者高期待性，与其商讨合理目标

热线电话，因为双方不见面，所以局限性很大。通常相对于面对面的咨询，热线是更容易获得的心理资源。来电者常常会对热线有非常高的期待，把对于面对面的咨询甚至是对于医学处理的高期待转移到热线上。这个时候要做的，不是勉为其难地去满足来电者的高期待，而是与来电者商讨在有限的时间里通

过热线咨询这样的手段能够达到的合理目标。

四、援助者高期待性，及时邀请反馈效果

心理热线的志愿者，有一部分是心理咨询师，经常做面对面的咨询工作，因此，往往会对热线有比较高的期待。还有一部分则是长期从事热线工作的人员，不过平时接线量可能没有热线期间大，所以也容易对自己的工作充满高期待，希望能够帮助更多的人。然而，我们志愿者不能因为自己有很高的期待，就使得咨询进入快速地追求高目标的状态里，而要以来电者为最主要的服务对象，关注到底怎样的服务能够让来电者满意。及时邀请来电者反馈咨询效果，能够降低志愿者的高期待，最终才能帮助来电者实现其咨询目标。

五、重要提醒：不做矫正性咨询

在热线咨询中，有的援助者已经受过比较多的专业训练，而有的来电者可能也会强烈地要求做矫正性咨询。比如说，来电者认为自己处理不好和孩子的关系，想要一套完全不一样的教育方法来帮助自己，或者是来电者苦恼于自己每天玩网络游戏的时间太长，希望戒断网络游戏。这样的目标都太大了。在热线咨询，尤其是一次性的热线咨询中，这样的目标是达不到的。而援助者和来电者都有可能不自觉地进入矫正性咨询的领域中，那就需要援助者能够提醒来电者，也提醒自己，如果走到矫正性咨询的边缘，要记得回到一般性、支持性的工作中。

哪些是一般性、支持性工作呢？哪些又是矫正性工作呢？简单地说，矫正性工作包括消除或矫正某种行为，或者控制某种行为习惯，或者减少自己的某种反应等等。这些都是在热线咨询里不能做的。一般性、支持性工作包括获得稳定感、给予支持、强化资源和丰富方法。帮助来电者获得稳定感或确定感，是对原来的状态进行巩固。给予支持，是对原来有力量的部分和与人有联结的部分进行加强。强化资源，在来电者已有的资源中工作，尤其是发现其资源和力量，并进行强调或重点反馈。丰富方法，不消除原来的方法，而是把原有的应对方法保留，再增加一些不同的方法，新方法和原有的方法彼此并不冲突。

第二节　热线咨询基本技术之焦点解决短期治疗

焦点解决短期治疗，简称 SFBT。主要提出者是史蒂夫·德·沙泽尔（Steve de Shazer）和妻子因苏·金·博格（Insoo Kim Berg）。许多书对此做了详细的介绍，例如《超越奇迹：焦点解决短期治疗》。本节将介绍其框架，以帮助援助者更清晰、简洁、快速、有效地工作。

一、焦点解决短期治疗工作流程

焦点解决短期治疗的工作流程，至少有 3 个部分是比较清晰地界定出来的，依次为探索问题、确定目标和建立解决方案。

（一）探索问题

来电者可能因为遇到人生中的问题而进行热线咨询，援助者要去探讨其问题时，要关注两个方面：一方面是问题是什么，它是怎样呈现的。这包括问题从什么时候开始，这个问题产生、发展的原因及影响因素等等。另一方面是来电者是怎样应对的，也就是说，我们并不是等到对问题了解透彻之后才去关注问题的解决方案。焦点解决短期治疗有一个基本信念，即人们遇到问题的时候，首先感觉到痛苦、麻烦、纠结，甚至是挫败和无助等情绪，也可能会有一些不愉快的情感反应，之后还会有一些行为，比如说看电视剧等。在这里其实他就已经在应对自己的问题了。因此，在热线工作中，要同时关注问题本身和问题的应对。

（二）确定目标

在很多的咨询当中，援助者是越过确定目标的工作的。焦点解决短期治疗之所以是一个短期又有效的方法，一个非常重要的原因就在于其非常重视确定目标的工作。有的援助者可能会有一个疑问：来电者已经说了他很痛苦，为什么还要谈目标呢？在这里特别强调的是，确定目标里的"目标"不等于"问题"，或者说，来电者的"目标"不等于要"消除问题"，这都是我们自己的想象。

来电者到底有什么目标？其实我们并不知道，这是需要探讨的。比如，来电者说："我现在生病了，我非常痛苦。"有时可能我们听到这句话后，会认为来电者的目标是想立刻病好或者是消除生病带来的痛苦。这是有可能的，但是也有其他的可能。也许来电者知道自己无法立刻病好，但就是想知道在生病的时候，用什么方法能够让自己睡得好一点。这个目标和立刻病好是不一样的。到底能够达成什么样的目标是要来电者提供的。忽略确定目标的工作，很可能使咨询方向在咨询师认为自己知道咨询方向和来电者以为咨询师了解自己方向的情况下，滑向一个和来电者期待的目标不一致的地方。在焦点解决短期治疗中，要明确地询问来电者"你来咨询的目的是什么？""你想达到什么目标？"。

确定目标不是来电者一方的事情，而是来电者和援助者共同参与的工作。来电者提供的目标可能具有现实的可行性，也可能不具有现实的可行性。比如，来电者说："我最近特别焦虑，我希望能够通过热线咨询变得一点都不焦虑。"像这样的目标是无法实现的，这时需要援助者提供具有现实的可行性的目标。也许需要通过一个回合的对话，也许需要 3~5 个回合的对话，甚至需要更多回合的对话或者更长时间的对话去探讨。有可能来电者提出的目标，援助者觉得很难实现，然后请其再提一个目标，之后，援助者再告诉来电者这个目标有可能实现，但是还是要降低一点。通过这样反反复复地探讨，最后达成一个可能实现的咨询目标。

（三）建立解决方案

在新手咨询师中，最常见的是来电者表述问题和表达痛苦，咨询师就给出解决方案。在焦点解决短期治疗中，建立解决方案并不是这样的，而是更强调来电者自己有解决问题的能力和资源。探讨解决方案的时候，首先要了解来电者已经有了解决的方案。在探索问题阶段，关注来电者关于问题的应对时，已经是在做这方面的工作了。我们的工作需要先探讨来电者已经有的解决方案，这样可以帮助来电者回溯自己从遇到问题开始到目前为止曾经做过哪些努力，有过哪些应对解决的方法。如果来电者没有特别清晰的想法，可以回到探索问题阶段，关注来电者已经采用过的应对方式，并进行提示。比如，"我注意到当您感到非常郁闷的时候，您开始用手机看电视剧，是不是看电视剧对您来说是可以缓解情绪的一种方法"，或者"我注意到您一听到自己要被安排出差，您就立刻给自己的妈妈打了电话，给妈妈打电话会让您感觉好一点吗？"。这些都是在关注解决方法。

值得注意的是，来电者已有的解决方案中，有来电者自己认为有效的，也有其尝试过无效的。比如，来电者说："我一知道自己驾照考试没过，就给我妈妈打电话，结果我妈妈不仅没有安慰我，还批评了我一通，认为我不应该驾考的时候犯简单的错误，那么不小心。"听起来，对于来电者来说，这似乎是一个无效的解决方法，但不要那么轻易地否定它。虽然有可能这个方法本身是完全不管用的，但也有可能用不同的方法和不同的角度进行尝试，它就会变成有用的方式了。比如，问"怎么样和您妈妈说，也许您妈妈就能帮到您？"就有可能开启新的解决方案。

除了来电者已有的解决方案之外，援助者还可以提供一些解决方案。提供的方案可以是援助者在工作中以往个案用到的。比如："我听说有一个多次考驾照没过的人用的方法是和其他没过的人建了一个微信群，然后他们每天在一起互相交流，这样后期就感觉到自己的压力减轻了。"这就是援助者提供的一个解决方案，但不是个人想出来的，而是在临床工作中接触到的经验。如果援助者个人有一些解决方法也可以加进去。不过，切记少用咨询师个人的解决方案。因为在咨询中聚焦来电者才是更重要的，而把焦点引向援助者很可能会浪费时间，所以要特别小心。

把已有的解决方案和可能的解决方案放在一起，和来电者探讨出新的解决方案，或者在已有的解决方案中得到新的想法，这样可能会帮助来电者推进问题的解决。

二、示例说明焦点解决短期治疗工作流程

下面用一个例子来说明焦点解决短期治疗（SFBT）的工作流程。

假设有一位来电者被临时安排出差了，非常焦虑，同时也非常愤怒。在探索问题阶段，首先要了解问题是怎样的，也就是请来电者描述自己是什么时候知道的，又是怎样理解的，来电者焦虑的主要来源是什么，来电者对谁感到愤怒，等等。同时，关注来电者是怎样应对的。这位来电者说："我知道自己被安排出差之后，给家人打了电话，我的家人安慰我说'家里的事情我们其他人

可以帮你做好，你就好好专心工作。'另外，我也去找好朋友倾诉了。"请注意，在此阶段是同时注意问题呈现和问题应对两个方面的。

在确定目标阶段，来电者说："一想到我被临时安排出差，我就很郁闷，为什么是我呢？为什么不是和我一起的其他同事呢？这让我非常愤怒，非常不舒服。所以，我的目标是，我不要愤怒，我要平静。"然后，援助者提供具有现实可行性的目标，要非常清晰地告诉来电者一次的热线咨询是不能够消除愤怒的，但可以帮助他减少愤怒。最初，来电者听到这样的说法，可能会很失望。这时，可以使用关系建立的一些技术（关系建立内容请看第六章），那么来电者可能说："我现在理解了，我知道你们是非常专业的。"通过来电者和援助者反复协商，最后达成的咨询目标是，通过热线咨询尝试把愤怒值从原来的9分降到7分。达到这样的效果，来电者会认为此次咨询是对自己有帮助的。

在解决方案阶段，已有的解决方案是来电者给自己的父亲和好友打电话。这起到了一定的作用，但是，来电者的愤怒情绪没有减轻，甚至因为和爸爸的通话产生了更多的愤怒情绪，因为来电者觉得爸爸好像在责怪他。可能有用的解决方案是健身，但是来电者非常不愿意谈这个。他说："谈这些没有用，因为现在我不能健身，没带健身设备。"看似可能有用的解决方案虽然没能实现，但是经过一些调整，是可能实现的。也许是其购买了便于随身携带的健身设备，还可以是其选择了有健身房的酒店。

以上咨询举例示范，用的是SFBT工作流程。第一步是探索问题，第二步是确定目标，第三步是建立解决方案。

三、咨询目标

强调咨询目标，是因为许多援助者特别关注这部分，很多培训却没有这一部分的内容。接下来将介绍热线咨询目标。

（一）咨询目标的要素

咨询目标的第一个要素就是小。尤其是像热线这样时间短、方法单一的咨询，大的咨询目标是很难实现的。这就像在波涛汹涌的大海，在小船上站稳已经不易，更何况做穿针引线或者手术这样的精细工作？这几乎是不可能的。

热线咨询的目标有多小呢？比如，在刚才的例子中，愤怒值从 0 ～ 10 分计算，来电者的愤怒值是 9 分。这时，完全消除愤怒是不可能的。可能实现的目标是降低 1 ～ 3 分的愤怒值。如果援助者非常有经验，才可能做到降低 3 ～ 4 分的愤怒值。长期的咨询也许降得更多，而一次性的咨询能够得到一定的缓解，就已经非常好了。所以，和来电者确定的目标，要小且可实现。

第二个要素是精确。精确才容易测量和操作。为了做到精确，在目标确定的时候，可以邀请来电者对目前的状态和目标的状态评分。比如，"如果非常愤怒是 10 分，完全不愤怒是 0 分，那么，您现在的愤怒是几分？""如果在这次的咨询中达成了目标，那么，会降低到几分或者降低几分？"。

第三个要素是可测量且可操作。目标需要是可测量的，否则只凭感觉是很难达到效果的。而且，即便达到效果，也会觉得模糊和可信度不够，使得热线咨询的效果打折扣。因此，来电者需要一把尺子，让其可以在尺子上打分；或者来电者有一个记录表，可以进行记录。比如，来电者说："我希望每天多做一些不同的事情。"如果让这个目标变得可测量，可以定为"每天做两件不同的事情"。"两件事情"是可以在记录表上记录下来的，即可操作。"两"作为数量是可测量的，这样的目标才是一个好目标。

（二）咨询目标的具体示例

为了更好地说明什么样的咨询目标是好的目标，请看下面的两个示例。

"我要和爸爸谈一次得病的事情"比"我要更理性地面对疾病"，是一个更好的咨询目标。"谈一次"，从数量上来看是小的目标，从难度上来看是可以实现的目标。要做的事情是谈话，谈话对象是爸爸，谈话内容是得病的事情，谈话次数是一次，所以它也是精确的。同时，"谈一次"是可以操作的。对于"更理性"和"面对"，每个人的定义和理解可能是非常不一样的。这样的目标难以操作和测量，也不精确。

另外，注意不要用否定式的表达。热线咨询中，来电者可能会说"我不要情绪那么紧张"，这句话是一种生活中常见的语言，但是在咨询中它不是好的咨询目标。因为它是一个否定式的表达，通过这句话，我们知道了来电者不要什么，可并不知道来电者到底要什么。这就像一个人去商店说"我不要买水"，这时，店主并不知道他是要买盐，还是买苹果，还是买其他东西，其目标是不能够确定的。因此，需要改成肯定的表达，即"我要……"，同时考虑到咨询目标的三个要素，可以改成"我要把紧张的情绪从 8 分减少到 6 分"，这就是一个好的咨询目标。

第三节　热线咨询基本技术之 BASK 模型

一、BASK 模型介绍

BASK 模型由布劳恩（Braun）提出，他认为人的记忆或体验中有四个部分：行为（Behavior）、情感（Affects）、感知觉（Sensory perception）、认知（Kognitions，即德文"认识"一词），也就是说，可以从这四个方面来了解和探索一个人的心理状况。

行为（Behavior）是能够看得见的个体的动作或行动。行为能够体现其心理状态。例如，一个人跑得特别匆忙和慢慢地走，就体现了其不同的心理状态。

情感（Affects），每个人的情绪情感体验是不一样的。了解一个人的情绪情感状态是了解其心理世界的一种最重要方法。

感知觉（Sensory perception）在我们生活中是普遍的，尤其是在我们中国传统文化中比较常用，却也是容易被忽视的。我们有各种各样的感知觉，其中听觉、视觉是最常见的，还有触觉、嗅觉、运动觉以及痛觉，等等。这些感知觉能帮助人们体会心理的状态，比如，很少有人说"我是焦虑的"，而是在焦虑的时候说"我现在头痛"或者"我偏头痛"，这也代表了身心状况的一个特点——更容易从具体的感知觉来反映。

认知（Kognitions）即认识或想法。我们每时每刻都有无数的想法产生，我们对世界、对他人、对自己都会有很多的看法。

行为、情感、感知觉以及认知是我们了解一个人内心世界四个重要的维度。如果我们从这四个维度进行探索，更能了解一个人的心理世界。

二、BASK 模型的功能

BASK 模型在热线工作中有两个功能：探索和评估。

（一）探索

1. 结构化探索

探索问题时，有时采用的方法是跟随来电者的节奏比较随意地谈，来电者谈到哪里就到哪里。不过，有时来电者可能处在应激或非常焦虑的状态，其思路不清晰，这时，可以使用结构化探索的方式进行工作。而 BASK 模型就是可以用来进行结构化探索的一个工具。我们可以把它拿在手上，然后跟来电者说："我想先问一下您最近的行为有什么表现或者生活习惯有什么变化？比如说，您在家里每天有运动吗？您会做些什么？"探讨行为层面可以帮助援助者了解来电者当前的心理状况。"那么，接下来我想再问问您的感受是怎么样的？情绪是怎么样的？有烦躁吗？有害怕吗？"接下来再谈身体感觉："请问您身体上有哪些地方感觉到变化呢？有不舒服或者紧张吗？哪儿的肌肉有酸痛感？"

2. 可视化探索

在上述过程中，来电者很可能会提供大量的信息，这些信息可能会以一种繁杂的方式来呈现。来电者熟悉自己的生活，所以他可能知道这些线索之间的关系，但是援助者在短时间内听到繁杂的线索可能会失去方向。用 BASK 表格能够将获得的信息可视化，帮助我们把握方向。

3. 聚焦化探索

BASK 模型在聚焦探索来电者内心某个部分能起到重要作用。比如，援助者觉得来电者在行为上有一些强迫倾向，更想探索其行为部分。这时，用 BASK 模型可以更容易使咨询聚焦在行为上，而且使得援助者也更容易发现来电者偏离了聚焦的部分并适时将其拉回。BASK 模型有点像航海中的指南针、罗盘，可以帮助我们更好地探索问题。

（二）评估

BASK 模型另一个重要的功能是评估。

1. 结构化评估

在一次咨询流程中，通过 BASK 模型可以快速简单地评估来电者的心理状态或功能。我们可以逐一评估来电者的行为、情感、感知觉以及认知这四个方面。比如，来电者现在的状况和从前相比如何？和其他人相比如何？这就是结构化评估。

2. 可视化评估

将 BASK 模型做成表格，表格左侧是 BASK 分类，右侧其实可以用不同的内容帮助我们记录想要达到的探索目的（见表 7-1）。当我们去探索的时候，我们可以问来电者："您现在的行为是怎么样的？"来电者可能说："我生病了，现在已经住院 5 天了，每天待在医院除了配合治疗，就是躺在床上，只是偶尔起来，可是很无聊，也很焦虑，还会重新回到床上。"这就是探索行为层面的状态。我们可以接着问："您期待的状况是什么呢？"来电者可能会说："我期待的是我每天跟着电视或者短视频至少能够做两次身体锻炼。"这就变成了一个比较容易看清其期待状态的探索。这里，我们停留在行为维度，并做了更深入的探索。而且，我们还可以将它们更具体化一些，例如，可以邀请来电者进行打分。"假如良好的行为是 10 分，最低是 0 分，您觉得你现在是几分？"他可能会说："我现在每天躺在床上也就只有 1 分。"那么，我们可以问："您期待的分数呢？"他说："我当然不期待可以达到 10 分了，但我觉得至少可以达到 5 分。"这是借用了 BASK 模型对来电者行为层面的目标进行的探索。同样，BASK 模型中的其他几个维度也可以用这样的方法来做。

表 7-1　BASK 表格

BASK 分类	现在的状况	期待的状况	现在的分数	期待的分数
B 行为				
A 情感				
S 感知觉				
K 认知				

3. 聚焦化评估

第一，根据咨询时间长短选择要探索的维度。热线咨询时间非常有限，而且可能在有些咨询中电话会断掉，所以我们很难完全做到所有维度都探索到。

因此，我们要考虑咨询时间，比如，30 分钟的咨询，我们可能主要探讨对方的情绪和想法。那么，可以跟来电者谈："我们时间有限，这次主要谈谈您的情绪以及这些情绪背后的想法是什么。"第二，探索的时候可以根据来电者的个人特点来进行选择，比如："我注意到和您谈话的时候，您比较多地谈到您的身体，所以我想多问问您的感受是怎么样的？"这样，我们就可以在感知觉方面问得多一点，如视觉、听觉、运动觉等。第三，探索的时候也可以根据评估结果去进行选择。"我通过前面的谈话评估，发现您现在比较焦虑，我想多问一下您的情绪和您的想法。"因此，这些探索可以结合时间、人的特点和咨询进程的状况，选择使用 BASK 模型里的不同维度。

第四节　咨询流程：焦点解决短期治疗—BASK 模型—反馈

一、添加反馈环节

（一）反馈环节的必要性

咨询过程中是需要反馈的，而且反馈不仅仅发生在咨询将要结束的时候，通常 5 ～ 10 分钟就要进行一次反馈。请来电者反馈哪些目标达到了，哪些目标没有达到，哪些方法促进了咨询目标的达成，哪些方法没有起到促进作用，哪些方法阻碍了目标的达成。如果还有时间或者有下次咨询，那么，在后续的工作中，可以就达成目标的方向做更多的努力，对于没有达成的目标则可以停下来讨论原因和可以做的调整。在方法上，有效的方法可以继续使用，无效的方法可以舍弃或改进。有效时我们可以继续推进，无效时我们需要停下来，这样才能够保证我们的咨询效率。

（二）反馈需要注意的要点

邀请反馈时，特别要注意的是：询问来电者"您在咨询中的收获是什么？

对您的帮助是什么？哪些会让您有好的感受？您有了什么新的想法？"即邀请反馈获益。然后是邀请来电者反馈"您希望后续解决什么问题？"特别提醒：不要询问来电者"您希望后续解决什么问题？今天的咨询怎么样？我们的咨询做得好吗？您满意吗？"，更不要问的是"您觉得别的咨询师哪里做得好，我哪里做得不好？"。有的咨询师说："我的愿望是来电者提出哪里做得好和哪里做得不好，这能够帮我将来做得更好。"这个想法是好的，但是这个问题是为咨询师服务的。咨询师做得如何是由督导师来承担责任的。在咨询中要为来电者提供服务。另外，它还有很复杂的动力关系，在这里就不再展开了。只是，千万记住要问来电者"您在咨询中有哪些变化？"，不要问"您觉得咨询怎么样？"，这是特别要强调的。

二、焦点解决短期治疗、反馈环节与 BASK 模型的结合

焦点解决短期治疗的三个阶段——探索问题、确定目标、建立解决方案，以及添加的反馈环节，均可以使用 BASK 模型进行工作。下面，以上文提及的想降低因被临时安排出差而产生愤怒的来电者为例，来展示整个流程。

在探索问题阶段，了解来电者的情绪状态和行为表现，即在 BASK 模型中的"B 行为"和"A 情感"上工作。在确定目标阶段，咨询目标定为"将愤怒的情绪从 9 分降到 7 分"，即在 BASK 模型中"A 情感"上工作。在建立解决方案阶段，探讨了用什么样的行为帮助来电者降低愤怒的情绪，即在 BASK 模型中的"B 行为"和"A 情感"上工作。在反馈阶段，同样是在 BASK 模型中的"B 行为"和"A 情感"上工作，即反馈情感和反馈行为。反馈情感，在实际的咨询中，来电者可能会说："我的愤怒值已经从 9 分降低到了 6 分，比预期的目标要好。"对于反馈行为，在热线咨询中，我们观察不到来电者的行为变化，不过我们可以听到来电者的行动方案。比如，来电者可能说："咨询结束后，我会去健身来帮助自己缓解愤怒的情绪。"

以上是焦点解决短期治疗、反馈环节与 BASK 模型相结合的整个咨询流程。

三、提醒：使用技术的四个重要前提

要特别提醒的是技术的使用有四个重要前提。不要急于使用技术，只有把四个前提工作做好之后，才可以开展技术的使用。这四个重要前提是热线咨询要遵守伦理、维护设置、重视关系和持续评估。这四个方面的工作全部做好后，我们才有可能帮助到来电者。本章提到的技术一定要结合这些重要的前提来使用。

基本技术要点小结

在热线这样一种比较局限的工作方式中，怎样工作才更有效？更有效地工作是在遵守伦理、维护设置、重视关系以及持续评估这四个前提下，掌握一些基本技术。

第一，流程化。我们的援助技术，如果能够有一个清晰的流程，不仅能够帮助我们更好地工作，也使得来电者能够更好地和我们配合。

第二，结构化。因为心理的复杂性、情况的多变性，以及海量的信息涌来，我们和来电者共同面临着信息量大，很可能会迷失方向并产生非常混乱的感觉。一个结构化的工具是可以帮助我们探索得更清楚的，我们得到的解决方案也就更清晰。

第三，聚焦化。我们在短时间内很难完成所有的期待目标。怎样在众多的目标中选取一个有可能实现的是非常重要的，因此我们的工作需要聚焦化。本章介绍的工具和技术，能够帮助援助者更聚焦于解决问题。

第四，定量化。想要咨询快速而有效，需要确定好的咨询目标。好的目标是能够定量的。这让我们在评估的时候，能够更快地了解咨询是否有效。

总的来说，本章的内容是心理热线咨询工作的基本技术，即在焦点解决短期治疗的流程下，用 BASK 模型来聚焦化地工作，最后产生定量的咨询效果。

参考文献

弗利斯泽尔，安德雷亚斯 .，＆史汶，瑞纳 .（2019）.系统式心理治疗工作手册（吕文瑞，任洁等 译）.上海：华东师范大学出版社 .

沙泽尔，史蒂夫 .德 .，＆多兰，伊冯 .（2015）.*超越奇迹：焦点解决短期治疗*（雷秀雅，刘愫，杨振 译）.重庆：重庆大学出版社 .

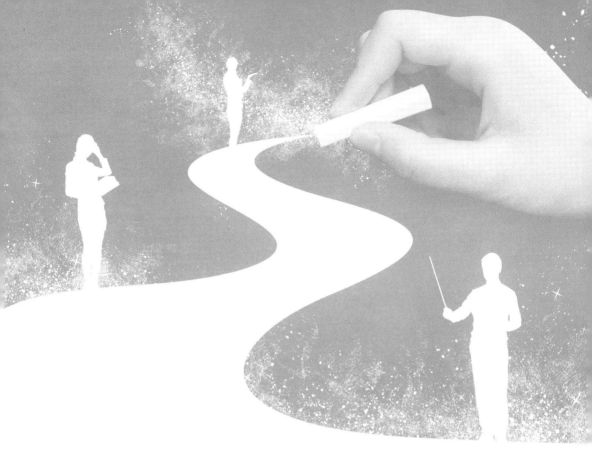

第八章

心理热线咨询技术及来电者临床心理评估

本章的主要内容包括心理热线咨询的各种技术以及心理热线来电者的临床评估。对于援助者而言，识别来电者的症状与问题，有针对性地提供心理帮助非常重要，也是基本功。

第一节　心理热线的咨询技术

对热线咨询工作来说，有积极作用的因素通常有三个：态度、知识和技巧。哪个因素更为重要呢？可能不同的人有不同的答案，有人认为都重要，有人认为技巧更重要，有人认为态度更重要。

探索这个问题时，我们可以做一个设想：我自己是一位热线的来电者，我在自己的人生里遭遇某个特别的坎儿，内心被许多难受的情绪充满，想通过热线来倾诉和整理，这时我对电话另一端的援助者会有什么期待呢？当我试着这样设想时，我希望有一个人能够认真地倾听，能够没有评判地接纳我，认可我是独立的个体，理解我的想法和感受；希望他能够给予我一定的专业指导，帮助我慢慢找到解决问题的方法；也希望他能够帮助我看到希望，等等。因此，对于上述问题，我的回答可能是这三方面都重要，但其中**态度**更为关键。实际上，我们心理热线技术的培训本身就包含态度、知识和技巧三个方面。

一、心理热线咨询中的态度

（一）态度是如何传递的

态度是指个体对事情的反应，它通常体现在个体的信念、感觉或行为倾向中，并且常常通过行为展现给他人。社会心理学家发现，相比人们用言语外显表达出的态度，人们的非言语信息常常更能反映一个人对某一事情的真实态度（Mayers，2006）。

在心理咨询工作中，我们的态度可能通过什么样的行为传递出去呢？在面对面的咨询中，除了言语之外，还有可能通过面部表情、眼神、姿势、身体语言、语音和语调等非言语信息传递我们的态度。而在热线咨询中，因为信息传递的渠道更为有限，除言语内容外，非言语信息主要集中在语音和语调上。因此，对于援助者来说，关注自己语音和语调里所携带的信息就比较重要了。

　　而我们援助者的语音和语调可能更多地和我们自己当时的状态和情绪有关，也就是说，与我们的反移情有关。这里所谈的反移情，是其广义上的含义，是指求助者所激发的援助者的所有情绪与感受，这些情绪与感受携带着大量的信息，其中很大程度上与求助者的心理有关，也有可能与我们援助者自己的心理有关。在援助工作中，觉察、理解、消化我们自身的反移情，再反过来真正理解和接纳求助者，是一个很重要也不太容易的过程，需要大家在实践中慢慢地练习、体会和成长。只有当我们的心灵处于真正理解和接纳求助者的内部状态时，我们才能够通过非言语信息传递出这样的态度给对方。

（二）援助者适宜的态度

　　以下是不少同行达成共识的援助者的适宜态度。

1. 共情

　　卡尔·兰塞姆·罗杰斯（Carl Ransom Rogers）对共情的定义是：能够体验到来访者的内心世界，有如体验到自己的内心世界，因而绝不能失去这个"有如"（钱铭怡，2002）。这其实是一种内在的态度，"愿意站在对方的鞋里"（Stand in the shoes of others）感受他们的内心世界，理解他们为何有那些感受和想法，再透过言语和非言语把这种理解表达出来。当来电者感受到自己被理解和接纳，也会因此更愿意敞开心扉，做进一步的表达和整理。

2. 尊重

　　尊重是指认可对方是独立的个体，他可以有自己的感受和观点。不管这个人和我们有多么的不同，但我们尊重他作为独立的个体，有自己的看法，这些看法可能和热线这一端的"我"的不同，甚至与社会上大多数人的不同，但我们可以尊重他，不带评判地继续倾听，从而深入地理解他。他之所以有这样的观点，一定是有原因的，可能与他过去的历史、成长的环境背景都有关系。尊重的态度就是，我们尊重世界上有这样的一个人存在，以一种我们不太了解的样貌和姿态存在，但我们愿意深入地了解他。在具体的热线工作中，在尊重这一点上最大的挑战可能就是遇到自己在生活中不太能接纳的人或行为。这时，我们容易有评判。如果当时能够觉察到这一点，援助者可以提醒自己，试着找回尊重的态度（虽然我和你有不同的看法，但我尊重你的立场，而且你这么想一定有你的原因），再带领自己去理解对方的感受和想法，了解背后有怎样的缘由，继而将消化后的理解反馈给对方。

3. 真诚

真诚是指援助者表里如一、坦诚地与来电者交流。无论我们是回应对方的问题，还是表达自己，都需要以非常真实的态度和来电者讨论。比如，有援助者提问，在不知道的情况下，是否可以用善意的谎言来安慰来电者，还是需要如实告之？我的答案是后者。如实，很重要。不过，或许可以同时和来电者一起讨论在某一部分信息还不确定的情况下，如何面对这样一个不确定的情形。再比如，假如来电者的问题超越了我们的能力范围，像是来电者具有自杀危机，而我们感觉到自己不具备危机工作的能力，这个时候需要真诚地告诉对方自己的能力和受训的状态可能不足以帮助他，再妥善转介其他资源，如热线危机组的同事或其他具有危机干预胜任力的热线。

当然，真诚不意味着讲出自己体验到的所有感受，我们说出的话都是真心的，但说什么、在什么时机说、说的方式则是需要思考的。比如，援助者遇到了一位让自己感到很烦的来电者，如果把内在的"我不想听您讲啦，我要挂断电话"表达出来，就不是一个适宜的回应。但如果援助者可以想想对方是哪一点烦到自己，运用自己的感受来更深入地理解对方，再做反馈，比如"您觉得这些方法都行不通也不想试，可能有您的原因，或许您感觉到很无望？您愿意和我多说说吗？"这样的回应会更好。

4. 积极关注

积极关注是指援助者以积极的态度看待来电者。除了关注、理解来电者的困难和一些负面感受，我们也关注来电者自己内部的资源以及周边可能的资源，协助他们应对可能面临的挑战和困难。当一个人处于强烈情绪（比如绝望和低落）的影响之中时，他们有可能视野比较狭窄，更关注自己无力的部分，而看不到自己有力量的部分和周边的资源。心理咨询热线可以帮助他们从狭窄的视野里慢慢地抬起头来，看到更为广阔的世界，意识到自身和周边的资源，从而更有信心应对目前的困境。

5. 平和、现实的心态

这一点是指我们也需要留意热线工作的适用范围，对此有一个平和、现实的心态。作为援助者，我们需要对自己的角色保持平和、现实的态度：热线的工作通常是一个 30 分钟左右的短期工作。而我们都知道，很多心理问题的形成常常有一个长期的原因，整理和解决也常常需要一个长期的过程。因此，我们很难在一次热线里就帮助来电者解决所有的问题。我们能够做到的常常只是：尽量陪伴和倾听来电者；协助来电者整理自己的情绪，以促成来电者的情绪在一定程度上慢慢地平稳；协助来电者整理和扩展思路来应对他们所面对的困难，尝试调动自身和周边的资源来应对目前的困难处境。而对于一些长期的心理问题，热线有限的工作时间是很难改善的。对于这一部分，需要识别并转介给精神科门诊和（或）长期的心理咨询。这一部分内容，我们将在第二节里具体介绍。

二、心理热线咨询的技术

在援助技术中，人们把主要的会谈技术分为两大类：倾听回应技术与影响技术（钱铭怡，2002）。有学者把心理咨询的主要技术分为非指导性倾听与贯注技巧、指导性倾听与行为技术两大类（Sommers-Flanagan 等，2001）。整体上这些分类有很大的相似性，一类以听为主，重在深入理解对方的内心世界并通过回应传递理解；另一类则尝试影响和改变对方，协助对方拓展视野，走出心理困局。在这里，我们沿用倾听回应技术与影响技术这一分类方法，并摘取热线工作中更为常用的技术：一类是倾听和回应的技术，包括提问、澄清、复述总结和共情等；另一类是影响的技术，包括解释、面质、引导、支持与安慰、介绍与说明、建议等。

（一）倾听和回应技术

在热线工作中，倾听和回应技术显得尤为重要。首先我们一起来看看"听"这个汉字的繁体字是**"聽"**。我们的文化中对倾听的理解就蕴含在这个汉字的书写里面：它的左侧带有一个耳朵旁，右下还有一个心。这样一个繁体的"聽"字恰恰呈现出非指导性倾听技术的一些最重要的内涵：带着耳朵用心去听对方。

我们用心地倾听对方，可以促进对方进一步表达他的困惑、探索他的内在，也会增进双方的信任。这里的这颗"心"，就是我们在上一节所讲的态度：共情、尊重、真诚、积极关注、平和现实。当我们内在的态度不带有任何的评价，而是努力去理解电话那端的人，他的人生困境，他在那样一个环境下的感受、想法和行为，努力去理解他到底怎么了，面临怎样的困难……当我们内在具有这样的态度时，也就是带着"心"来倾听时，外在会自然而然地传递出对对方的兴趣和关心。如果对方感受到援助者的兴趣和关心，可能就会慢慢地更加信任援助者，也更加愿意打开自己、整理自己，甚至有些时候不需要建议，他就会明白自己怎么了，从而找到一些方法。

非指导性倾听的维度，包括言语和非言语信息，在热线咨询中主要通过语音、语调和言语来传递，在面对面的咨询中可能还会包括目光接触、面部表情、身体姿势等其他身体语言。语音和语调的特点对于热线有着更为重要的意义（对于热线来说，声音的沟通是唯一的信息渠道），因此建议援助者对自己的语音和语调的特点要有所了解，比如音质、音量、言语节奏的变化等，也可以试着理解和改进，比如，尽量发出明确清晰的声音，避免语速过快或过慢，以及试着带着"心"讲话以增进语言的表达力等。此外，需要注意沉默的情况。在热线咨询中，我们互相看不到，不像面对面的咨询，可以观察到对方的表情和身体语言，从而判断对方是积极的沉默还是消极的沉默。因此，在热线咨询中，援助者可能需要更积极地去询问来电者，比如，"刚才停下来了，我想和您确认，这会儿您是在想问题吗？您是希望继续想一想，还是某些感受让您没有讲话？"

在倾听的言语反馈方面，原则是：（1）尽量地贴近来电者的感受；（2）先感受和思考对方，理解对方的意思后再做反应；（3）回应的言语尽量简洁；（4）可以留意来电者所用的词汇和语言，尽量使用对方熟悉的语言，避免使用专业术语；（5）语言本身应当是自然的，而不是刻意的。我们并不需要专业援助者的讲话方式，以平常讲话的方式就好，越自然越贴近对方的感受，就越有可能让对方感觉到你是在用心倾听他。

接下来将介绍在言语的内容方面具体的倾听和回应技术，主要包括提问、澄清、复述总结和共情。

1. 提问

提问技术是指向来电者提出问题，以便了解更多信息。提问有两大类，一类是开放性问题，比如，"是什么，怎么样，为什么，谁？"；另一类是封闭性问题，即答案是"是"或者"否"的问题。比如，有时候我们会和来电者确认："您刚才说的是这个意思吗？"在开放性问题中，有一种技术被称为"具体化"，是指通过提问澄清具体的事实，包括什么时间、什么地点、发生什么事情、为什么以及怎么样等，有时候我们还会去澄清对方所讲的一些词的具体含义。比如，非常常见的具体化的例子是："您可以给我举个例子吗？"当然，在热线工作中，因为时间有限，所以整体上提问会更加聚焦主要困难而非不必要的细枝末节。

提问技术可以运用于热线咨询的不同时段，其流程如下。（1）我们有可能在一开始就提问："您今天想谈什么？您希望我能帮到您什么呢？"（2）当来电者讲到具体困难，述说"最近心情特别不好"时，我们或许可以提问："您心情不好，是发生什么事情了吗？可以再多说说吗？"以此来展开讨论。（3）有时，我们也会请来电者举出具体的例子，比如："您刚才说您在有时候和人交往的方面，您有些很难受，您能举个具体的例子吗？"（4）还有些时候，我们会通过提问让讨论更聚焦，比如："当您听说您的亲戚可能感染传染病的时候，您当时是什么感觉？"（5）此外，我们也可以通过提问来帮助来电者找出更多内在或外在的资源，比如："您认为自己可以应对这个情况吗？您试过哪些方法？您又想过哪些方法？"

需要注意的是，提问有助于具体深入地收集信息，但也有可能会加强权威和专家的角色，让对方变得更被动和依赖，不当的提问还可能让对方变得有些防御。此外，过多的提问可能会让来电者没有机会谈他们想谈的东西，并有可能会影响情感的协调。因此，在整体上，我们可能需要在每一个具体的个案里，在提问与倾听之间寻找平衡，可以通过提问来深入对话、展开对话，同时给予对方空间，让对方有机会谈论他们想谈的东西，表达他们的情绪，我们共情地倾听，并传递对他们的理解。

2. 澄清

澄清是指进一步地了解或确认来电者言语中所表达的信息。比如，有时我们可能与来电者核对信息："我理解的是这样，您是这个意思吗？"或者有时我们会直接与对方分辨清楚："您的意思是……还是……？"又或者有时我们也会请对方表达更多信息，比如："您刚才讲的部分我不太清楚，您能够多说一点吗？"像这样的对话，可以帮助我们更好地理解对方的表达。

3. 复述总结

这一类技术是指把来电者所谈的所有事实信息进行复述或总结归纳，以便与来电者确认我们听懂了他所表达的内容，并鼓励他进一步探索和表达。具体来说，这一类技术又可以分为三小类。（1）总结：把来电者所谈的事实、信息、情感、行为反应等经分析综合后以概括的形式表述出来。比如，"您刚才跟我谈到了两个问题，第一个问题是这一阵子因为生病待在家里，您的情绪有一些低落。第二个问题是您在担忧将来回到工作中你会怎么样？是这样吗？"（2）鼓励与重复：对来电者所说的话进行简短重复，比如，"您刚提到你挺生气的"，或仅用某些词语如"嗯""是这样"或"后来呢"，鼓励来电者进一步讲下去。（3）简述：对来电者在谈话中所讲的主要内容及其想法的核心内容进行复述，以便与来电者确认我们听明白了他们想表达的，并鼓励其进一步地表达和探索，比如，"我理解到您刚才所谈的是，您之所以生气，是因为您的领导在您生病请假时，问了您好些问题，这让您感觉到不被信任和理解。"

4. 共情

共情是非指导倾听技术的最后一类，也可能是最重要的。共情可以传递深度理解和接纳，使来电者能够通过我们的回应，更进一步探索和整理自己。大家可能已经发现，在热线工作的态度一节里提到过"共情"，这是因为"共情"既是一种技术，更是一种态度。而在这里，我们可能更加强调技术层面，即有哪些技巧可以帮助我们更好地体会对方和表达共情。

如前所述，罗杰斯关于"共情"的定义是能够体验到他人的内心世界，有如体验到自己的内心世界。其中，"有如"这个词非常重要，英文是"as if"，它表达的是虚拟语气。因此，"有如"具有以下含义：（1）我们不可能真的完全站到对方的立场，体会到对方的内心世界，但我们会尽量尝试接近它；（2）如果失去了这个"有如"，我们可能会与对方一起陷入困难，也就很难帮助到对方；（3）共情是指援助者需要既能尝试进入对方的内心世界并沉浸地体会，又能出得来。即我们能够"站在他们的鞋子"里去思考和感受，同时，我们还具备一些他们不具备的资源视角，能够从那个困难的地方再出来，所以才能够帮到他们。

在技术上，我们可以把共情分为两个步骤，第一步是识别感受，第二步是表达感受。第一步主要依靠倾听和我们内在的理解，第二步是把我们理解到的对方的感受表达出来。具体怎么表达呢？我们可以来看以下两个例子：

援助者1："嗯，我理解您。"

援助者2："当您发现自己嗓子有点疼的时候，您还蛮担心的。"

哪一句话更有可能让对方感觉到被理解呢？当然是第二句，因为其传递出了对对方理解的具体内容：在什么情况下有什么样的感受。因此，共情需要用语言清晰地表达出对对方感受的理解。在具体的表达方式上，这里提供给大家一些"句式"以参考：

1. "您感到……"

2. "您感到……，是因为……"（包括原因）

3. "当……，您感到……"（包括情境）

需要留意的是，我们可以通过借用这些"句式"来帮助自己组织语言去反馈，但可能更为重要的是我们内在的工作——尽力去体会、感受对方的内心世界并识别那些感受。此外，当我们反馈感受后可以稍等一等，看看对方的反应是怎样的。对方的反应可能会带给我们更多的线索，比如，我们的共情与反馈是不是贴近他的感受？他是否感受到被理解？是否因此愿意更多地探索和整理自己？有些时候，来电者可能会否认我们所反馈的感受。这里有几种可能性：第一种是我们错了，我们可以大方地承认自己理解有误，并跟随来电者的表达进一步理解他；第二种是来电者还没有识别出自己的感受；第三种则是来电者否认自己的感受。如果我们判断更有可能是第二种或第三种情况，就要理解有时来电者需要时间识别自己的感受。即使其否认，也一定有其背后的原因。因此，不能强迫来电者承认这些感受，而需要更为开放地展开讨论。比如，当来电者说"不，您错了，我没有生气"时，援助者可以尝试表达"您的声音听起来有些生气，但也许我错了，您愿意帮我更好地理解您的感受吗？"

此外，有一些在反馈感受时常见的错误需要注意和避免。（1）否认对方感受，"你不应该那么觉得"。（2）主观判断对方的感受，"我认为你应该感受到……"。（3）与来电者的情绪强度不匹配，过强或过弱，比如，当来电者说"我感到没办法忍下去了，我想死"，而援助者只是反馈"你感到难过"。（4）反馈的感受非常不明确，比如，"你感到不舒服"，建议进一步尝试体会是怎样的不舒服，是难过、生气、忧虑，还是恐惧，并将体会到的感受与来电者核对。如果来电者本身的表达比较含糊，我们也可以尝试提问，邀请他表达得更多，比如："具体是怎样的不舒服呢？"（5）有时，来电者在"感到"或"觉得"这样的词语后，实际表达的是内容或想法，而非情绪。有可能来电者混淆了想法与感受，这时援助者可以尝试体会来电者的感受，并反馈出来与其核对。比如："您刚才讲您感到老板对您不公平，当您说这些的时候，您听起来有些生气。您是感到有些生气吗？"

（二）影响技术

在热线咨询中，由于时间有限，与倾听与回应技术相比，影响技术可能相对没有那么重要。而且影响技术的使用也需要建立在足够的倾听基础之上。通常来说，在热线咨询中，前面的一半甚至一多半时间常常是在倾听，听对方所面临的困难和内心的困扰，而在电话的后半部分，可能才会过渡到问题解决阶段，聚焦一个具体的问题与来电者讨论，协助来电者找到更多视角与应对方法。很多时候，充分的倾听已足以协助一个人整理自己的内心，从而找到新的解决问题的思路；但另一些时候，在足够的倾听基础之上，我们或许还需要酌情运用一些影响的技术来帮助对方尝试新的看待自己问题的方式，以及探索新的解决问题的方法。这些影响技术主要包括解释、面质、引导、支持与安慰、介绍与说明、建议等。

1. 解释

解释是指给求助者提供一种新的认识自身问题和自己的方式，协助他们理解自己行为背后的原因。解释通常需要在充分的倾听和收集到足够多的信息基础上做出，是长期心理咨询中一种比较常用的影响技术，而在热线咨询中通常比较少用，除非我们通过倾听对来电者已经有足够多的了解，有一定的把握了，这时我们可以尝试给出解释。例如，一位来电者讲到自己对感染传染病非常恐惧，以至于无法正常生活，睡眠也很不好，也提到自己一直以来都非常惧怕得各种疾病，曾经看到同事得癌症就非常害怕自己也得癌症，听说某一位朋友得了抑郁症就害怕自己也得抑郁症。援助者在倾听并了解以上内容后，或许可以尝试这样解释："我听到您讲到这次您非常害怕被传染，而这种害怕似乎对您来说很熟悉，您提到过去您也很害怕得其他疾病，有没有可能在担心自己得病这件事上，您有些过于害怕了？"在给出解释后，我们还需要继续倾听对方的反应，观察对方是否因解释而拓宽了对自己的理解，再根据情况予以回应。如果来电者觉察到自己过度的害怕，或许他更有可能找到资源来帮助自己应对这些强烈的害怕情绪。如果我们评估这位来电者有更为严重的心理问题，而难以在一次热线中获得足够的帮助，我们也可以给出心理咨询的转介建议。

2. 面质

面质是指在共情和尊重的基础之上，指出来电者各种态度、思想、行为之间可能的矛盾。面质并非是站在来电者的对立面，而是站在一个中立和尊重的位置，指出来访内心的矛盾之处，继而协助来访看到这些矛盾，以便更好地整理内心并整合自相矛盾的部分。与解释类似，面质也需要在足够的倾听与共情的基础上做出，因此其在时间较短的热线咨询中通常也比较少用，而且需要以温和的、探讨各种可能性的方式提出。比如，当一位来电者讲到自己对于丈夫不够关心自己感到很生气，而她不仅没有和丈夫表达这些情绪，反而在行为上努力迎合对方让对方高兴，但同时自己又觉得很委屈和生气。当援助者留意到这其中自相矛盾的部分，可以在共情的基础之上试着面质，让来电者留意到这种复杂而矛盾的感受和行为，从而有更多的思考："我听到您感到丈夫不够关心您，因此很生气，但您并没有让他知道您的不高兴，反而努力做些什么让他高兴，而这又让您更加委屈和生气。我有些好奇，似乎您的感受和行为之间有些矛盾，我想是不是有一些原因让您这么做？所以，我想和您核对下是不是这样的，也想更理解您这么做的原因。可以多谈谈吗？"

3. 引导

引导是指协助来电者探索内心世界以便从不同角度了解自己，或者协助来电者探索解决问题的方法。这是热线咨询中比较常用的指导性技术。具体来说，比如在协助来电者更加了解自己方面，我们可以引导来电者从模糊的描述转为具体的描述："可以具体谈谈吗？可以给我举个例子吗？"也可以引导来电者从想法转向情感感受："您当时是什么感受呢？"此外，还可以引导来电者从谈论外在世界转向关心内在世界，比如："您谈到您身边的世界发生了很多事情，我想您提起这些，一定是这些事情在您的内心激起了好多感受，可以和我多谈谈当这些发生时您是什么感觉？您想了些什么吗？"还可以协助来电者从谈论他人转向谈论自己，比如："您刚提到了您的几位同事对你们公司发生的这件事情的感受和看法，可能确实你们不少同事都在消化这件事，也有着各自的感受和看法，我猜您也会有很多感受，可以和我说说您的感受和看法吗？"在引导来电者探索解决问题的方法方面，可以询问他："曾经使用过何种方法？效果怎么样？您觉得还可以有什么方法吗？"

4. 支持与安慰

支持是指对来电者的想法和行为给予认可，认可对方的价值。比如，"您很努力地帮助自己""我相信您能做好"等。给予认可是一种有力的会谈技术，可以增进情感，协调并提升来电者的自尊，但也给了会谈者极大的权利，并且有可能培养依赖，因此需要谨慎使用。

安慰是指给予来电者一些情感上的安慰。比如，"您目前的处境真的很艰难""那是很难受的"等，安慰也有助于增进情感。此外，有些时候，当来电者处于很焦虑的状态时，有些躯体方面的指导性技术也可以支持他，帮助他更好地放松和稳定下来，比如简单的深呼吸练习，或是创伤治疗中常常用到的"蝴蝶拍"技术（指导对方双臂在胸前交叉，双手交替拍打自己的双肩）等。

5. 介绍与说明

介绍与说明是指向来电者提供一些信息，如说明热线的时间设置、一些心理学原理（比如灾难发生后出现一定程度的恐慌是面对"非正常事件"正常的应激反应），或者一些转介信息等。

6. 建议

建议是指针对来电者面临的困难间接或直接地给出以某种方式行动、思考或感受的劝告，通常包括直接建议和间接建议。间接建议的例子如"在遇到这种情况时，有的人会尝试……或者……您觉得这些做法会对您有帮助吗？"。通常在以下几种情况下给出间接建议：（1）当来电者希望采取某种行为，但不了解更适当的做法时，或者不了解相关的一些信息时；（2）当来电者需要帮助，而援助者具备有关专业知识时；（3）需要给出转介建议时（比如转介更为专业的危机干预工作组、转介非心理领域的热线服务、转介精神科与心理咨询服务资源）。

建议可以协助来电者扩展问题解决的能力，但如果建议不成熟，也会无效或者损害信任感。因此，给出建议时需要注意以下几点：（1）不要在来电者刚刚谈及他的感受和痛苦时就即刻给予建议；（2）在给出建议前，先与来电者充分讨论其已经尝试的解决问题的方法（包括自己曾尝试的、他人给出的建议及其他可能的资源）；（3）给出建议时需要考虑自己的能力范围，不给超出自己专业范围之外的建议（比如你不了解医学知识，请不要给予医学方面的建议，而是需要和来电者讨论可以通过何种渠道获得相关的专业建议）；（4）通常以间接的方式给出建议，将建议作为解决方法的一种可能，提供给来电者，供他参考。

（三）心理热线咨询中的一些注意事项 ①

有一些行为可能是热线咨询中不太适宜的行为，需要避免，具体如下。

1. 因为不知道如何回答来电者的问题而不理睬

这一点在新手援助者和新手咨询师中比较常见，有时候我们会觉得对方的问题好难，于是自然地想要回避，希望时间过去对方就不再追问，但这样会让对方感觉到被忽视，因而有可能损害信任关系。也许有时候我们不知道怎么**回答**或者不想给予回答，但我们至少要**回应**，我们可以尝试给予真诚的回应，比如，"我听到您的问题了，但很抱歉因为我不具备这方面的知识，所以我回答不了这个问题"，或者"或许您希望我能够现在就给到您建议，因为您真的很痛苦，不过我希望我们能先花一些时间更了解这个情况，包括您到底遇到了什么，以及您曾经用什么样的办法来帮自己，然后我们再来一起讨论怎么做？"。

2. 在来电者刚刚谈及他的感受和痛苦时就即刻给予建议

这一点在建议的部分也有提到。我们之所以要避免这么做，是因为有关解决问题的讨论需要建立在足够的倾听和共情的基础之上。很多时候，来电者需要的只是一个被好好倾听的空间。当他们的情绪感受得以倾诉和整理时，他们自己常常会想到更多的、可行的解决问题的方法，而不需要我们给予建议。而没有足够了解对方情况就着急给出的建议也不够成熟，来电者情绪满格时也很难腾出心理空间来思考如何解决问题，因而建议也常常不那么有帮助。

3. 同意来电者讲"任何事情"

这是指接线工作有一定的边界，我们可以拒绝伤害性（比如性骚扰或者辱骂）的来电。这个边界是不接受对我们的伤害，我们有权利告知对方我们的边界并挂断电话。

4. 告知来电者自己的值班班次和值班时间

这一点也与热线工作的边界有关。通常来说，热线的定位与长期的个体心理咨询不同。在热线的设置中，双方是匿名的，并且不鼓励来电者与某一固定的援助者发展长期的热线咨询关系，也不鼓励来电者长期的反复来电。实际上，对于这些长期的反复来电者，可能对他们来说，更有帮助的是稳定设置的长期个体心理咨询，而热线的工作情境（短时间、免费、无法保证稳定频率的会面）

---

① 本部分内容和本章其他部分内容参考自北京心理危机干预热线培训资料。

并不适合展开更为深入的心理工作。有的热线还会在技术上设置一个次数限制，比如一周内某一电话号码最多可以拨打热线 × 次，或者与某一位援助者一周内最多工作 × 次等。总之，援助者需要避免告知来电者内部的排班信息，不邀约且拒绝对方与自己建立长期热线咨询关系的提议。

5．同意在热线外的时间与来电者见面

这一点与上一点类似，也与边界有关。在热线的设置中，援助者是匿名的，是热线众多援助者的一员，援助者与来电者的关系仅限于热线咨询中。因此，要拒绝与来电者在热线之外的时间、地点见面，避免双重关系。若我们感觉需要转介来电者接受长期的心理咨询，可以给来电者提供一定的资源，鼓励他们自己去选择合适的咨询师，而不是转介给自己。虽然这样做有时候有可以理解的原因，比如，来电者已与援助者建立一定的信任关系，愿意继续下去，但大多数热线都不支持这样做，因为这样做存在破坏来电者对热线信任感的可能性。

最后，关于热线咨询技术有以下几点建议：第一，比技术更重要的是关系和态度。第二，倾听，尤其是带着共情的倾听是最重要的技术，在共情的倾听的基础之上，我们可以采用一些引导性的、影响性的技术来帮助对方拓展视野，以解决某些他们目前最关注的困惑。第三，热线咨询需要有所为，有所不为。有所为的是在热线的领域里，我们可以去提供倾听、陪伴、引导等；有所不为的是我们不可以做超越我们胜任力的事情，不要忽视对方的问题，不要着急给予对方建议，需要遵守热线设置的边界等。

第二节　来电者的临床心理评估

一、热线工作中临床心理评估的定位

首先，热线心理咨询的重点应以共情、陪伴协助来电者缓解目前困惑为主，评估并不是热线的工作重点。其次，由于热线工作时间有限，不需要也不能够做出准确的评估，通常在长期的心理咨询中，一般需要更长时间的会谈（常常为 1～4 次）才能对求助者有一个比较基本的评估与了解。如果感觉需要，可建议来电者寻求心理咨询或精神科医生以进行更仔细的评估与诊断。再次，建议援助者最好具备一定的临床心理评估知识，以便更好地给出转介建议，这也是热线咨询培训通常会包括临床心理评估相关内容的原因。因此，在热线咨询中，可能并不会通过详细地询问许多问题来进行全面的临床心理评估，而更多的是跟随来电者去共情倾听他想讨论的问题，但援助者的内心可能会开始思考一些可能性，以便更好地给出转介建议，比如，是否需要建议去看看精神科医生，是否需要转介更稳定长期的心理咨询。

二、来电者的常见类型

　　首先介绍心理与精神健康工作的受众。我们可以把心理健康看成是一个连续的坐标轴，从不健康到健康，不同的人在人生不同的时间点，处在不同的位置，图 8-1 是一个大致的示意图。越靠近左端，越倾向更不健康的一端，可能有精神病类的问题（比如精神分裂症）；越靠近右端，则越健康，通常可能是一般心理困扰（比如生活事件与应激、一些发展性的问题）；而在中间可能是一些常见的心理疾病（比如人格障碍、抑郁症、强迫症、焦虑症、恐惧症、心身障碍与心身疾病等）。其中，心理咨询与治疗的受众包括除精神病类问题之外的其他群体，而精神科治疗的受众通常不包括一般心理问题的人群。而在热线的受众里，可能以更为健康的一般心理问题困扰为主，也可能遇见一些常见的心理疾病的患者，有些时候也可能遇见精神病性障碍的患者。对于后两类群体，援助者需要有一定的意识，以便给出精神科服务或心理咨询的转介建议。

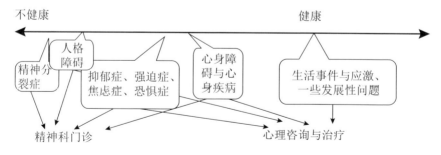

图 8-1　精神健康领域服务受众示意图

（一）一般心理困扰：应激与发展性问题

受一般心理困扰的是热线咨询的主要人群，可以分为两类。

一类人群是遭遇了生活事件与应激，包括遭遇大的灾难或个人生活中的重大创伤（比如亲人死亡等）。人们在遭遇重大事件与应激时，有可能暂时性地处于一个困难的应对状态，情绪和心理有所波动是很正常的，这部分人群有可能会拨打热线电话来寻求帮助。在重大的应激事件中，援助者也有可能处于一定程度的应激反应之中，因此照顾好自己是很重要的。我们只有自己在波浪里站稳后，才能够有余力去帮助那些在波浪里受到更大冲击的人。

另一类人群是在人生中某一阶段遇到发展性问题，包括适应性问题、学业或职业问题、人际关系问题、自我认同问题等，这些也都是热线咨询最常遇到的人群和议题。在心理热线工作中，也有可能会出现应激与其他发展性问题的叠加，比如遭遇某一重大事件的应激，同时也可能导致一些原有学业或职业问题、人际问题的加重。

（二）常见的心理疾病

第二大类是常见的心理疾病，在这里主要依据《中国精神障碍分类与诊断标准（第三版）》（CCMD-3）来简要介绍几类常见的心理疾病：心境障碍、恐惧症、焦虑症、强迫症、人格障碍等，以便大家了解。对于每一类别的心理疾病，我们会先介绍主要症状及诊断标准，再介绍在热线工作中遇到疑似人群可以做些什么。

1. 心境障碍

心境障碍是指以明显而持久的心境高涨或低落为主的一组精神障碍，并有相应的思维和行为改变。心境障碍的诊断标准包括躁狂发作、抑郁发作、双相障碍三个部分。其中躁狂发作以心境高涨为主，与其处境不相称，可以从高兴愉快到欣喜若狂，某些病例仅以易激惹为主。病情轻者社会功能无损害或仅有轻度损害，严重者可出现幻觉、妄想等精神病性症状。抑郁发作以心境低落为主，与其处境不相称，可以从闷闷不乐到悲痛欲绝，甚至发生木僵。严重者可出现幻觉、妄想等精神病性症状。而双相障碍是指目前发作符合某一类躁狂或抑郁标准，以前有相反的临床表现或混合性发作，如在躁狂发作后又有抑郁发作或混合性发作。其中，抑郁发作的诊断标准如下：

【症状标准】以心境低落为主，并至少符合下列中的四项：

（1）兴趣丧失，无愉快感；

（2）精力减退或疲乏感；

（3）精神运动性迟滞或激越；

（4）自我评价过低、自责，或有内疚感；

（5）联想困难或自觉思考能力下降；

（6）反复出现想死的念头或有自杀、自伤行为；

（7）睡眠障碍，如失眠、早醒，或睡眠过多；

（8）食欲降低或体重明显减轻；

（9）性欲减退。

【严重标准】社会功能受损，给本人造成痛苦或不良后果。

【病程标准】

（1）符合症状标准和严重标准，且至少已持续两周。

（2）可存在某些分裂性症状，但不符合分裂症的诊断。若同时符合分裂症的症状标准，在分裂症状缓解后，满足抑郁发作标准至少两周。

【排除标准】排除器质性精神障碍，或精神活性物质和非成瘾物质所致的抑郁。

对心境障碍的治疗包括药物和心理咨询与治疗两个部分，通常来说，如果在热线工作中遇到疑似人群，在倾听与了解信息、表达共情与理解之外，还可以尝试：（1）为其症状提供一些简单的解释和信息，帮助他们理解自己可能怎么了，同时给予信心，即使具有某些症状，甚至可能罹患心理疾病，在专业人员的帮助下也是可以治愈的；（2）建议他们寻求精神科医生的帮助（并给予一定的转介信息）来评估其是否患有心理疾病，以及是否需要药物的帮助；（3）鼓励他们寻求长期稳定的心理咨询（并给予一定的转介信息），帮助自己缓解症状，并解决更深层的心理困惑；（4）与来电者就某一个他们所关心的具体问题进行讨论，协助他们在思路上有所拓展，减少无望与无力感；（5）如果来电者伴有自杀危机，需要立即进入危机评估与干预阶段。若援助者不具备危机干预的胜任力，需要及时妥善转介具备胜任力的热线危机组同事或者其他危机干预热线，同时建议应有亲友陪伴。

2. 恐惧症

在 *CCMD-3* 中，恐惧症是神经症的一种，是以过分和不合理地惧怕外界客体或处境为主的神经症。病人明知没有必要，但仍不能防止恐惧发作，恐惧发作时往往伴有显著的焦虑和自主神经症状。病人极力回避所害怕的客体或处境，或是带着畏惧去忍受。其诊断标准如下：

（1）符合神经症的诊断标准。

（2）以恐惧为主，须符合以下四项：

①对某些客体或处境有强烈恐惧，恐惧的程度与实际危险不相称；

②发作时有焦虑和自主神经症状；

③有反复或持续的回避行为；

④知道恐惧过分、不合理，或不必要，但无法控制。

（3）对恐惧情景和事物的回避必须是，或曾经是突出症状。

（4）排除焦虑症、分裂症、疑病症。

根据所恐惧的事物或环境的类型，恐惧症又可以分为：（1）场所恐惧症，害怕对象主要为某些特定环境，如广场、闭室、黑暗场所、拥挤的场所、交通工具（如拥挤的船舱、火车车厢）等，其关键临床特征之一是过分担心处于上述情境时没有即刻能用的出口；（2）社交恐惧症，害怕对象主要为社交场合（如在公共场合进食或说话、聚会、开会，或怕自己做出一些难堪的行为等）和人际接触（如怕在公共场合与人接触，怕与他人目光对视，或怕在与人群相对时被人审视等），常伴有自我评价低和害怕批评；（3）特定恐惧症，害怕的是场所恐惧和社交恐惧未包括的特定物体或情境，如动物（昆虫、鼠、蛇等）、高处、黑暗、雷电、鲜血、外伤、打针、手术，或尖锐锋利物品等。

恐惧症的治疗包括药物和心理咨询两个部分。因此，如果在热线工作中遇到疑似人群，我们可以做的工作的前 4 点都与心境障碍类似，具体如下：（1）为其症状提供一些简单的解释和信息，帮助他们理解自己可能怎么了，同时给予信心，即使具有某些症状，甚至可能罹患心理疾病，在专业人员的帮助下也是可以治愈的；（2）建议他们寻求精神科医生的帮助（并给予一定的转介信息），来评估其是否患有心理疾病，以及是否需要药物的帮助；（3）鼓励他们寻求长期稳定的心理咨询（并给予一定的转介信息），帮助自己缓解症状，并解决更深层的心理困惑；（4）聚焦某个来电者所关心的具体问题进行讨论；（5）如果在当下来电者感觉非常恐惧与焦虑，除共情外，也可以尝试运用一些简单的放松和稳定化技术帮助来电者安稳下来。

3. 焦虑症

焦虑症是一种以焦虑情绪为主的神经症，主要分为惊恐障碍和广泛性焦虑两类。其中，惊恐障碍是一种以反复的惊恐发作为主要原发症状的神经症，通常伴有一些躯体症状和灾难临头的想法，其诊断标准如下：

【症状标准】

（1）符合神经症的诊断标准。

（2）惊恐发作需符合以下四项：

①发作无明显诱因、无相关的特定情境，发作不可预测；

②在发作间歇期，除害怕再发作外，无明显症状；

③发作时表现出强烈的恐惧、焦虑，及明显的自主神经症状，并常有人格解体、现实解体、濒死恐惧，或失控感等痛苦体验；

④发作突然开始，迅速达到高峰，发作时意识清晰，事后能回忆。

【严重标准】病人因难以忍受又无法解脱而感到痛苦。

【病程标准】在一个月内至少有三次惊恐发作，或在首次发作后继发害怕再发作的焦虑持续一个月。

【排除标准】

（1）排除其他精神障碍，如恐惧症、抑郁症，或躯体形式障碍等继发的惊恐发作；

（2）排除躯体疾病如癫痫、心脏病发作、嗜铬细胞瘤、甲亢或自发性低血糖等继发的惊恐发作。

而广泛性焦虑是指一种以缺乏明确对象和具体内容的提心吊胆及紧张不安为主的焦虑症，并有显著的植物神经症状、肌肉紧张，以及运动性不安。病人因难以忍受又无法解脱而感到痛苦。其诊断标准如下。

【症状标准】

（1）符合神经症的诊断标准。

（2）以持续的原发性焦虑症状为主，并符合下列两项：

①经常或持续的无明确对象和固定内容的恐惧或提心吊胆；

②伴随自主神经症状或运动性不安。

【严重标准】社会功能受损，病人因难以忍受又无法解脱而感到痛苦。

【病程标准】符合症状标准至少已六个月。

【排除标准】

（1）排除甲状腺机能亢进、高血压、冠心病等躯体疾病的继发性焦虑；

（2）排除兴奋药物过量、催眠镇静药物，或抗焦虑药的戒断反应、强迫症、恐惧症、疑病症、神经衰弱、躁狂症、抑郁症，或精神分裂症等伴发的焦虑。

焦虑症的治疗包括药物和心理咨询两个部分。因此，如果在热线工作中遇到疑似人群，我们可以做的工作的前四点也与恐惧症类似（此处不再重复）。此外，焦虑症的来电者亦有可能处于焦虑的状态，因此也可以尝试运用一些简单的放松和稳定化技术来帮助来电者放松和安稳下来，以协助来电者找到适合自己的放松方法。

4. 强迫症

强迫症指一种以强迫症状为主的神经症，其特点是有意识的自我强迫和反强迫并存，二者强烈冲突使病人感到焦虑和痛苦。病人体验到观念或冲动系来源于自我，但违反自己意愿，虽极力抵抗，却无法控制；病人也意识到强迫症状的异常，但无法摆脱。病程迁延者可以仪式动作为主而精神痛苦减轻，但社会功能严重受损。其诊断标准如下：

【症状标准】

（1）符合神经症的诊断标准，并以强迫症状为主，至少符合下列中的一项：

①以强迫思想为主，包括强迫观念、回忆或表象，强迫性对立观念，穷思竭虑，害怕丧失自控能力等；

②以强迫行为（动作）为主，包括反复洗涤、核对、检查，或询问等；

③上述的混合形式。

（2）病人称强迫症状起源于自己内心，而不是被别人或外界影响强加的。

（3）强迫症状反复出现，病人认为没有意义，并感到不快，甚至痛苦，因此试图抵抗，但不能奏效。

【严重标准】社会功能受损。

【病程标准】符合症状标准至少已三个月。

【排除标准】

（1）排除其他精神障碍的继发性强迫症状，如精神分裂症、抑郁症，或恐惧症等；

（2）排除脑器质性疾病特别是基底节病变的继发性强迫症状。

强迫症的治疗包括药物和心理咨询两个部分。因此，如果在热线工作中遇到疑似人群，我们可以做的工作的前四点也与前类似（此处不再重复）。强迫症的来电者有可能更为理性，更多地谈论想法而非感受，可以尝试引导他们感受并表达情绪，并给予共情性的回应。

5. 人格障碍

人格障碍是指人格特征明显偏离正常，使病人形成了一贯的反映个人生活风格和人际关系的异常行为模式。这种模式显著偏离特定的文化背景和一般的认知方式（尤其在待人接物方面），明显影响其社会功能与职业功能，造成对社会环境的适应不良，病人为此感到痛苦，并已具有临床意义。其诊断标准如下：

【症状标准】个人的内心体验与行为特征（不限于精神障碍发作期）在整体上与其文化所期望和所接受的范围明显偏离，这种偏离是广泛、稳定和长期的，并至少符合下列中的一项：

（1）认知（感知及解释人和事物，由此形成对自我及他人的态度和形象的方式）的异常偏离；

（2）情感（范围、强度及适切的情感唤起和反应）的异常偏离；

（3）控制冲动及对满足个人需要的异常偏离；

（4）人际关系的异常偏离。

【严重标准】特殊行为模式的异常偏离，使病人或其他人（如家属）感到痛苦或社会适应不良。

【病程标准】开始于童年、青少年期，现年 18 岁以上，至少已持续两年。

【排除标准】人格特征的异常偏离并非躯体疾病或精神障碍的表现或后果。

在 CCMD-3 中，人格障碍包括偏执型、分裂样、反社会性、冲动性、表演性、强迫性、焦虑性、依赖性、被动攻击性、抑郁性、自恋性等多个亚类。每个亚类的具体表现在此不再赘述。

整体上来说，这一类患者的治疗主要是长期的心理咨询与治疗，为他们服务会很有挑战。而在热线工作中，这一类来电者也会成为让援助者感受到挑战的困难来电者，因为这一类来电者本身的主要困难便是人际困难，这也会导致他们与援助者的沟通出现困难。因此，如果在热线工作中遇到此类疑似人群，在倾听与了解信息、表达共情与理解之外，仍然可以尝试：（1）为其提到的困惑提供一些简单的解释和信息，帮助他们理解自己可能怎么了（不建议使用"人格障碍"这样的专业术语，除非来电者自己提及，可以使用"您感到在与人交往方面有些困难和困惑"这样的表达），同时给予信心，鼓励他寻求长期稳定的心理咨询（并给予一定的转介信息），可以告知可能有些心理困惑形成的时间比较长，因此可能需要一些长期的帮助，而热线咨询因为时间比较短，能提供的帮助比较有限；（2）仍然可以与来电者就某一个他所关心的具体问题进行讨论；（3）与这些来电者对话时，有可能会唤起援助者的一些负面情绪，而消化、理解这些负性的反移情可能是援助者的重要工作，在消化之后可能以对来电者有帮助的方式进行反馈。比如，一位来电者多次不搭理援助者的询问而只是自顾自地说话，援助者感到非常挫败，甚至想要挂断电话，在觉察到这些情绪之后，援助者体会到这可能与来电者的人格特点和人际风格有关，与电话中提到的人际困难也有些相似，或许援助者可以尝试反馈："好像刚才在我们之间，我的好些问题您没有回答我，这让我感觉有些被搁在一边不太舒服，这让我想到您提到在您和朋友们的交往里，您也常常把别人晾在一边，我想和您讨论您心里是什么想法和感受，所以才没有回答我？您对此有什么理解吗？"从而推动谈话的深入。有时，这样的即时反馈并不奏效或者可能遭遇排斥，援助者需要接受其工作的难度和有限性，尽力去表达理解和提出转介建议。

（三）精神分裂症

精神分裂症是一组病因未明的精神病，多起于青壮年，常缓慢起病，具有思维、情感、行为等多方面障碍及精神活动不协调。通常意识清晰、智能尚好，有的病人在疾病过程中可能出现认知功能损害。自然病程多迁延，呈反复加重或恶化，但部分病人可保持痊愈或基本痊愈状态。其诊断标准如下：

【症状标准】至少符合下列中的两项，并非继发于意识障碍、智能障碍、情感高涨或低落，单纯型分裂症另规定：

（1）反复出现的言语性幻听；

（2）明显的思维松弛、思维破裂、言语不连贯，或思维贫乏，或思维内容贫乏；

（3）思想被插入、被撤走、被播散，思维中断，或强制性思维；

（4）被动、被控制，或被洞悉体验；

（5）原发性妄想（包括妄想知觉，妄想心境）或其他荒谬的妄想；

（6）思维逻辑倒错、病理性象征性思维，或语词新作；

（7）情感倒错，或明显的情感淡漠；

（8）紧张综合征、怪异行为，或愚蠢行为；

（9）明显的意志减退或缺乏。

【严重标准】自知力障碍，并有社会功能严重受损或无法进行有效交谈。

【病程标准】

（1）符合症状标准和严重标准至少已持续一个月，单纯型另有规定。

（2）若同时符合分裂症和情感性精神障碍的症状标准，当情感症状减轻到不能满足情感性精神障碍症状标准时，分裂症状需继续满足分裂症的症状标准至少两周，方可诊断为分裂症。

【排除标准】排除器质性精神障碍及精神活性物质和非成瘾物质所致的精神障碍。尚未缓解的分裂症病人，若又罹患本项中前述两类疾病，应并列诊断。

针对这一类的精神障碍患者主要是药物治疗，当药物已经基本控制症状，他们处于康复期时，可以结合心理咨询与治疗，帮助他们回归社会，提升社交技能。因此，如果在热线工作中遇见这一类的疑似人群，需要直接提出转介建议，建议他们寻求精神科医生的帮助（并给予一定的转介信息）。当然，我们也可以为其症状提供一些简单的理解，同时给予信心。即使具有某些症状，甚至可能罹患某种精神疾病，在专业人员的帮助下也是可以治愈的。

最后，对热线工作中可能遇到的人群和工作思路做一个小结。（1）如果疑似精神分裂症，建议寻求精神科就诊，以药物治疗为主。作为心理咨询师，我们并不具备诊断权，所以我们至少要转介他们到有精神科资源的热线，或者精神科资源的在线服务，来帮助他们得到进一步的评估和治疗。（2）有自杀危机的来电，需要立即进入危机评估和干预的程序；援助者不具备危机干预的胜任力时，需要及时妥善转介具备胜任力的热线危机组同事或者其他危机干预热线，同时建议应有亲友陪伴。（3）如果疑似心理疾病，通常会需要进一步的药物治疗和（或）心理咨询与治疗，因此需要给予转介（精神科医生和心理咨询）、解释（来电者可能怎么了的信息）和信心，同时可以尝试与来电者讨论某个他们关心的具体问题。（4）若是发展性或适应性问题，则正是热线咨询的适宜和常见对象，可以按照通常的方式与来电者进行讨论。

以上是心理热线中临床心理评估的主要内容。最后，重申和强调此项工作在热线咨询工作中的定位：评估并不是热线的工作重点，热线心理咨询的重点是以共情、陪伴协助来电者缓解目前困惑为主的。但援助者的内心可能会需要思考一些有关评估的内容，以便更好地厘清思路，给出更恰当的转介建议。

参考文献

戴维·迈尔斯（David G. Mayers）.（2006）.*社会心理学*（侯玉波，乐国安，张智勇等 译）.北京：人民邮电出版社.

钱铭怡.（2002）.*心理咨询与心理治疗*.北京：北京大学出版社.

萨默斯弗拉纳根（Rita Sommers-Flanagan）等.（2001）.*心理咨询面谈技术*（陈祉妍等 译）.北京：中国轻工业出版社.

中华医学会精神病学分会.（2001）.中国精神障碍分类与诊断标准第三版（精神障碍分类）.*中华精神科杂志*，034（003），184-188.

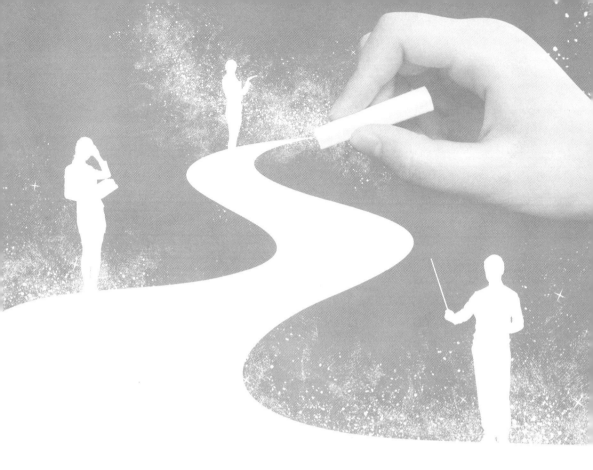

第九章

叙事治疗视野下资源取向的对话策略

　　心理热线是一次性心理干预，主要起到的是支持和种植希望的作用。叙事治疗的资源取向视角、积极心理咨询的基本理念及叙事治疗对话技术都可以充分应用在危机心理援助热线中。叙事治疗最关键的理念是"问题是问题，人不等于问题"。当把问题定位于人之外时，来电者就可以站在距离问题远一点的地方，用解决问题的视角重新审视生活的细节，开启对话，重新掌握生活的主权，并担负起控制、处理问题的责任。

第一节　叙事治疗的资源取向视角

如前所述，热线接线过程有四个阶段，援助者可以把叙事的思维贯穿于接线的全过程，也可以在解决问题阶段采用资源取向的视角。

叙事，顾名思义，就是叙说故事。叙事治疗起源于20世纪80年代澳大利亚的迈克尔·怀特（Michael White）与新西兰的大卫·艾普斯顿（David Epston）两人在社工领域和家庭治疗领域的咨询实践。叙事治疗之所以在前人丰富的咨询流派中蜕变成为一个新生的流派，是因为两位创始人观察到了，在他们的实践中，"讲述故事"对于来电者而言是极其重要的，而在咨询中对这些故事的细节善加引导，则很有可能对来电者的人生产生转变和扰动，叙事治疗就是借由来电者讲述的故事走向疗愈的实践。由此，叙事治疗的核心便被印刻在了流派的名字之中。

叙事治疗是通过多元文化视野好奇、贴近来电者的问题故事，帮助来电者用替代故事（较期待的故事）去替换被主线故事（压制的问题），从而引导其重构积极故事，构建较期待的自我认同，以唤起其发生改变的内在力量的过程。叙事治疗主要以社会建构论为基础，强调个人的自我认同决定于文化脉络以及个人在社会中的位置与资源。对个体生命经验的解释是叙事治疗的精髓。叙事治疗的基本假设是自我叙述建构了自我认同，重新看待问题可以使问题得以解决，重新叙述的故事则可以产生重建的力量。

一、尊重故事——叙事的工作理念

在热线工作中，我们经常会遇到滔滔不绝的来电者，而很多援助者容易急于做点什么，就直接进入工作状态。站在叙事治疗的视角，我们反而会十分欣赏一些来电者能够讲述自己的故事，因为他们在为援助者呈现自己的生活。我们要做的，是在时间和接线规范的框架下充分尊重他们的叙述，因为他们才是个人生命故事的主人。正因为能够表达，我们才有了工作的基础，才能借由咨询语言去完成对其生命故事的解构。

（一）在叙述中聆听更完整的故事

咨询本身是一门以语言为工具的艺术，而叙事是通过对来电者所讲述的内容进行解构的聆听，慢慢接近在层层包裹之下内在的渴望、力量和资源。怀特将叙事咨询比喻为一场旅行，由援助者和来电者共同去探索其内在疆域，咨询的过程就是扩充和丰富摆在咨访双方面前的那张生命地图。如果你曾经分享过自己的故事，就会发现语言的神奇力量——它帮助你将经历从一段体验转化成一段可以让他人理解的话，同时也会让故事中那些不重要的细节弱化。实际上，每个人的生命是由许多故事组成的，当经过多年再去提取记忆的时候，体验会随着时间慢慢变得模糊，反复用语言提起的片段就成了构建个人历史的重要素材。遗憾的是，那些在讲述中被弱化的片段有时会被遗失在记忆深处。正如马丁·佩恩（Martin Payne）在《叙事疗法》一书中所言："故事不只是重现记忆的中性语言，故事本身是有影响力的。"其影响在于，如何讲述自己的故事塑造了人的自我认同。当我们的讲述中更关注力量、资源的部分时，个人的经历就更能够对当下起到支持作用；当讲述中更关注挫折、痛苦的部分时，故事主人更容易感受到自己的无力。那么，寻求帮助的来电者一般会怎样讲述他们的故事呢？

正因为语言是讲述故事的重要工具，叙事治疗继承了后现代思潮对话语霸权的反思和社会建构理论，并在咨询中格外重视来电者讲故事的方式。回答前面的问题，来电者往往在咨询中以痛苦的、无力的、没有希望的故事来向援助者呈现他们的人生。同样地，在接线工作中，我们所遇到的大部分来电者都是希望援助者充分理解他们的无助和痛苦的，这个时候打断他们的故事会让对方感受到自己没有被看到，他们表达的权利被削弱了。援助者在聆听时，需要注意不被来电者的困境"淹没"，时刻带着对资源与力量的觉察，保持"双重的倾听"，一方面充分理解来电者的痛苦，另一方面也听到他们所运用的解决问题的办法。在通过对话来反思生命的过程中，叙事咨询不会被反思的形式、内容等设置限制，而是希望通过对话让来电者体验到生命故事的自然流动，在不断地叙说中看到自己的力量。

（二）发现来电者故事中的例外

叙事治疗中有两个非常重要的概念——"主线故事（dominant story）"和"支

线故事（alternative story）"。前文列举的来电者对自己无助和痛苦的描述就是主线故事，也称为问题故事，因为来电者深陷问题导向的思维之中，他们讲述的也都是支持主线故事的情节。来电者寻求帮助的目标就是找到支持他们继续生活的线索和资源，但如果咨询中所有的关注点都停留在问题之上，那么，热线对于他们的帮助可能只限于"说说感觉好了一些"。作为援助者，之前的双重倾听其实都在为之后切入支线故事的咨询积累素材。如何在主线故事中辨别服务于支线故事的素材呢？那就要寻找与主线故事所强调的问题不相符的部分：例外（exceptions）。

相对主线故事的概念，支线故事就是在来电者生活中具有支持性的，且往往在其讲述中被忽略的故事。要运用支线故事和"例外"与来电者交流，首先站在援助者的视角要相信被忽略的细节对来电者是具有价值和意义的。"在这些经历中，你觉得最不容易的是什么？"这样的问话是在询问来电者支持其生活并且应对种种困难的特质，有时这可能是来电者人生中第一次被问到这样的问题。因为主线故事经常会让故事的主人感受到力量被削弱，但聚焦其对问题所做的努力、支持则会开启例外带来的对话空间。

（三）拆解主流价值对人的限制

每一个人都是由其成长的社会、文化、家庭、教育等元素建构而成的。当在咨询中尝试对当下的一些想法追根溯源，很可能会发现与某一想法十分相关的经历可以串联出整个故事线。很多对于来电者而言是"理所当然"的想法，在经过这样一番追溯后会有了其个人历史的根基。多数时候，我们历经成长后所掌握的生活知识对生活是具有支持作用的，而它们往往不会成为困扰。但当一个人的个人经验、想法与其之前所接受的主流文化教育无法继续同向而行时，对主流价值观的认同便会成为继续发展的阻碍。

人们寻求咨询并非为了否定过去的自己，这是叙事治疗的一个观点。因此，当一位来电者在叙说中不断贬低自我、反思自己的问题时，援助者需要记得，否定不能带来力量，资源才能带来力量。现实生活中的许多否定来自人们对于标准答案的信仰，而我们也倾向这样的确定性，就像数学公式可以快速判断一样。但生活与数学公式的不同之处在于，我们对行为的评价其实会随着社会的发展和时间的流逝而不断变化，甚至在同一个时间点的不同地域，其判断也都不同。

生活中的评价标准一部分来自亲身经验，一部分则来自当地和当时文化中的"知识"产生的概念。

对比当下与 20 世纪 20 年代的中国社会，我们会发现在文化风俗、教育水平、社会分工等多方面都发生了极大的变化，一个当代人假若回到 20 世纪生活也一定无法适应。同样地，近年刚刚步入成年的"千禧一代"也被前辈描述成"特立独行"，这就是时代发展自然而然产生的代沟。但当人们反观个人生活的时候，反而容易忽略许多经验是具有发展性和流动性的。若一个成年人仍然固守着幼年时候的生命经验并且将之奉为圭臬，那么，这些经验则很有可能从一个支持性的因素变为难以突破的限制。

假如一位来电者在热线咨询中提出的问题是反复吸烟、戒烟影响了健康和家庭关系，作为援助者可能会有哪些联想？也许会想"这是一个没有毅力的人""戒烟可以有一、二、三……种方式""他的家人也是为他好，他却不能控制好情绪"……这些都是对于吸烟这种行为人们习以为常的想法。但请退回一步，回到来电者打这个电话的初衷，他希望做什么？这个电话是他寻求外界帮助的一种方式，他的目标可能是鼓励戒烟、调节情绪，等等。之前的他一定了解社会对他的期望，也知道他的行为是得不到支持的。但离开主流文化中"吸烟有害健康"这一定义，我们其实可以思考他的个人历史中，吸烟一直是一件坏事吗？吸烟是否也曾经给过他支持？或者他现在仍然在通过吸烟应对哪些问题？这样的问题还可以提出很多，具体的问话将在本章最后一节集中呈现。在援助者的思考中"吸烟＝不健康＋家庭问题"的定义就被拆解了，并且可能引出来电者在生活和事业上的不容易，以及他想要戒烟的期望。叙说在一个问题故事中变得丰厚，咨询的支线故事也由此开始发挥作用。

叙事中所运用的"解构"技术就是对某些"理所当然"进行详细的反思、讨论，并且站在某个特定的人或立场上看到"理所当然"带来的限制，并从中产生基于个人经验的解读。"解构"既是一项咨询技术，也是一种来源于后现代主义哲学观的理念。其实，每一个人在行动中内心都不只有一个动机，人是丰富且多元的，只是传统观点过于强调正确的解读，让人们不自觉地弱化了其他不同的声音。解构就是让故事还原，让人们重拾在主线故事的讲述中隐而未现的故事和期待，重新寻回内心的层次。无论定义是否像成功或失败一样看上去简单且确定，作为援助者的我们都可以尝试从不同的角度理解和观察，拆解其中蕴含的主流文化和个人在地方性知识的一致、冲突，进而深入理解一个看似简单的定义，也由此增加专业工作中的灵活性。

二、作为合作者的援助者——咨询关系的定位

在热线工作中，援助者应当处于怎样的位置？有些来电者希望援助者提供建议，有些将援助者视为专家，有些则认为援助者只需要出卖耳朵做一个陪伴者。虽然工作内容相似，但比起咨询师，"援助者"的称呼似乎更平民一些，因此援助者本身就会面对来自来电者期待的细微差异。之所以提到这一点，是因为在热线咨询中，人们很容易忽略援助者与来电者之间的权利议题。咨访关系也是一种由社会建构的互动的权利关系，虽然二者的出发点是求助和援助，但由于援助者扮演了专业的角色，出于对身份而非话题本身的认同，来电者会不自觉地表达出与援助者期望更相符的内容。一旦这种情况发生，援助者就成为咨访关系中隐形的中心，来电者的表达便被限制了。

假若援助者被认为是掌握正确知识的人，那么自然会带来咨询中对"何为正确"的敏感问题，援助者像一个尺规，衡量话题的内容。在叙事治疗中，援助者更倾向于使用去中心化且有影响力的方式进行工作。所谓去中心化，就是放下援助者个人的知识、评价，先进入来电者的生命经验中学习。叙事治疗在与儿童的实践工作中积累了丰富的经验，即使面对儿童，叙事援助者也不会以"专家"自居，而是采用尊重、好奇、合作、游戏的方式和孩子开展工作。习惯了被家长评价、责骂的儿童，在援助者的尊重之中可以更充分地表达想法、叙述故事，在此之上咨询才会产生与其他工作不同的效果。其实，每一位来电者也都像让父母头疼的孩子，在生活中不断接受着权威和规则评判式的眼光。

每个人都是自己个人经验的专家。还是借用怀特探险的隐喻，当援助者和来电者一起踏上探索之路时，两个人怀揣不同的工具，来电者掌握故事，援助者掌握专业技术，但只有二者合作才能充分利用各自内在的资源，最终完成旅程。所以，每一次热线咨询，我们不是在做质询，而是在邀请来电者提供更多的故事（或者说工具），然后两人一起讨论如何更好地使用它们。热线工作通常是一次性的会谈，在短暂的接线中援助者要用专业知识改变来电者是一件困难的事，但咨询的合作姿态会带给来电者对自己生命经验的尊重，这也是一种潜移

默化的心理转变。来电者可以通过短暂的工作被尊重、看到、赋能，他们也会在工作结束后重新审视对待自我的态度。

三、在叙事实践中开启援助者的支线故事

成为一个叙事取向援助者的第一步是先练习用叙事的眼光欣赏自己的生命。比起预约咨询，援助者工作存在更多的不确定性，在特殊时期或特殊机构，接线甚至会面临许多危机，当然工作中的细节也都可能成为压力。在专业层面，必要的个人体验和督导会是支持援助者的重要资源，但援助者自己也可以偶尔进行与自我的对话，尝试在支线故事中发掘自身的资源。

在完成一次艰难的工作后，援助者可以问一问自己："在这次接线中，我看到了自己哪些不容易的地方？我有哪些做得很好的地方？"有时，我们会在追求工作完美的同时也给自己下定义、贴标签，但同时这也削弱了我们在工作中看到能力和欣赏自己的声音。为了追求标准的工作而放下个人的特色，很可能会错过咨询的闪亮时刻。

叙事援助者不总是局限于已有的技术，还会结合个人特色对技术不断地完善、丰富，发展出了用信件、画作、音乐、动作、游戏等多种方式来推进工作的叙事工作方式。叙事治疗从诞生至今走过了 30 余年，它作为心理咨询领域中相对年轻的流派，以涵容的态度不断从实践者那里获取营养。援助者也可以与叙事治疗"交谈"，用自己的风格来诠释叙事治疗的哲学观和工作理念。学习叙事治疗不仅是将其当作一种工具，也是希望它可以融入生活里面，让每个人的生命故事都得以彰显并获得自己的肯定。

第二节　叙事治疗的基本理念

一、叙事治疗的理论基础

叙事治疗（Narrative Therapy）兴起于 20 世纪 80 年代，由澳大利亚的迈克

尔·怀特（Michael White）和新西兰的大卫·艾普斯顿（David Epston）创立。其理论源于后结构主义、社会建构论和法国思想体系史学家米歇尔·福柯（Michel Foucault）的思想，不同于传统心理治疗对焦虑、抑郁、强迫以及童年创伤的关注，叙事实践关注的是人们积极正向的力量、优势和资源。它不重视问题的成因，更看重问题的改变。这种谈话技术通过外化、改写、丰厚的对话等方式发现来电者生命中的正向积极的事件（又称例外），然后通过丰厚的对话使这个积极的力量在来电者的内心世界生根、发芽、开花、结果，最后成为来电者生命中奔涌澎湃的主旋律。它帮助来电者构建较期待的自我认同，唤起其发生改变的内在力量。甚至，叙事治疗独特的对话技巧会让来电者深深感受到，他内心的正向力量、奔涌澎湃的激情是来自他自己的生命实践，而不是来自援助者的谆谆教诲。

叙事治疗强调：人不等于问题，问题才是问题。这句充满了叙事精神的语言把人从问题中解脱出来，开辟了一个空间，让人与问题的对话成为可能。叙事治疗更愿意把问题看成是人们要面对的挑战，而不是人们做错了事情而导致的恶果。人人都要面对生活赋予的挑战，只是每个人接受的挑战内容不同。人们不是问题的始作俑者，而是问题的应对者。当人们发现自己可以主动掌控局面，可以有所作为时，人们的潜能就会被激发出来。

与此同时，叙事治疗认为：来电者是解决自己问题的专家。传统的心理服务工作方法反映了援助者和来电者不平等的权利关系，这无形中削弱了来电者的能力。在传统思想工作中，援助者为来电者提供解释、说明与引导、指出正确方向，最后确认解决方法。而叙事治疗在倾听来电者故事的时候，采用的是"好奇的学习者"的态度。来电者被认为是拥有智慧和资源的专家，而非援助者是解决问题的专家。这种态度使援助者在治疗过程中与来电者共同构建他们的生活，而不是削弱来电者的力量。在叙事治疗中，来电者看到他们生命故事被积极地建构，而不是被消极地解释。因此，叙事治疗重新建构了援助者和来电者的关系。来电者是他自己生命的主人，援助者不是拥有真理的专家，而是与来电者合作、一起重写生命故事的人。

二、叙事治疗的工作机制

（一）主线故事

作为一个自然人，出生时是没有任何社会属性的。因此，没有被比较，也没有被评价，也无所谓自卑或自信，每个人平等而自然地存在。就像在大自然中，从来不会有一朵花去取悦另一朵花，去嫉妒另一朵花，去模仿另一朵花。然而人在成长过程中，在社会化历程里，这个社会的体制、道德标准、习俗、文化等会逐渐内化到个体的人格结构中，成为个体的超我，因此人们有了好坏、对错、道德与否的看法，人们对自己的故事的评判就不再如自然那般纯净天然，而是会受到文化、主流价值的深刻影响。符合这个社会的道德标准、习俗与文化的人被赞扬与肯定，而不符合的人在某种程度上则会被压抑、被贬低、被排斥。个体通过这样的社会化过程，将文化、主流价值慢慢融入一个人的血液、骨骼、细胞、生命里，直至和个体完全融为一体。以文化和主流价值评价为导向的问题故事被称为主线故事（dominant story）。

比如，学习成绩好是中国社会评价好孩子的基本标准。一个从小就努力学习的孩子，一直以"头悬梁，锥刺股"的故事鼓励自己。功夫不负有心人，他以优异的成绩跻身重点小学，又以优异成绩考入重点中学，再以优异的成绩考入重点大学。在中国文化的视野中，这是一个不折不扣的好学生，父母、同学、老师都被他的才华折服，幸福洋溢在他的心头。在大学里，终于有一天，他的成绩不再出色，因为成绩出色的学生都成了他的同学。在一群同样优秀的同龄人中，他不再独占鳌头，无论如何努力他也无法取得心中理想的成绩名次，他的成绩稳稳地停留在中等偏下的位置。在重点大学里，他的身份变了，他变成了一个"学习不好"的学生，痛苦开始涌上他的心头。这名同学大学前的主线故事是个"好孩子"，而大学后的主线故事被冠以"学习不好"的称谓。

（二）支线故事

好奇的态度就是"不知道、想了解"，而不带有社会评价的态度。多元文化视野表达的是，除了看到主流文化赋予故事的意义外，也能看到非主流文化、地方性文化赋予故事的意义。当人们可以看到故事的例外，看到故事在主流文化以外的内涵、意义时，人们对自己的看法就突破了主流文化的制约，人们开始慢慢被自己感动，新的力量便缓缓上升，逐渐形成新的故事，这个故事被称为替代故事（alternative story），也被称为支线故事，或者较期待的故事。在叙事对话中，较期待的故事代替了压制的故事，较期待的自我认同代替了问题的自我认同。

例如，有个来电者从小学到大学都会出现考试焦虑，同时伴有躯体反应，如考试前手臂上出现成片的皮疹，每次考试都如同经过一次炼狱。在人们的观念中，他就是一个有严重考试焦虑的人，这是他的主线故事。当援助者问及是否有考试但没有出现考试焦虑反应的情况，或者什么科目没有出现考试焦虑的情况时，来电者发现小考不容易出现考试焦虑，还有那些学得好的科目并不会让他很焦虑。我们也因此看到问题故事的例外，那就是小考的情况和学习好的科目。援助者会进一步就这两个例外进行探讨，看到来电者在这两个例外中的正向积极的经验，于是来电者发现他并不是一个无法面对考试的人，他是一个有着比较丰富的应对考试焦虑经验的人。援助者还可以问来电者怎样在考试焦虑的同时让自己坚持考试，并取得还不错的成绩。来电者也许就此发现了自己对目标的坚持和对考试焦虑的忍耐力。现在，这个来电者就从一个有严重考试焦虑的人变成了一个有着比较丰富的应对考试焦虑的人。这个故事的替代故事就出现了。

（三）例外

在帮助来电者用较期待的故事去替换被压制的问题故事中，例外起到了桥梁的作用。例外是一切不"符合"主线故事的事情，它们的存在使学生的问题难以达成。具体说来，例外是不被问题影响的地方，是问题故事中的例外，是来电者在其痛苦挣扎的生命历程中的努力、不容易的地方，是与其被压制的故事不一样的事件，是新故事的入口，它是被来电者和援助者共同建构出来的。在寻求来电者被压制的故事之外的、较期待的故事中，例外起到了至关重要的作用。

叙事治疗相信，问题不会拥有100%的影响力，例外一定存在，而且很多。例外可以特指那些在困难中想办法、不断挣扎的时刻或事件，也可以是来电者喜欢的事件或者品质，可能是来电者的期待，也可能是现实。可以是客观发生的事件，也包括将要发生的事件，或者是在想象中发生的事件；可以是现实存在的行动，也可以是内心的计划、感受、渴望、想法、宣誓或约定；可以是很小的一件事，当然也可以是很大的一件事，可以来自过去，也可以来自现在和未来。只要能从中发现来电者正向积极的资源，所有的这些都可被看作例外。

第三节　叙事治疗理念在危机援助热线中的应用

自 20 世纪 80 年代诞生以来，叙事治疗在干预与治疗人际关系、亲子关系、家庭暴力、自我认同、精神创伤、精神分裂症、种族关系以及老年社会工作等各种心理问题中得到广泛应用。特别地，由于叙事治疗的积极取向，短程聚焦目标的特点在突发事件心理救助与危机干预中，叙事治疗具有良好的应用价值。

一、去病理化：来电者本身不是问题

每一位来电者都是带着自己的困扰前来寻求帮助的，他们在电话里谈到的生活中很难处理的事情就是叙事治疗中所说的"问题故事"。许多来电者在叙述问题时会用"都是我的错""我怎么连这点小事都处理不好""我就是这样一个失败的人"一类表述，这时，援助者应高度重视来电者所描述的个体与问题之间的关系。叙事治疗认为，当个体认为问题等同于人本身时，会失去处理问题的能力和信心，人对问题是无能为力的。因此，如果援助者希望用叙事的视角帮到来电者，首先需要认识到"来电者本身不是问题"，并通过问话帮助来电者意识到这一点，尝试将来电者的问题去病理化。

有时候，援助者容易带着曾经的知识结构来看待来电者的问题，很快地在内心给出一个定位，但这样会让援助者离来电者真实的故事更远，无法听到来电者与问题相处背后更丰富的叙说。不带预设的（not knowing）尊重好奇，才能为来电者提供更宽阔的倾诉空间。

叙事治疗最关键的理念是"问题是问题，人不等于问题"。当把问题定位于人之外时，来电者也可以站在离问题远一点的地方，重新审视生活的细节，开启对话。通过回顾问题的历史，问题对生活的影响，自己做了哪些努力来影响问题，与问题抗争的背后透露了怎样的对生活的期待，在对话中援助者帮助来电者看到是问题"来到"了生活里，而非完全地控制了生活。人也重新掌握了生活的主权，并担负起控制、处理问题的责任。

由于热线工作的工作时间有限，无法建立深层次的工作联盟。因此，相比于指出问题，援助者通过外化来电者的问题，看出来电者的生活不仅限于问题，短时间内重新赋予来电者生活主权，是能更好帮助来电者的工作方式。

二、去专家化：来电者是自己问题的专家

无论是在面对面的援助场景，还是在电话接线过程中，我们都很容易听到求助者直接寻求建议的问话。当来电者提出了给建议的要求时，一个援助者怎样回应更能帮到来电者呢？是直接进行心理教育，还是慢一点，让来电者进行更多的表达？我们相信，无论怎样的反馈方式，只要援助者使用恰当的援助技巧均能获得一定的效果。但作为援助者，我们需要思考：自己希望站在怎样的立场来提供专业工作，以及这背后体现的援助者的哲学观。

叙事取向的援助者需要放下专家的、权威的身份，转变为与求助者一同探索生命故事的伙伴、发现者。如果采用"权威式"的援助立场，援助者首先会认为来电者有义务提供全面的、可靠的信息以供评估，但在热线工作中，过多的追问很容易让来电者感到隐私的不安全，甚至可能起到与预期相反的效果。而叙事治疗所建议的去专家化的立场，提示援助者工作应是合作式的。即便来电者希望从热线中获得一定帮助，援助者也没有被赋予了解一切真相的权利。在向来电者收集信息时，带着"尊重的好奇"是更有利于建立关系的模式。援助者的好奇不是为了得到某些证据给来电者的生活下定义，而是通过援助者的好奇引发来电者重新审视自身生活的兴趣，从而提供更多与其在意的生活信念相关的细节。

多数援助者也许遭遇过类似的挫败：当对来电者的生活问题进行心理健康教育或专业化建议时，来电者的反馈却是"您的建议没有用"。这让援助者很疑惑来电者是否真的需要帮助。但如果调换位置来思考，即使我们在生活中的某些时候已经准备好了去寻求帮助，面对一个刚刚认识的人所提出的建议（无论专业与否）也会心存疑虑。

每一个人都希望被独特地对待，当他感受到自己的问题在援助者眼中被立

刻归入某个类型，并且程式化地提出了指导意见，他会再次丧失面对问题的主权。

当听到"您的建议没有用"这样的反馈时，叙事的双重倾听也能听到言语背后另一层更强大的表述：我知道怎样的方法对我是无效的——这意味着来电者已经有过许多解决问题的尝试，并且内心有一个"无效操作"的列表。这样的反馈更让我们相信：来电者其实才是自己生命的专家。援助者是掌握了心理学理论知识的人，而来电者通过发掘也拥有了个人生命专家的身份，引用迈克•怀特的"生命地图"隐喻，你可以将其想象成两位探险者结伴而行，一位是地形学专家，另一位是野外生存高手，这样的组合一定能够探索出更多有趣的地方。

三、重资源化：在倾听中寻找力量

叙事治疗的工作过程中，十分强调"双重倾听"的倾听方式。所谓双重倾听，即在聆听来电者问题的同时也关注对问题的应对，从而在对来电者的反馈中贴近其本人的描述来寻找资源。而寻找资源的过程，需要援助者既与来电者站在一起，共情地倾听其对主线故事的讲述，又能够站在主线故事之外，看到被来电者忽略的努力或故事中被遗失的转折。这个工作的核心，是叙事治疗中寻找例外（Exceptions）的过程。

在叙事治疗的研究发展之中，新异时刻（Innovative Moments）是指来电者的经验不被问题故事束缚的部分。该模型针对来电者改变过程的发展及改变机制进行探究。新异时刻的来源，就是来电者叙述中与问题故事不同的"例外"或"独特结果（Unique Outcomes）"。因此，了解新异时刻将对援助者识别来电者身上具体的资源具有重要提示作用。

新异时刻重点关注的是两个层面的例外，第一个层面关注来电者在叙述问题故事时有力量的部分，包括：（1）过去克服问题的努力和计划（行动Ⅰ）；（2）对问题故事、自身的新思考（反思Ⅰ）；（3）不被问题及其影响压制的想法（反抗Ⅰ）；（4）计划未来能引发良好效果的行动（行动Ⅱ）。如果带着新异时刻的视角来陪伴来电者，会发现他在描述自己问题故事的同时，有力量的线索也在不断涌现。来电者对问题所做过的尝试帮助他撑到了现在，而不断寻找新方法去解决问题的过程，也体现了来电者对解决问题的期待。倾听的过程中，援助者不只陪伴，也在收集资源。

援助者寻找到机会表达时，可以通过对来电者故事细节的重述帮助来电者重新审视自己的经历。重述中要做到既有主线故事，也有支线故事中有力量的情节的体现。

当咨询更深入一步时，来电者的叙述可能会转向新异时刻的第二个层面，也就是关注改变的部分，包括：（1）对比自身变化或变化过程（反思Ⅱ）；（2）表达自信与赋能（反抗Ⅱ）；（3）总结问题故事之外的自我并理解改变过程（概念重建）。也许通过短暂的热线工作，援助者无法与来电者工作到第二个层面，但当来电者出现了关注改变的表达时，及时地捕捉和反馈也很重要。

叙事治疗的工作充分相信寻求帮助的人自身拥有足够强大的力量，这种力量让他们能够在过往的生活中与问题相伴成长。困住人们的并非毫无办法，而是问题故事的声音太过庞杂，让他们没办法看见自身的资源。因此，在短暂的接线工作中，通过聆听、拾遗、反馈帮助来电者理解自己的意图、努力、资源，也是对来电者生活的赋能。

第四节　资源取向的对话技术

一、外化的对话技术

被称为问题的往往都是生活中痛苦的事件。叙事治疗认为，人是人，问题是问题，人不等于问题。这是外化的视角。外化是外面的东西，而不是自己的一部分，因此，外化的思维降低了个体对问题的挫败感，并且让个体感受到自己是面对问题的专家。外化让个体可以站在事情的外面，看到问题对自己的影响，还更能看到自己对问题的影响，从而提供与问题对话的可能。个体因此更珍惜问题，也更能看到自己的力量，看到例外，开启新的可能性，发展出替代性故事。

外化是对话中的一种态度和导向。外化打开了可能性，让个体从面对问题的新位置而非充满问题的位置，来描述自己、彼此和关系，让人更容易重新看待那些曾经控制他们生活的问题。这样，人就不是问题了，人和问题的关系就成了问题。当问题不存在于人的自我认同的形成过程中时，援助者和来电者合作并共同改写生命故事就更有可能了。

具体来看，外化的咨询技术包括。

（一）接纳问题的问话

帮助来电者看到问题对自己的影响，从而理解与接纳问题。如：

"这给您带来了怎样的影响？"

"这让您怎么看自己？"

"这让您和别人（生活）的关系有什么改变？"

（二）启示的问话

帮助来电者发现理解问题的新角度，或帮助来电者发现问题带来的新想法。如：

"假如问题会说话，它在表达什么？"

"如果问题是个智慧的老人，您觉得他在表达什么？"

"在这个问题中，您最辛苦的地方在哪里？"

（三）提升自信的问话

把问题变成资源，让来电者看到问题是在帮助来电者成长并增加人生智慧。如：

"那您怎么重新用危机看待对您个人的评价呢？"

"如果说您可以从应对危机中有所学习的话，您可以学到什么？"

"如果说要感谢危机的话，您觉得可以感谢什么？"

（四）面对未来的问话

提醒来电者如何把新思想运用到自己的生活中。如：

"您要让您的行动计划怎么在您的生活中呈现？"

"当您可以和行动这样一起玩儿、一起合作的时候，您的生活会和以往有什么样的不同？"

二、改写的咨询技术

来电者在述说问题或困境历史的过程中，会依据主题或情节，通过时间顺序排列自己的生活事件。这些主题经常反映出来电者的失落、衰弱、无能、无望或价值缺失。改写的对话邀请来电者继续发展并述说这些故事，帮助来电者纳入某些被忽略却具有潜在重要性的事件或经验。这些事件与经验并不在主线故事里，他们就是例外。改写的对话在事情本身（行动蓝图）和事情的意义（意义蓝图）之间穿梭，提供支线故事的切入点，而这些故事在对话的开始很少被关注。有的问题鼓励来电者再现他的生活经验、伸展心智，有的则锻炼他的想象力。来电者会开始好奇这些他曾经忽略的思考角度。随着对话的进行，这些支线故事越来越明显，直至可以成为重大的经验，成为例外。

改写的对话会在行动蓝图和意义蓝图中间穿梭。因此，在了解改写的对话之前，还需要了解另外两个概念：行动蓝图（Landscape of Action）和意义蓝图（Landscape of Identity）。

将事件发展按顺序串联，探索例外的细节（Who、What、Where、When）的过程被称为行动蓝图。而询问这些细节（也许已经变成了例外）的意义、感觉、渴望、品质、想法、宣示、规则、重要性等问话的过程被称为意义蓝图。当问话在行动蓝图和意义蓝图中穿梭时，事情本身的意义开始发生改变，来电者有机会跟着援助者去了解自己内心的感受和看法，会看到很不一样的自己，也许会重新整合自己，产生新的自我认同。事情的意义就脱离了事件本身，和一个人的自我认识结合在了一起。

具体来看，改写的咨询技术包括以下内容。

（一）行动蓝图的问话

当来电者出现新故事、新行为、新理念时，通过问话描述期待的行为细节。如：

"您能不能跟我说得详细一些？"

"这件事当时是怎样发生的？"

"您为这件事做过怎样的准备？"

"当时有别人在场吗？（这件事有别人参与吗？）"

"您为做这件事克服了哪些困难？"

（二）意义蓝图的问话

帮助来电者更为透彻地了解自己心里真实的感受和想法。如：

"做这件事让您觉得您最看重什么？"

"经历这件事，您的收获在哪里？"

"当您思考这件事的重要性时，您是否可以找到一个词或者短语来加以描述？"

"再往前回忆一下，您是否能够想起以前生活中对您来说很重要的类似的事情？"

"这些价值与您的未来有什么关系？"

三、其他咨询技术

除了上述咨询技术外，一些其他的咨询技术，也可以在心理援助热线中启发与帮助来电者。具体内容如下。

（一）解构的问话

帮助来电者从问题的混乱中抽离出来，看到问题对人的影响和人对问题的应对。如：

"吵架是想让对方听到什么？"

"您觉得你们怎样吵架才能对彼此的关系有帮助？"

（二）启动资源的问话

挖掘来电者自身的资源，让其看到自身所具备的巨大力量。如：

"在 ×× 中生活您最辛苦的地方是什么？"

"×× 的出现最想告诉您的是什么？"

"做些什么，能够让您感受好一些？"

"感受好一些可以为您的生活带来什么？"

（三）使命的问话

启动来电者的使命感，让其看到自身的价值与意义，从而有力量去应对问题所带来的挑战。如：

"人没有高低贵贱，每个人都在用自己展示着肩负不同使命的人的生命轨迹。"

"你是自己生命的主人，是解决自己问题的专家。"

"怎样才能活出自己的生命，给全社会有着同样问题的同胞做出一个榜样？"

"将来成为志愿者，怎样用自己的努力让更多的人看到希望？"

参考文献

怀特，迈克 .（2015）.叙事疗法实践地图（李明，党静雯，曹杏娥　译）.重庆：重庆大学出版社 .

怀特，迈克 .，＆ 艾普斯顿，大卫 .（2013）.故事、知识、权力：叙事治疗的力量（廖世德　译）.上海：华东理工大学出版社 .

李焰，周子涵 .（2016）.心理咨询与治疗过程研究的新方向——新异时刻.西北师范大学（社会科学学报），53（6），122-131.

温斯雷德 .（2014）.学校里的叙事治疗（曹立芳　译）.北京：中国轻工业出版社 .

肖凌，李焰 .（2010）.叙事治疗的西方哲学渊源.心理学探新，30（05），29-33.

于建平，李焰 .（2015）.热线心理咨询人员言语反应类型.中国心理卫生杂志，29（3），182-186.

赵兆，赵燕 .（2015）.心理治疗信件在叙事治疗中的应用.中国心理卫生杂志，29（03），161-166.

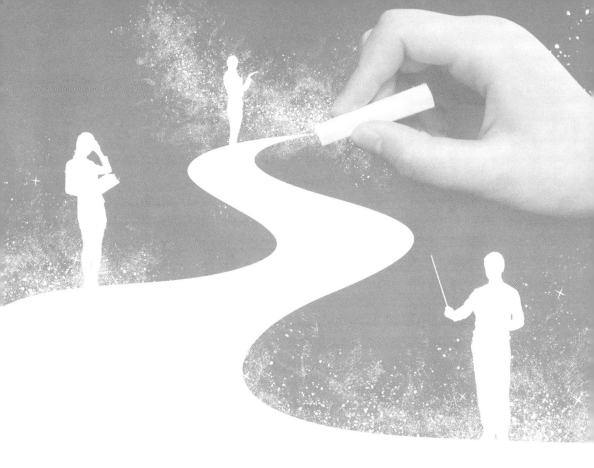

第十章

心理热线中困难来电的处理

心理热线是一种非常特别的心理援助方式。本章目标是让心理援助热线援助者通过案例提前了解困难来电的类型、表现，以及其产生的原因，提高援助者对来电者的觉察能力，使其能恰当处理不同的来电，找到更加合适的应对方式，避免职业倦怠。

本章内容是援助者从实践中总结出来的，是针对一些特殊来电的特殊应对方式，希望能对援助者的工作有借鉴意义。本章内容借鉴了北京心理危机研究与干预中心多年心理热线实务经验，在此特别鸣谢。

第一节　分析困难来电对援助者的意义

心理热线是一种非常特别的心理援助方式，其特别首先表现在援助者是被动地接听电话。每一个来电，无论来电者的问题是不是援助者所擅长的，都必须被接听并妥善处理。心理热线的另一个特点是即时性，不需要预约，在热线服务时间内可以随时打来。正因为这样，心理热线的来电者往往情绪更加激动，这一点对援助者来说是一个挑战。

一、减轻援助者工作压力，防止职业枯竭

相信每一位援助者刚刚接线时都满怀热情，希望能在热线中帮助有心理困扰的来电者，为他们提供情感支持，陪伴他们度过最艰难的时刻。但工作几周后，有些援助者可能会感到非常失望、灰心，甚至气愤。有人会觉得自己的工作没有价值，因为热线不能解决现实问题，来电者反复来电，其状态并没有得到改善；有的援助者会反复遇到骚扰电话，感到被来电者利用，不被尊重；也可能有些援助者因为找不到办法帮助来电者，结束后会感到非常挫败，甚至怀疑自己是不是适合热线这样一种援助工作。基于以上原因，在开始接听热线之前，了解一下热线中可能会遇到的困难，可以使援助者做好思想准备，调整好心态。

二、提醒援助者建立拒绝某些来电的意识

每一条心理热线都有确定的服务人群，援助者的培训围绕相关主题进行。例如，某机构建立一条压力事件情绪管理热线，主要面向经历重大自然灾害或者危机事件，并受到影响的人群，为其提供情绪支持的心理服务。为了这个工

作目标，援助者的培训内容也围绕着急性应激反应的识别、具体抗灾工作进展、转介医疗机构等方面相关知识而展开。援助者对于超出服务范围的来电往往没有经验，难以给予帮助。例如，一位长期抑郁的来电者，希望在这条热线获得对自己的深入理解，那么，他有可能会感到失望。界定出不适合该热线处理的类型，并给出明确的处理意见，将有利于减少对热线的滥用，恰当的转介可以帮助来电者向适合的机构寻求帮助。

除此以外，热线也时常接到骚扰电话或者利用感非常强的来电。来电者打来电话不是有问题要谈，而是"滥用"热线。比如，有的来电者打来电话说："就是想聊聊，你们不就是陪人聊天的吗？"这种说法会让援助者感到非常不舒服，来电者似乎在利用热线获得某种满足。再比如，有的来电者打来性骚扰电话，给援助者带来很大伤害。这些情况都需要援助者能够处理。在这些情况下，援助者不仅要有倾听的能力，更要有拒绝的能力。

三、提高援助者对依赖热线来电者的觉察能力

一部分来电者对热线形成了长期依赖，每天拨打各个热线，如同"扫线"，用打热线来填充自己的生活，而不去面对生活中的困难。这种情况对于来电者和援助者都有害处。实际上，每一条热线都有长期反复来电者，这种现象非常普遍。这些来电者由于其本人的性格特点很难在短时间内有进步，如果他们愿意经常来电，我们是欢迎的，但其必须有改变的愿望，不能仅仅用热线谈话来回避自己的生活。热线对热线依赖者应当做出一些限制，避免来电者每次打来都谈相同的问题，只期待安慰，从来不去思考自己的责任。

第二节　常见困难来电介绍

热线机构一般会对常见来电类型设定一些规范的处理方法。常见的困难来电有沉默来电、索要建议的来电、无目的来电、反复来电、不愿意挂断的来电、不礼貌的来电、操纵性的来电、询问个人问题的来电等。通过学习这一节内容，援助者可以在学会常见的处理方法的同时，进一步思考设定这些处理方法的原

因，以便在未来的工作中更加灵活地应对各种具体情况。

一、沉默来电

电话虽然接通了，但听筒里一片沉默，没有任何声音，或者电话接通了，能听到电话另一端有窸窸窣窣的声音，或者有来电者哽咽哭泣的声音，来电者就是不讲话。这种情况，援助者要如何应对呢？

（一）分析沉默来电的原因

首先我们思考一下，可能的原因有哪些？第一，来电者可能缺乏讲话的勇气，毕竟不知道热线的对面是怎样一个人；第二，来电者对其困境感到焦虑，不知道自己应该怎样表达；第三，来电者对援助者不信任，毕竟援助者只是一个代号，只能听见声音；第四，来电者可能因为疾病不能讲话；第五，来电者的身边存在某种威胁，无法讲话，比如，他不想让家人知道，但突然发现家人就在身边；第六，也可能是骚扰来电，等等。

这些原因中，第一种和第二种情况非常常见。也有些来电者会通过不说话先听的方式寻找某一个援助者，听起来不像的话就挂掉了。无论对方出于什么原因，援助者都不用着急，不必急着说很多话去填补沉默。

（二）沉默来电通常的处理方法

沉默来电通常有如下几种处理方法。

第一，向来电者问候后，保持短时间的沉默，然后说：

"您好，电话已经接通了，可我听不到您的声音。"

第二，等待一会儿，如果来电者仍然沉默，讲一些安慰和鼓励的话：

"有时候，您想跟别人说一个问题，确实会不知从何说起。别着急，慢慢来。"

第三，再等待一会儿，如果来电者仍保持沉默，告之本热线的目的，以及保密原则：

"我们是一条心理热线，我们的谈话内容是对外保密的。"

第四，经过一分钟的等待以期取得来电者的信任，但如果在这期间来电者仍然保持沉默，结束来电，结束前重述服务时间：

"您好，我们非常愿意帮助您，可能您还没有准备好。没有关系，我们的热线是24小时服务的，您可以想好了再给我们打来。我现在要挂断电话了，再见。"

二、索要建议的来电

索要建议的来电表现在来电者反复向援助者提问："你说我该怎么办呀？"这类来电不太好处理。

（一）索要建议来电者的心理分析

新手援助者往往对这种情况感到非常困惑，因为我们在心理援助培训中会强调平等合作的工作态度，只有在来电者受到危机事件影响，丧失自己处理问题能力的时候，援助者才会直接给出进一步的救助建议。除此以外，对于来电者个人事情的处理，援助者不能代替来电者做决定，而是需要和来电者讨论他自己力所能及的处理方式。

很多新手援助者抱有极大的援助热情，他们希望能够看到自己实实在在地帮助了别人。而且，大部分人都在生活中积累了很多成功的应对经验，希望分享给别人。那么，遇到询问建议的来电者，就很容易直接给他一个建议，告诉他可以试着如何如何去做。

对于一部分来电者，你的意见可能真的是他没想过的，你也许能听到对方忽然间沉默了一下，然后说："哦，这个我倒是没想过，也许可以试试看。谢谢你告诉我。"这种情况，你可以听到对方在思考，他真的接受了你的建议，那么，恭喜你，你确实帮助了他。但是，有另外一些来电者不是这样的。有些来电者在生活中四处碰壁，日复一日、年复一年地尝试、失败，尝试、再失败，他打电话来问："你说我该怎么办呀？"我们也听得出来，他不是在问办法，而是在呐喊："我无能为力了，我好无助啊！谁能理解我呀！"这种情况，来电者需要的可能更多是感情支持，而非一个方法。

还有些来电者不习惯为自己负责，他们凡事问别人，按照别人的办法做成了事还好，如果失败了就把责任都丢到别人身上。对于这样的来电者，可以真正帮他的是鼓励他自己做选择，而不是帮他解决某一个现实问题。援助者并不了解来电者的情况，实际上是没有办法找到一个最佳答案给他。比较好的方式是问他"您能给我讲讲具体情况吗？您怎么想？发生了什么？那个时候您怎么理解他这么做？您怎么理解自己会陷入这种情况？"等等。不断地启发他去思考。通常，比较有依赖心理的来电者不喜欢跟着这个思路走，他可能觉得这事情别人都会觉得很简单，别人一定有好办法，他思考了也没有用。从这个角度讲，启发他去思考的意义是非常重大的。

（二）索要建议来电的几种处理方法

那么，遇到反复问建议的来电者，我们要怎样处理呢？

第一，我们尽量**不要直接给建议**。也就是**避免**这样讲：

"您这种情况呀，我建议您先……后……您应该……您必须……这很重要。"

第二，强调来电者的独特性。

"您问我应该怎么做，我发现即使在同样的情况下，每个人的做法都是不同的。也许我们可以讨论，看看什么是适合您的解决办法，您愿意吗？""人和人的差别很大，您和我是不同的人，我的解决方式可能不适合您。"

大家知道，当我们进入一个新环境，开始一项新工作的时候，往往希望有个参照物。相信大家都能够理解这种心情。那么，必要的时候也可以把这一点讲出来，表示你对对方的理解。

"您反复问我，如果是我，会怎样做。我感觉这件事对您真的非常重要，而且您为此困惑很久了，非常想有个参照，来印证您的想法是不是合理的（可以接受的）……"

这种表示理解的处理方法有时候也是必要的。

第三，可以用间接建议代替直接建议。以下是三种不同的表达方式。

"我觉得您应该拒绝您的朋友，告诉他您很忙，自顾不暇，他应该理解您。"

"有些人遇到类似的情况会直接跟朋友说明自己很忙，没办法帮他，您觉得以你们的关系，您能这样做吗？"

"每个人的处理方式不同，有人会选择跟朋友明说，拒绝他的要求；也有人会帮他分担，您能想到什么适合自己的方法吗？"

上面第一句是直接建议，当我们直接给来电者建议的时候，不知不觉就和来电者处于不平等的地位了，仿佛我们是老师他们是学生。第二句和第三句就是我们推荐的间接建议。第二句前一半说出了一种可能性，如果来电者愿意的话可以成为他的一个选择，语气上是商量的、平等的。第二句和第三句表达了对来电者自己的判断的尊重，我们在短时间内很难了解来电者和那位朋友的关系到底是什么样的，对方的性格是怎样的。在这种情况下，尊重来电者的感觉是非常重要的。

这里再强调一下倾听来电者本人意见的重要性。比如，一个来电者说跟女朋友的关系很纠结，很久以前就想结束了，但是迟迟没有行动。如果我们在倾听了他的苦恼以后，带着同情草率地告诉他"应该"分开，那么，我们实际上还没有理解他的难处，这么久没能分开一定是有原因的。比如，他的女朋友可能缺乏社会支持，可能性格刚烈，失去关系会触发危机状况等。来电者的顾虑我们一定要倾听，要了解他的难处。在处理来电者的问题方面，他们自己是专家，我们要做的主要是陪伴他们，要相信他们能自主解决自己的问题。

接听索要建议的来电，有时候张力是很大的，常常表现为援助者想启发来电者思考，来电者却觉得想这些是没有用的。这时，两个人之间就有了张力，所以需要援助者很耐心，虽然听起来并没有发生什么明显冲突，但这样的谈话很容易让援助者偏离工作重点，变得没耐心，需要小心对待。

三、无目的来电

无目的来电是指这样一类电话，来电者不清楚具体的需求或自己的来电目的，他们往往提出许多问题，详细述说自己的事情，但内容分散，仿佛他们的生活处处是问题。

（一）无目的来电的心理分析

无目的来电者很难聚焦在某一个方面，也无法明确热线可以在什么方面帮助他。这样的来电反映来电者也不清楚自己的需求，或者他也只是想找一个人倾诉。遇到这样的来电，我们的援助者经常会耐心地倾听很久，却不知道如何回应，只能跟来电者一起淹没在他的迷思之中。

（二）无目的来电常用的处理方法

处理这样的来电，我们首先要做的是跳出来，反馈来电者的状态。比如，可以这样讲：

"您今天来电谈到某事、某事、某事和某事，我有一种感觉，好像您对很多事情都感到困惑，没有主次，并且非常焦虑。"

陷入迷茫的来电者往往会认同这样的反馈，并开始关注自己的状态。

援助者还可以引导来电者将话题固定在某一个具体问题上。

"听起来您的生活中有很多问题，但是由于热线谈话的时间有限，您看能不能选择一个您最关心的问题今天来谈，这样我们就能够比较深入地讨论这个问题。"

"我们今天谈到很多事情，您是否愿意停下来想一想，您最关心的问题是哪一个？"

"听得出来您被很多问题困扰着，我们的热线可以为您做点什么呢？"

电话咨询是这样的，如果我们听出来电者一边谈一边在思考，那么，我们可以跟着来电者的思路，陪伴他思考他的人生；如果来电者是没有方向的，处于一种迷茫的状态，那么，我们援助者需要像主持人一样，保持对谈话的控制权。比如，可以说一些反馈来电者状态的话：

"您刚才讲了很多和老师之间的关系问题，听起来您在每一件事情中都有很多顾虑。"

"咱们从最初的想家谈到了学校里面有很多您不喜欢的方面，好像您生活的方方面面都没有安定下来，您在内心还没有把自己当成学校的一员。"

来电者的话题可能会很分散、很繁杂，但通常内容是有联系的，我们可以试着寻找这样的联系反馈给他，帮助他进一步了解自己的状态。

四、不愿意挂断的电话

心理咨询热线会设置一个通话时长，每个热线可根据自己的情况确定，一般是 20 ~ 50 分钟。例如，清心热线的接线时间是 40 分钟，危机干预来电则不限时间。设置通话时长是非常有意义的，这和人的注意力保持时间有关，如果时间过长，援助者和来电者都会陷入疲惫的状态，效果可能会不好。在工作中经常会遇到一种情况，就是有些来电者很难挂电话。从援助者说咨询时间差不多了，到真正挂断电话，有时候需要 10 分钟、20 分钟、30 分钟，甚至更长的时间。

（一）不愿意挂断电话的来电者的心理分析

来电者不想让援助者结束通话可能有很多种情况：有可能是他们非常孤独、伤心；或者他们是难以接受分离的人；或者他们是很有控制欲的人，不希望由别人来决定结束时间。

他们可能会这样说："能不能再跟你多谈一会儿？""其实我还有一个问题，这个问题对我来说更加重要！"甚至在危机干预电话中，有的来电者可能用自我伤害的行为威胁援助者："如果你现在挂断电话，我就吃下这些药。"

有一些来电者对分离非常敏感，就在援助者开始做总结的时候，来电者意识到这次谈话要结束了。这个分离时刻可能引发来电者糟糕的感受，这些糟糕的感受可能来自早年的分离创伤。来电者可能会叹气，会有点生气地说："好吧，您又要结束谈话了，对吧？"援助者可以回应来电者的反应。例如："当您意识到谈话要结束了，好像心情变得很不好。"这样的讨论可以帮助来电者意识到他的情绪变化，如果有机会可以延伸到日常生活中类似的场景。

（二）不愿意挂断的电话常用的处理方法

首先要具体问题具体分析，找出来电者要求延长谈话时间的原因。如果来电者有必要多谈些时间，就再给他几分钟的时间；如果来电者要求延长谈话时间，但是并没有给出明确的原因，就可以结束来电。

"咱们的谈话时间已经到了。我们刚才谈了……您可以放下电话，再静下来思考一下我们的谈话内容。"

"好像结束谈话对于您来讲是一件不容易的事情。我们的热线每个学期每天 16：30 ～ 22：30 都提供服务，我们今天先谈到这里，如果有需要您可以在服务时间内再打过来。"

不愿挂断电话的来电者容易激起援助者烦躁不安的情绪，已经无话可谈，却不能或不忍心挂断电话。接听过程中，要注意保持耐心和平静，果断结束电话的同时避免表现出冷淡和拒绝。

以下还有一些结束无意义来电的方法：

"今天我们谈到……似乎到目前为止也没找到什么特别适合您的方法，您可以放下电话再想一想，我相信您有能力处理好自己的问题。"

援助者无须为没找到答案而承担责任，不要觉得你没有为来电者想出办法来，他就什么办法都没有，他还可以再去找别人，不要低估来电者的能力。真正有能力处理好自己问题的永远都是他本人。

"似乎您面对的情况特别复杂，很难在一次交谈中得到解决。我们再谈5分钟，您想想可以做点什么？"

"处理这样的情况确实很困难，希望您能够在困难的时候关照自己的情绪，多跟朋友交流，祝您得到更多的支持。"

五、反复来电

反复来电是指同一位来电者在短时间内，比如一周、两周甚至一个月内，频繁拨打热线；每次谈的内容几乎相同，反复诉说同一事件或同一种状况，经过一段时间也没有发生改变。这一类来电通常比较难以处理，我们援助者一开始的时候很热心地给予帮助，三五次以后就有点失去信心了，感觉自己的帮助好像没有意义，从而产生了烦躁的情绪。

（一）反复来电者的心理分析

反复来电的特点可以归结为以下几种情况：

第一，可能在感到孤独、无聊或想要讨论小事时拨打热线；

第二，倾向于引起援助者的负性情感，特别是受挫感；

第三，也许是个孤独者、独居者、缺乏交往者，生活中很少或没有"倾听者"；

第四，用热线电话作为一种与人接触的方式，也许以一个问题作为来电的借口，或仅仅与援助者谈论今天发生的事而已；

第五，生活中遇到了让其难以解决的问题；

第六，援助者看来是无关紧要的问题，但来电者却认为是至关重要的事情；

第七，未能做好解决问题及制定问题解决方案的准备。

此外，可能还有其他的情况。

（二）反复来电的处理方法

难以处理且反复来电的情况，通常需要热线的管理层出面。机构需调用资源全面了解情况，并制定相应的处理程序。

我们通过一个案例来说明反复来电的处理方法。

来电者基本情况：

来电者A，女，20岁左右，在某自然灾害期间拨打心理援助电话超过50次，反复讲述痛苦感受，有自杀想法，无计划，对父母的很多做法感到愤怒，有学习困难等。热线危机组介入，联系其家属，从来电者母亲那里得到一些信息，来电者曾经被诊断为抑郁症，抗灾期间治疗中断，母女之间的冲突比较多，家人对来电者的痛苦感受有一些了解，表示恢复正常工作秩序以后会积极为其治疗。（为保护来电者隐私，本章节案例细节均由笔者根据热线常见案例杜撰。）

处理过程：

1. 通过督导发现反复来电案例。多位援助者在督导会上汇报这个个案，援助者感到来电者痛苦感强烈，有自杀想法，不明确其社会支持是否足够。援助者的第一个挑战是，来电者反复讲述痛苦，缺少细节描述，这让援助者感到难以理解她。第二个挑战是，来电者持续表达自杀想法，难以判断其社会支持力度，这让援助者非常焦虑。

2. 联系家人并给予家人心理教育。针对援助者的困难，热线的危机干预组经过几番努力联系上了来电者家属，得知她的母亲对其病情比较了解，且对目前就医困难感到很无奈。危机干预组老师对来电者母亲进行了安全教育。

3. 援助者继续在督导会上获得专业支持。在例行督导会上，危机干预组将了解到的信息告知援助者，并建议援助者的工作以倾听、共情为主，如果有变化再讨论。援助者因为了解到她的病情和就医困难的情况，倾听来电更加耐心；也因为了解了她的社会支持信息，在倾听自杀想法的时候降低了焦虑。

4. 持续关注来电者。经过大家的共同努力，来电者情绪相对稳定。

这个案例比较复杂，不仅是反复来电，还涉及危机干预等。我们可以看到，当一个困难的来电反复出现，很多援助者会被来电困扰，往往结束了接线工作仍然很担心。这个时候就需要热线的督导组、危机干预组组成一个团队来合作处理。督导组或者危机干预组了解情况，并形成确定的工作意见，传达给援助者，可以给援助者有效支持，减少其工作压力。

六、被问及个人信息的来电

有些来电者打来电话不谈自己的问题，而是不断地向援助者发问，问援助者有关个人能力、专业资质、年龄、婚姻状况、有没有孩子等问题。这样的来电可归为被问及个人信息的来电。

（一）被问及个人信息的来电者的心理分析

当被问及个人信息时，如何回应，是告知还是不告知，新手援助者往往有很大压力。一方面心理热线的专业工作规定是不向来电者谈及个人信息；另一方面有时候来电者的询问非常急切，仿佛不回答他就没做好接听工作，这让援助者很焦虑。

那么，来电者问这些问题希望得到的答案是什么呢？或者他们的内心需要是什么呢？

这里有很多种情况，有些来电者一上来不知道该怎样开始谈自己的问题，他就询问援助者：“您是不是医生？”这无异于在讲“我想跟您谈医学相关的事情”。所以，我们可以这样回应：“您想谈医学方面的事情，对吗？”

有些来电者对热线缺乏信任，不确定援助者能帮助他。对于这种顾虑，我们要理解。大家想想看，当我们要对一个人讲出内心难以承受又毫无办法的事情，是不是希望先确定对方是好意的，并且是有能力的？

经常有来电者问：“您是心理专家吗？”我们的援助者一下子就紧张了，感觉对方期待很高，希望专家接线。我们只需要告诉他我们的身份就好：“我们是经过专业培训的援助者。”在心理援助工作中，真诚的态度比专家头衔更重要。

还有人问：“你们都是志愿者吗？”怎么回答呢？可以这样讲：“是的，我们是经过专业培训的志愿者。”他也许接下来会问：“你们也跟我一样不懂心理学，能解决我的问题吗？”大家有没有感觉被挑战了？这个时候要注意保持平和的态度：“如果您愿意，可以谈一下您的困惑，我们一起探讨。如果我确实不能帮到您，我再帮您推荐别的热线或者机构。您看这样好吗？”

大家要相信一点，所有打来电话的人都是希望能够信任我们的，否则他为什么要打这个电话呢？他只是最初有些顾虑。

还有一些来电者会问很详细的问题，比如，问我们的援助者是不是大学生，大学几年级了，有没有谈过恋爱，有没有失恋过，有没有考过研……来电者为什么会关注这些问题呢？这些问题与他们的问题有什么关系呢？他们或许关心的是："我遇到的这个事情您有经验吗？"事实上，我们都只经历过那些我们经历过的，没办法经历所有来电者的生活。但是，没经历过就不能提供帮助吗？当然不是。每个人都需要探索出适合自己的路，在探索的过程中有人倾听和参与都是一件好事，即便参与者没有直接经验。

（二）被问及个人信息来电的处理方法

处理这样的问题，推荐大家这样回应：

"您是研究生吗？您是参加研究生考试考上的吗？"

"您一直问我有没有参加过研究生考试，我想是否参加过研究生考试这件事对您一定非常重要。您愿意说说吗？我很愿意帮助您。"

"您一直问我有没有参加过研究生考试，也许您觉得没参加过这个考试完全没办法理解考生的感受。也许您经历了很特殊的一段生活，如果您愿意谈一谈，我很愿意跟您讨论。"

在接听危机干预热线的时候，共情尤为重要。例如，在抗击"512"汶川地震的心理支持工作中，来电者来自灾区，而接听热线的志愿者在相对安全的地方。援助者不可能完全理解灾区居民的感受，这个时候要勇敢地承认这一点：

"您在什么地方？在四川吗？"

"您可能担心我不在灾区，无法理解您的感受。我想，我可能真的无法体会您经历的事情，您愿意讲一讲吗？"

一般处理原则：不过多回答个人信息，共情来电者担心和不信任的心情，让来电者关注他自己的心理需要。

"您问了我很多问题，有什么担心吗？"

"是什么原因让您一定要知道我的年龄呢？您最希望和一个什么年龄的人谈呢？"

注意不要告诉来电者你的姓名、私人联系方式、热线室的位置，不为来电者做机构外的心理咨询，不与来电者建立热线咨询以外的关系。

不透露援助者的真实身份和联系方式是对援助者的保护。心理援助是一种工作，是在规定时间内以规定的方式进行的。由于心理援助方式的特殊性，很多人对心理咨询的理解有偏差，认为这和朋友之间的互相关心是一样的，所以，当感觉在电话里面谈得不错时，就希望能成为朋友继续互相帮助，但实际上，这种转化是破坏咨询关系的。

不透露热线室位置也是相同的原因。有些来电者对援助者不满，就跑到接线室来"维权"，让热线工作受到影响。我们的工作就是通过热线进行的，如果有来电者希望现场咨询，我们就推荐他去其他心理机构，热线不提供面对面咨询。如果有人希望来热线联系其他工作事宜，可以告诉他热线的工作邮箱。

不为来电者做机构外的咨询。有些援助者是临床心理学系的学生，他们毕业以后可能就职于某医疗机构或者心理咨询机构，自己也考了心理咨询师的证书。这样的援助者在接线过程中可能想到介绍来电者去自己的机构做面询，这样更有利于来电者做出改变。这样做是可以的，但不建议在热线专程建立一对一的私人咨询关系。开始心理咨询以后，来电者要跟咨询机构签署协议，确定新的咨询关系。

七、不礼貌的来电

在热线工作中，援助者也会接到不礼貌的来电，比如对方喝醉了，或者带着从别的地方受到的挫折给我们打电话。

（一）不礼貌来电的表现

主要包括以下表现：

1. 直接对援助者表示愤怒或讽刺；

2. 用宣泄愤怒的方式来激怒援助者，而非专注于自己有此感受的真正原因；

3. 用暗讽的言语、脏话，公然地对抗或侮辱援助者；

4. 使用更具威胁的方式，对援助者的能力和技巧进行抱怨。

这样的电话特别容易让援助者感到挫败，感觉这个工作毫无意义，而自己只是一个出气筒。可以说，这种来电对热线工作影响是巨大的。

（二）不礼貌来电的一般处理方法

处理这样的来电，援助者可以选择运用沉默技巧，制定来电的界限，在来电者拒绝认真谈问题的情况下结束来电。

"我们很愿意帮助您，可是您现在情绪这样激动，不太适合交谈，请您先平复一下再给我们打来。"

在感到通话不再有建设性意义时结束通话。

"我们的通话好像对您没有什么建设性，我现在要结束通话了（稍停顿），再见。"

结束来电时语气正式，避免流露出鄙夷或者愤怒的情绪。用这样的态度告诉来电者，我们是提供专业服务的，并不是情绪垃圾桶。

八、超出服务范围的来电

每一条热线都有比较固定的服务范围和服务人群，这是热线服务重要的工作设置。有确定的服务范围，有利于热线组织培训相关内容，更有利于给来电者合理的期待。

一般来说，热线名称就带着明确的信息，例如，青年工作压力管理热线的工作范围是服务于青年群体的，目标是缓解他们的工作压力。热线号码公布以后，难免有其他需要的来电者也打来电话。遇到超出服务范围的来电的处理方法是，热线机构可以制定本热线的处理原则，可以不接听，也可以由援助者酌情决定是否接听。

当被问到"我有一些跟工作无关的问题可以谈吗？"时，援助者可以回答：

"不知道您遇到什么问题，您可以谈一下试试看。"

"我们是一条针对工作压力的心理热线，您的问题可能我们没有经验，我推荐您其他的热线，您看好吗？"

如果来电者谈及我们没有经验的话题，可以尝试从以下角度帮助来电者：第一，关注来电者的情绪与情感，表达关切；第二，表现出温和包容的态度，让来电者在通话中缓解情绪；第三，发现来电者内心的资源，给予鼓励。

九、未成年人和限制行为能力人的来电

热线总的来说是一种被动的工作方式，来电者和援助者都是匿名的。遇到未成年人和限制行为能力人的来电处理方法是联系家属。线上联系来电者家属，算是对日常接线这种被动工作方式的一种伦理保密设置的突破。什么时候突破呢？当未成年人和限制行为能力人来电时，援助者判断来电者不能完全对自己负责，又存在危险的时候，就要启动与其家属通话的工作方式。

（一）与未成年人和限制行为能力人的家属通话的情况

法律规定，未成年人指尚不满 18 岁，限制行为能力人包括精神疾病患者，如抑郁症患者等。如下三个案例均属于与未成年人或者限制行为能力人的来电：案例一，来电者是未成年人，遭受虐待、校园暴力；案例二，来电者是重度抑郁症患者，自己和家人对病情没有足够认识；案例三，来电者处于精神分裂症发作期，没有接受正规医院的治疗等。

（二）与未成年人和限制行为能力人的家属通话的一般策略

援助者首先应保持耐心，即便是为未成年人或者限制行为能力的人工作，工作对象仍然是来电者本人，不要迅速判断"跟来电者讲什么都没用，只有找到他的家人才能帮上忙"。首先，要通过来电者了解其家人的态度。

示例：了解来电者家人的态度

1."你在学校被打的事情，你爸爸妈妈知道吗？"

2."你和谁生活在一起？你每天这样痛苦，有很多绝望的想法，你的家人知道吗？"

3."你说那个人总是监视你，你这么害怕，你把这件事告诉过你妈妈吗？她怎么说？"

如果援助者感觉家人并不知情，或者知情但没有正确对待，可以讨论如何跟家人进一步沟通。在这里，**请牢记危机干预的金科玉律：来电者能做的事情，就不代替他做。**

示例：鼓励来电者自己和家人沟通

1."听起来你妈妈不知道你害怕上学是因为被打，每天都被威胁。你觉得你跟她说一说，害怕上学就是因为被打这件事，你真的很害怕，有没有可能让她明白你的处境？"

2. "听起来你的家人不理解你为什么不能出门，对你很不满意，这一定让你更难过了。如果你说你病了，请他们带你去看病，能做到吗？"

3. "听起来你妈妈是不知道你的想法的，你这么害怕，还是需要有人帮忙的，你能告诉她你的想法吗？"

如果来电者对于自己沟通感到非常无力，预期不会有好的效果，没有勇气去做，那么，援助者可以提出建议，让来电者把电话给家人，让援助者帮他沟通；或者邀请来电者，下次家人在家的时候一起给热线打电话，由援助者帮他说明情况（这种操作需要技术上能够实现来电信息共享，也就是说，下一个援助者能看到前面的通话记录，以便持续干预）。

示例：援助者与来电者协商联系家属

1. "你说她不会明白，那你可以把手机给你妈妈吗？我帮你说一下？"

2. "嗯，您说说过了，您老公还是不理解您。那需要我帮您说两句吗？您可以把电话给他。"

3. "我觉得你每天这么害怕也不是解决方法，我跟你妈妈说说，你看行吗？"

如果来电者一口答应了，可别急，先跟来电者沟通好，他希望你沟通哪些内容，特别是要明确他不希望你说哪些内容。

示例：与来电者沟通联系家属的内容

1. "等一下，我们先商量一下怎么和她说。你上学很害怕，你觉得让你妈妈送你去，或者跟老师说一下，这样会好一点吗？"

2. "好的，谢谢您的信任。那我就把您跟我说的失眠、注意力差、感到痛苦都跟他说一说，建议他带您去医院，您看这样可以吗？有什么不希望我提到的吗？"

3. "好的，谢谢你的信任。那我就把你感觉到的事情告诉你妈妈，不知道她能不能像你希望的那样一直陪着你，但是尽量让她想办法帮助你，好吗？"

接下来就是与家属的沟通，这个阶段要注意自己的工作态度、保持中立，避免责备家属没有关心来电者，也需要做好准备花一点时间倾听家属的各种难处。另外，在案例 2 和案例 3 中建议就医时应当明确，并询问家属就医是否有困难或者心理抵触，可以做一些精神科疾病的科普工作，推荐更多的咨询渠道，提醒家属务必重视。

也有另一种可能，就是来电者坚持援助者联系家属不会有好的结果，坚决拒绝联系家属。那么，援助者需要判断其状态的严重程度，如果涉及生命危险，可能需要报警；如果没有生命危险，也不涉及法律上有报告义务的情节，则鼓励来电者在感到痛苦的时候拨打热线，避免伤害自己的行为，并鼓励他继续思考让事情变好的方式，例如，如何避免激怒施暴者，痛苦的时候联系什么人或者做什么事情调节情绪等。

未成年人和限制行为能力状态的成年人的来电常常使援助者陷入伦理困境——难以判断怎样能真正帮助来电者，报警、告知家属之后是否就会得到重视？又或者，知道的人多了，是否会让当事人感到额外的痛苦？热线服务后续能跟进的方式非常少，因此需要充分尊重来电者的意见，用多一点的时间讨论他不求助的顾虑是什么，他幻想获得帮助的方式是什么等。

十、要求多方通话的来电

在来电者行为能力正常的情况下，他有时希望援助者充当调解员，希望援助者能够多方通话，以帮助自己。这样的电话被称为要求多方通话的来电。

（一）要求多方通话的来电的情况

比如，来电者有夫妻矛盾，妻子打来电话，接听中间，妻子要求援助者跟丈夫谈话；再如，来电者与女友闹矛盾，希望援助者联系他女朋友转达他的悔改之意，希望挽回感情；还有，来电者希望与援助者 A 保持联系，请援助者 B 转达，让援助者 A 务必在某日上线等候等。

（二）要求多方通话来电的一般处理原则

处理这种来电的原则是援助者应该避免在热线过程中与多人交谈，以及避免做热线谈话以外的咨询行为。

以来电有夫妻矛盾为例，如果同意和丈夫通话，则援助者被置于一个调解员的角色中，保持中立就变得非常困难。矛盾双方的内心活动都去倾听和共情会导致通话时间过长，援助者容易感到疲惫无力，效果一般不会很好。

可以拒绝来电者的要求：

"我觉得既然您打来电话，我们就先从您的角度谈一谈，先不加入别人好不好？希望我们的谈话能给您带来点收获，用于处理您和老公的矛盾。"

再以来电者与女友矛盾为例，来电者无法接受失去女友，急切地希望有人帮他解决这个问题。援助者可以对失去女友的恐慌心情给予共情，给来电者更多时间讲述他们的故事，让他用这些时间思考这一段感情，而不是立即找个陌生人去改变女友的心意。

"您愿不愿意谈一谈您的女朋友？你们的感情怎么样？我觉得我替您去说服她是不合适的，我可以帮您一起想一想，您想要如何挽回？"

最后，关于来电者希望与某个援助者保持联系的情况。热线工作应该避免来电者依赖某个特定的援助者，每一位援助者都代表热线提供了稳定的服务。对于超出热线规范的要求，应当婉拒，并表示自己和其他援助者都非常愿意听来电者谈一谈。

"您想要找周六的那一位援助者，我们这边的援助者很多，时间是不固定的，您可以在任何时候打来，我们每个人都非常愿意帮助您。"

"热线规定不能和固定的援助者谈话，您有什么事情愿意跟我说一说吗？"

要求多方通话的来电需要援助者保持对工作的思考，不被来电者的需要带离工作轨道。虽然拒绝了来电者的要求，但仍然需要保持关心的态度，保持热线特有的倾听的价值。

虽然通信技术的长足发展让我们有更多方式找到线路另一端的来电者，危机干预有了更多可能性。但是，对一个人内心的帮助仍然在一言一语之间，仍然在长期稳定的关系中，仍然在诚心诚意的工作态度。特殊情况下，突破边界的工作是必要的，但是倾听仍然是心理热线最能帮助来电者的，也是最有价值的部分。

第三节　关于骚扰来电

当电话刚刚被用于心理援助工作的时候，很多人对此抱有极大的好奇心。许多人没有心理帮助需求，只是打电话来看看是否真的能接通，或者有的人单纯因为无聊而拨打热线，给热线工作带来了困扰。另外，性骚扰来电也是心理热线常见的骚扰来电。骚扰来电会带给援助者紧张、警觉、疑惑以及愤怒的感觉，这给援助者的正常工作带来了负面影响，甚至给援助者带来了伤害。

一、识别一般骚扰来电

首先，要识别一个来电是否是骚扰来电。在正常来电接听时，会发现一些特殊的情况，如电话接通后来电者不讲话，而是在电话另一端笑；或者背景中有其他人一边笑，一边提示他怎么说；又或者谈及心理问题或者自杀想法时，语气中没有痛苦的感觉等。对于以上情况，援助者可以适当使用沉默和对质的技术，尽快地确认来电是否是骚扰电话。比如，援助者在保持语气平和的前提下问：

"您谈到自杀话题还在笑呢，是什么原因呢？"

"我听到您身旁有人跟您说话，他也参与咱们的交谈吗？"

"谈到这儿我还是不太明白您的意思，您能具体说说您来电话想谈什么吗？"

在判断骚扰电话的时候，需要援助者耐心询问，避免迅速将一些特别的求助来电误判为骚扰来电。例如，在学习心理问题评估课程的时候，我们了解到一种症状叫作情感倒错，表现为认知与情绪不协调，有时候用轻松的语气谈论悲伤的事情。这种情况，来电者讲的经历听起来很像"假的"。经过提问来电者的生活状况、想法，仔细辨别，可以感受到他求助的愿望。再例如，骚扰电话经常是几个人一起打来的，他们怂恿其中一人和援助者交谈。电话中可以听到有人在背后给来电者出主意、编造谎话等。但不能一出现这种情况就立刻判断为骚扰电话，有时候青少年来电者是在家长的鼓励之下打来电话的。来电者因为紧张不知道该怎么讲，所以听起来支支吾吾，背后还有一个不断鼓励或者催促的声音。总之，很多时候都需要多花一点时间分辨情况。

二、识别性骚扰来电

性骚扰电话是每一条热线都会遇到的，也是对援助者伤害最大、最难处理的来电之一。性骚扰电话与对性有困惑的来电有着非常明显的区别。对性有困惑的来电是希望讨论自己的问题；而性骚扰电话是通过谈及性话题，或者边打电话边自慰，获得直接的性满足。援助者接到这样的电话会感觉受到了侮辱和利用，感到委屈或气愤。

（一）性骚扰来电的通常表现

什么样的来电是性骚扰来电？无论来电者意图如何，援助者都可以依照自己的感觉加以判断，只要谈及的话题让你感到不舒服，就可以停止对这个话题的探讨，告诉来电者这个问题你帮不了他。以下是从实践中总结出来的性骚扰来电的一些特征，也可以辅助判断：

1. 讲话犹豫不决；

2. 询问援助者的个人问题，或问援助者是否很寂寞；

3. 接通后保持长久的沉默；

4. 呼吸急促；

5. 拒绝谈论他的"问题"；

7. 显示出自己的"性问题"是无辜的；

8. 经常使用"难为情"这一词语；

9. 就"性问题"征求援助者的看法；

10. 直接具体描述有关性行为的细节；

11. 用正式的语言描述性行为和性器官；

12. 通话尚未结束而突然挂断电话。

以下是性骚扰来电常见的开场语和应答方式：

1. "你可以跟我谈谈吗？"

"跟我谈谈"是非常宽泛的说法，并且会逆转电话咨询关系，变成援助者讲话，来电者听。因此，这个问题不适合直接答应。可以这样回应："我们的热线是针对抑郁情绪的，您打来电话想谈什么呢？"

2. "我什么事情都可以说吗？"

在心理热线工作中，我们很少直接回答"是的，什么都可以讲"，而是对承诺有所保留，只讨论工作范围内的话题。因此，可以这样回应："我们是主要针对青少年学业压力的热线，您如果有其他想讨论的问题可以说一说，如果不是我熟悉的领域，我可以推荐其他热线。"

3. "有没有男（女）的援助者来接听电话？"

来电者可能更希望和特定性别的援助者谈自己的问题，感觉那样更轻松。援助者可以探索一下这背后的原因。比如这样回应："什么原因让您更希望与女性援助者谈呢？"排除了性骚扰的可能后，可以建议他挂掉电话重新拨打。也可以努力建立信任，鼓励来电者讲自己的事情。例如："我也很愿意帮助您，您愿意尝试跟我讲吗？"

4. "我以前从没打过热线。"

特意强调第一次拨打热线，有可能是为了让援助者知道他很紧张，也有可能是表达自己很无辜，之前那个拨打骚扰电话的不是他。援助者可以鼓励他讲一讲来电目的，进一步判断："嗯，那您今天打来电话是想讨论什么话题呢？"

5. "你知道我的问题吗？"

性骚扰来电者常常神神秘秘地问这样的问题，"你知道我有哪方面的问题吗？""我就是有那方面的问题，那方面。"其语气中带有一种"你要是猜不出来就很奇怪"的意思。援助者不需要猜测任何话题，建议直接询问："您没有说，所以我不知道您想谈的话题，您愿意说说吗？"如果来电者仍然让援助者猜，那么可以重述工作范围，然后挂断电话。例如："我们这条热线主要是面向年轻人，帮助缓解工作中的心理压力的，您想讨论的不在我们的工作范围内，我现在要挂断电话了。"

6. "我有一个很尴尬的问题。"

7. "我很孤独。"

这两个问题的回应方式基本和问题 2 的相同，重述工作范围，让来电者谈相关的自己的问题。

8. "你周围有别人吗？"

性骚扰来电者常常从探听热线室是否有别人开始一段谈话。回答"有"或者"没有"都不恰当，比较适当的回应方法有："您为什么想知道这个呢？""请问今天打来热线想讨论什么呢？"

（二）性骚扰来电的处理方法

首先，在没有确定来电意图以前，可以用开放式提问。比如："您说您有一个关于性方面的困惑，能说说具体情况吗？"有些在线自慰的来电者希望听到援助者的声音，所以他们往往很少讲话，试图让援助者讲话，有时候还可以听到异常的呼吸声。在这种情况下，援助者尽量少讲话，通过让他谈自己的问题来判断。也可以询问其呼吸异常的原因："我听到您呼吸不顺畅，您能告诉我您在做什么吗？"有些性骚扰来电者被问到这一点就会挂断电话；也有人会直接回答："我在自慰"。

其次，当来电者谈及有关性的细节时，可以阻止他，并将话题转到这件事情对他的影响。比如："我打断您一下，细节就不用讲了，能告诉我这件事情对您产生了什么影响吗？"

第三，如果你在接线的时候感觉不对劲，要相信自己的直觉，不要勉强，可以用下面的方式结束来电，如果来电者反复谈论这个问题，无论是哪一种情况，一旦确认是骚扰电话，立即结束来电："我们是一条针对抑郁情绪缓解的心理热线，您的问题不属于我们的服务范围，我要挂断电话了。"

避免以下做法：

1. 给予有关性方面的信息或建议；

2. 与之谈论手淫或性幻想的内容；

3. 允许来电者描述性行为的具体细节；

4. 说了要挂电话后又延长通话时间；

5. 在确定来电者来电目的之前向他做出承诺，如"是，我可以跟您讨论任何问题"；

6. 认为有义务按来电者的意愿去做。

性骚扰来电者，究其深层心理动机也是需要心理帮助的，但建议按照以上方式处理就好，援助者首先需要保护好自己。

第四节　自杀来电

本节另一个极难处理的来电——自杀来电。自杀来电最有挑战性，这里我们着重介绍自杀来电的具体处理方式。

一、增加对自杀来电的理解

首先，接待自杀来电是危机干预，而危机干预不是心理咨询。在危机干预过程中需要建立关系，需要必要的共情，但最重要的也最需要的是危机干预。其次，危机干预热线的目标不是"救人"，而是帮助来电者自救。因此，开发来电者自己的资源是重要的，即使是计划自杀的人也有他自己的内部资源。再次，每个人都需要为自己的行为负责。如果来电者最终仍然选择实施自杀行为，援助者切勿过于自责。最后，危机干预工作是有程序的，援助者需要接受培训，并在程序内尽一切可能帮助来电者。

研究表明，自杀想法非常普遍地存在于人们心里。当人们经历痛苦的时候常常会自然冒出一个想法：好绝望啊，不如死了算了。援助者需要学会不把自杀想法当作禁忌，熟悉如何讨论这个话题。

自杀想法也是多种多样的，例如，有的人抑郁是长期的。曾有一个有自杀想法的来电者，他有家族自杀史，长期有自杀想法，在痛苦和孤独的时候，这种想法就更加强烈。但与此同时，他也提到自己的奋斗和成就，即使在生命中比较顺利的阶段，他也没有放弃过自杀想法。由此可见，有些危机来电者的生活是很丰富的，他可能有很多的资源，个人也很有能力。

危机干预是一项团队工作，援助者需要有稳定的、具有支持性的"靠山"。有些热线有值班督导，有些热线有危机干预工作组。总之，遇到困难不需要援助者一个人来面对。援助者需要熟知危机干预的处理流程，并及时与团队沟通；团队则需要制定具体的、可操作的危机干预的工作流程。危机干预者的工作是在团队的配合下，做到能做的所有干预，如果不幸的事情还是发生了，那么，热线团队需要为该案例的援助者提供心理帮助。

二、自杀来电者的识别与问询

危机干预的第一步是从来电者的语言中识别危机来电者，这需要援助者对语言线索敏感。

"我想自杀。""我不想活了。""不如死了算了。"

"没有我每个人都会过得很好。"

"我的生活没有意义。"

"我再也无法忍受痛苦了，我只想离开。"

"我的丈夫会感到难过，但很快我们都不会再感到痛苦。"（暗示自杀/谋杀）

"我找到了一个解脱的办法，孩子会跟我在一起。"（暗示自杀/谋杀）

抑郁症状（情绪低落、兴趣低、语言缓慢）

自杀是一件令人触目惊心的事情，人们会本能地忽略这些信息。有经验的援助者都知道，无论自己以前做过多少专业工作，遇到过多少有绝望的感受和自杀想法的来电者，面对一个新的自杀来电，每个人的反应仍然是恐惧。只有通过专业训练，才能克服恐惧的感觉，给出专业回应。

例如，来电者说："我觉得好绝望，想放弃了，我特别难过，我真是不想活下去了。"没有经过训练的人很可能直接把这句话当成抒发情感的话，而不是字面意思。大部分人可能会用一些安慰的方式回应，例如"别这样想，事情会好起来的"。这种回应是善意的，带着一个人对另一个人的关心，但同时也是回避的，堵住了这个话题。对话进行下去就偏离了自杀这个话题，来电者绝望的感受无法进一步讨论。危机干预热线的回应要更直接地回应和确认其自杀想法。

来电者："我觉得好绝望，想放弃了，我特别难过，我真是不想活下去了。"

援助者："您说您很绝望，不想活下去了。您是想要自杀吗？"

援助者："您说您很绝望，不想活下去了。您是真的想结束生命吗？"

当听到自杀想法的线索，第一时间确认自杀想法，这是违背日常生活习惯的，需要不断练习才能做到。

除了语言线索，还应当注意来电者的语言速度，其回应是否敏捷，思路是否清晰，并询问其近期生活情况，注意其是否有抑郁症状。如果来电者的抑郁症状明显，即使没有提到自杀和绝望，也要问是否有自杀想法。

援助者："您说您最近心情非常不好，吃不下饭，注意力明显减退。听起来情绪比较抑郁，您有没有不想活了，想要自杀的想法？"

询问自杀想法的时候，语气要温和而坚定，注意不要过于小心翼翼，唯唯诺诺。如果一时疏忽忘了问，想起来了也要立刻补问，避免电话挂断了，才忽然想起来，刚刚这位来电者说很绝望，但是自己没确认他是否有自杀想法。这样援助者不免心存焦虑。

以下是一些询问自杀想法的方式，仅供参考：

"您刚刚提到您不想活了。您有自杀的想法吗？"

"有时当人们非常痛苦的时候会想到结束自己的生命。您有这种想法吗？"

"您说您走不出来。我很担心，您有没有想过伤害自己？

"您能告诉我您现在在做什么吗？"（当接电中怀疑有进行中的未遂行为时）

"您刚刚喝过酒吗？您喝了什么？喝了多少？"（醉酒时针对自己和他人的暴力危险程度会提高）

大部分援助者没问过别人是否有自杀想法，会担心这样问对方会不会生气，会不会感觉奇怪。实际上，没有自杀想法的人被问到这个问题都会明确回答没有，大多数并没有因此带来的负性感受；而有自杀想法的人会因为被问及这一点而感觉被理解了，接下来他可能会告诉援助者更多关于他的痛苦。

三、风险评估与确认即刻安全

热线的危机干预与现场危机干预不同，如果来电者身处危险的环境，或者已经实施了自杀行为，援助者可能无法立刻觉察。因此，在询问自杀想法之后，援助者需要用语言确认来电者的状态是安全的。

援助者："您现在在什么地方？您周围安全吗？"

援助者："您说您想要自杀，您已经做了伤害自己的事情了吗？"

确定来电者的安全后，可以邀请他讲述他的经历。无论来电者有多少自杀想法，只要目前还没有伤害自己的行为，就可以先跟他谈起来，希望他能够多说一些。来电者在越来越放松的交谈中，情绪会发生变化，绝望的想法也会随之减少。来电者可能谈到生命中很多美好的时刻，也可能在讨论中意识到自己的力量，其内部资源也因此得到激活。援助者避免一听来电者说有自杀想法，就立刻请来电者放弃自杀想法，或者跳过来电者的绝望感受直接讨论怎么做。很多人有这样的误解，认为一个人有自杀想法是很难改变的，但实际上自杀冲动的存在时间一般不超过 72 小时，危机干预热线的工作能够非常有效地干预自杀行为。

如果来电者已经实施了自杀行为，例如已经服药，那么，援助者需要按照热线危机干预方式处理，或是报警，或是在线指导来电者出门呼救。

如果没有即刻危险，则需要询问来电者的自杀计划。根据来电者对自杀行为的准备、客观条件、冲动性、缓解因素等方面的信息综合评估来电者的风险程度，这部分内容在危机干预部分会有更多讲解。

四、积极倾听与获得承诺

如果来电者没有即刻危险，也不存在近期具体的自杀计划，那么，援助者就可以通过积极倾听帮助来电者舒缓情绪。积极倾听是心理热线工作的灵魂，在心理热线接听流程的章节中，对倾听技术有过讨论。这一章通过分享一个案例，来讲解倾听过程在自杀干预热线中的运用。（为了保护来电者隐私，去掉了案例的细节信息并经过重新编写。）

案例的基本情况是，这位女性来电者刚刚离开了自己熟悉的生活环境，对新的生活不适应。又因为一系列亲密关系方面的冲突，她感到很绝望。来电者谈到自己的各种事情、很多痛苦感受，接着谈到从前令人满意的生活，曾经受到的照顾和关爱。当被问及她和谁在一起最安心时，来电者讲到了她的祖父母，然后讲述了很多有画面感的经历。想到这些，来电者逐渐从激越的情绪中平静下来，最后感动得哭了起来。哭了一阵以后，她说感觉好多了，想找个时间回老家去看看，然后就挂了电话。几天后，她又打来电话表达感谢，说那天其实是很冲动的，当时是有可能做出伤害自己的事情的，谢谢热线的陪伴。

这个例子说明了两件事情：第一，在这个案例中，我们可以比较清楚地看到，来电者的内部资源让她坚强了起来；第二，援助者要充分理解，每个来电者都有自己的生活，有自己的优势和资源。援助者要做的，常常是提供一个空间让来电者舒缓和休息，在谈话中找到属于他自己的内部资源。当援助者确认来电者没有即刻危险，就可以沉下心来和他慢慢谈，不要急着让他立刻好起来。

对于有自杀想法的来电者，挂断电话前需要讨论其行为层面的措施，还需要获得来电者的口头承诺。例如，来电者口头承诺如果再次出现自杀想法，就按照商量好的方式帮助自己，或者如果来电者情绪状态变糟糕则主动去医院就医。最常见的承诺是，如果再次感到非常绝望和痛苦，就拨打 24 小时危机干预热线。

五、危机干预中的不当做法

以下做法应当尽量避免。

（一）让有自杀危险的来电者在线等待

遇到有自杀危险的来电者，援助者需要团队的支持，比如即刻的督导、报警、求助等。如果需要拨打求助电话，最好不要挂断来电者的电话，而是用其他电话或者方式拨打。尽量跟来电者保持通话。其他措施可以请援助者的同事配合。援助者各自在家里接听电话的热线，应该提前准备紧急情况的处理预案，任何咨询过程中都应有团队成员在线支持。

（二）马上判断为骚扰电话

有时候来电者表示有自杀想法，但语气听起来并不绝望，甚至是笑着说的。这种情况需要援助者多花一点时间确认来电者的精神状态，不要立刻判断为骚扰电话。

（三）表现出过分的关心和控制，或许会吓到来电者

援助者需要控制自己的焦虑情绪，展开跟来电者接触的空间，让来电者比较安全地谈论自己的情况。如果援助者表现出特别的关心和控制，例如做出不自杀的保证等，这有可能会吓到来电者。不要跳过糟糕的感受，直接去强调积极的。比如：不要说你不应该有那样的感觉，你的生活很不错，不应该感觉到很绝望；大家都在努力，所以你不能这样想。这些回应在来电者听来都无异于一种拒绝。

（四）做出无法保证的承诺，例如事情会变好

（五）否认来电者的感受或过于强调积极的感受

不要说："您不该有那样的感觉。"
不要说："您说您有大概30%的无望感，其实您还是很有希望的。"

（六）用内疚或者戏谑的方式面对绝望的来电者

在面对一些绝望的来电者时，有的援助者会采用以下方式。比如，试图通过谈话让来电者放弃自杀，或试图让来电者感到内疚，告诉来电者自杀将如何影响他的家人或所爱的人，或者告诉来电者如果他们选择诸如跳楼或其他的方式自杀，他看起来会有多么的"血腥和难看"，或者告诉来电者哪一种自杀方式最致命或需要服用多大的剂量才能够因药物过量而死亡，或者询问来电者"如果您采用的方式没有致死，您该怎么办？"。这些做法都没有考虑来电者的感受，都在试图用唤起内疚或者是以比较戏谑的方式应对一个绝望的来电者。这些做法对减轻来电者的痛苦没有帮助。

（七）假设来电者没有内部资源，而只关注外部资源

自杀现象是一个沉重的话题，自杀干预需要比较多的训练，应在反复演练中掌握工作要点。

参考文献

樊富珉，秦琳，刘丹 .（2014）.心理援助热线培训手册 .北京：清华大学出版社 .

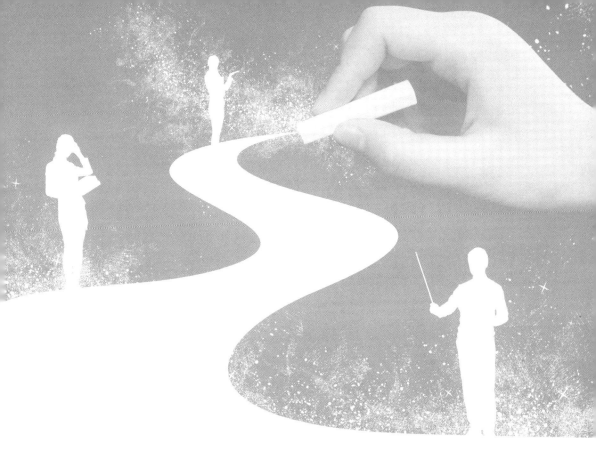

第十一章

提升热线服务水平的核心胜任力——转介技术

　　本章的内容是指导心理援助热线咨询师进行转介。作为心理健康服务的一种重要形式，心理热线也有其局限性。转介技术是指在有限的时间里提供更丰富的链接资源，包括内部转介和外部转介。如果援助者能够更好地运用转介技术，热线就能发挥出更大的作用。

第一节　热线的特点

一、易得，但改变动机弱

热线具有易得性。只要有一个手机，在全国各地，甚至世界各地，都可以拨打热线电话。但是，热线同时具有一定的局限性，即来电者改变的动机会比较弱。当我们求助时，如果得到的过程非常困难，一旦真正地获得了，就更愿意发生较大的改变。相反，如果很容易就得到了，我们获得后，改变的动机反而会比较弱。热线就是相对容易获得的求助资源，因此，与其他资源的服务对象相比，热线来电者往往没有那么强的改变动机。

二、快速，但效果不持久

热线的第二个特点是非常迅速。它不需要提前预约，打电话咨询就可以了。同时，它会快速地进入咨询过程中，相应地，其效果也不会持久。

三、表面，且难以深入

热线的第三个特点是表面化。因为彼此不见面等因素，热线的咨询效果会非常表面化，难以深入。热线通常只做一些表面的、"急救"的处理。

这些特点是我们在做热线工作时，一定要特别记住的。这和通常的心理咨询是非常不一样的。

第二节 热线主要功能

有些援助者做工作时是怀着很高的期待的，而来电者往往也有着类似的高期待，双方的高期待可能都超出了热线的负载。因此，我们在工作当中，对自己和来电者都要强调热线的功能。热线主要有两个功能：一是简快心理援助，二是链接丰富资源。

一、简快心理援助

简快心理援助，即非常快速地做出简单的心理援助。我们的工作就像医生急救一样：一旦流血，立刻止血；一旦骨折，立刻打夹板。热线心理援助是一场紧急的、快速的援助，而不是一场深入的、能解决所有问题的完美援助。本书在其他章节对热线的这一功能做了完备的论述和讲解，在此就不再赘述。

二、链接丰富资源

完成简快心理援助后，热线还要提供丰富的资源链接，这是非常重要的。就像在任何的急救之后，都需要后续的处理或者治疗。因此，我们需要告诉来电者有哪些资源可以继续为其提供所需要的服务。

在做热线工作时，援助者一定要记住一句话：你不是一个人在战斗！一旦拿起电话，热线一端是一位来电者，另一端是一位援助者，彼此通过一条热线连接在一起。来电者可能非常痛苦，在这种情况下，很容易让援助者觉得自己对其痛苦的减轻负有责任。实际上，虽然援助者每个人是独立接线的，但根本意义上来说，我们并非单打独斗。

热线根本不是哪一个人能够做起来的，具有丰富临床经验的心理工作者提供专业的培训，组织机构提供资金，工作人员提供协调和管理，还有大量的援助者提供具体的服务，等等。所有的人一起努力，热线才能开展起来并且得以持续。所以，在我们拿起电话和来电者沟通的时候，一定要牢记你不是一个人在战斗！

整个社会服务体系一起来帮助处在危机或困难当中的人，其能提供的资源非常丰富，甚至可以说是无限的。全国有非常多的资源，有医务人员提供医疗服务，有援助者提供心理援助，也有医生和护士身边的心理咨询人员为其提供心理支持。在国际上，一些国家和组织也在提供资源。我们是在全方位的、立体的、24小时的动态圈当中工作的，不是单靠某一个点就做到尽善尽美的，而是靠这些点之间互通有无、资源互相流动的过程。在这样的热线定位下，热线工作的核心胜任力不仅包括提供简快的心理援助，也包括提供丰富的资源链接。

第三节　转介技术：链接丰富资源

在有限的时间里提供更丰富的链接资源，就是转介技术。援助者能更好地运用转介技术，热线就能发挥更大的作用。

一、转介基本原则

我们将整个咨询流程按时间分为开始、稍后、中间、最后四个部分（图11-1）。转介技术在不同时间部分的运用原则是不同的。

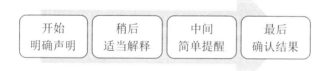

| 开始
明确声明 | 稍后
适当解释 | 中间
简单提醒 | 最后
确认结果 |

图 11-1　咨询流程

（一）明确声明

在"开始"阶段，要明确地声明热线是包含转介的。设置声明如，"热线时间只有30分钟，快结束的时候，我会针对您的情况提供后续资源给您"。与医学相关的议题则是"如果您的情况涉及医学问题，我会给您提供具体的医学相关的资源"。否则，有些来电者可能说："我的问题还没说完，你就要挂断电话了！"此时，来电者处于无助的状态，那么，他很可能会觉得热线服务不够好。因此，需要让来电者明确知道，虽然热线服务只有 30 分钟，我们还是有许多方向的链接资源可以提供的。

（二）适当解释

在"稍后"阶段，要加上适当的解释。很多来电者打来电话时，处于非常焦虑的状态，同时又带着强烈的期待。只有声明可能不够。所以，在共情的基础上，加入适当的解释，会让来电者更容易接受。因为开始阶段的声明是非常清楚、客观的，这会显得援助者比较冷静，甚至是有点冷淡，而加上适当的解释可以促进关系的缓和，加强彼此的信任。

解释说明后续转介资源的原因，可以表达为"热线是简单的咨询，我们和其他形式的服务是相互配合的"。面对复杂个案时，可以解释说"我觉得您的个案情况比较复杂，我们有督导，可以在督导之后为您提供更好的服务"。以上这些工作就是适当的解释。

（三）简单提醒

针对热线这种无法深入工作的平台，还需要在"中间"阶段提醒转介设置。随着时间推移，来电者可能逐渐信任援助者，也会因此提升对热线的期待，可能在谈话期间唤起强烈的情绪，比如越说越悲伤、越说越焦虑，此时，来电者可能想突破时间限制，希望援助者能够提供更深入的解决方案，这是热线做不到的。热线咨询剩下 10 分钟左右的时候，就要慢慢收尾了。可是，有的来电者在咨询的最后 5 分钟，还会讲非常复杂的情况。比如，"我还有一个更复杂的事情要告诉您""另外我还有一个新的问题，希望您一起帮我解决"。这种情况并不是来电者的错，而是随着心理援助的推进，来电者对援助者逐渐信任并产生期待的反应。这时，即使突破热线原有的 30 分钟时间限定，将时长扩展到 50 分钟，时间可能还是不够。这也不是援助者的错，而是热线本身性质导致的。这时，我们需要用非常温和、坚定的态度和简单的语言来提醒来电者，说"我听到您的情况，今天不能解决特别多的问题，但我稍后会告诉您更多的资源"，或者"您的情况我听到了，现在快结束了，我一会儿会告诉您一些相关资源，请您放心"，又或者"我听了您的情况，我们也交流了一段时间，您的情况的确比较复杂，我们会开会讨论，您可以下周同一时间再打来，那时候我们会给您一些经过讨论的、更周到的、更全面的建议和其他资源"。

为什么是"简单的"提醒呢？因为在此之前已经有明确的说明和适当的解释。中间阶段简单的提醒，是对前面工作的强化。但是，援助者常常在工作中因感同身受而过于投入，就容易忽略了在咨询中间阶段的提醒。中间阶段的提醒，是帮助来电者控制其节奏并调整其对热线咨询的期待的。同时，要注意在提醒时共情和支持技术的使用。我们的原则是，在共情、理解、支持来电者的基础上进行转介。中间阶段的提醒对转介设置来说是很重要的。

（四）确认结果

在咨询的"最后"阶段，要确认转介的结果。这是非常重要的，因为如果不确认结果，那么，转介就可能会落空。可能是因为来电者正沉浸在自己的情绪中，可能是来电者因热线咨询要结束了而失望，各种原因都可能干扰来电者清楚地听到并记住信息。来电者也可能因为没有做好准备而影响未来的行动。确认能够起到一定的推动作用。因此，一定要在最后阶段确认结果。转介的落空可能会导致来电者再次拨打热线电话。热线电话是其已经获得的资源，来电者期待通过热线解决更多的问题，而实际上，转介的资源才更有可能为来电者提供满足其需求的、更好的服务。

为了保证来电者和另外一个能长期合作且更方便获得的资源连接上，最后确认的工作要明确。比如，"危机干预热线××××，您记好了吗？""您后续要去精神专科医院就诊。您打算什么时候去，谁陪您去？"

以上四个关于转介工作的部分中，开始、中间、最后阶段是重复的，是为了保证转介能够完成。加上适当的解释是为了帮助来电者更好地接受转介服务，这样来电者能知道转介工作是为了更好地帮助他。简单快速的心理援助和丰富资源的链接，加在一起才是热线为社会提供的服务。

二、转介能力

转介能力分为热线外部转介、热线内部转介和热线后续转介三个部分。

（一）热线外部转介

来电者的情况可以分为五类：心理危机、躯体疾病、生活问题、精神疾病和心理问题。为了方便记忆，将其简写为"急、体、生、重、心"。援助者默念这 5 个字，在转介时思路会相对清晰。因为来电者可能会和援助者谈论许多后者根本意想不到的生活事件、心理压力，甚至一些危机的情况，这样援助者可能会忘记如何分类。

"急、体、生、重、心"中，只有第五种情况"心"，即心理问题，才是我们要继续服务的对象。前四种，是需要转介到热线外部的其他资源的。所以，其又被称为热线外部转介。

1．心理危机

"急"指的是心理危机。本书其他章节已经对心理危机评估做了相关介绍和讲解，这里不再赘述。这里主要强调的是转介的工作。当援助者经心理评估发现来电者属于危机个案时，不管来电者是否有躯体问题、生活问题、精神疾病或心理问题，都要优先处理危机。"急"代表心理危机的紧急性超过了所有其他问题。启动危机干预，明确告知来电者："我现在评估您正处于危机的状态，我们需要停下普通的心理援助工作，看看怎么样可以立刻帮到您。"之后的转介工作包括联系来电者的家人，甚至在需要的时候立刻报警等等。

2．躯体疾病

"体"指的是躯体疾病。当来电者非常不舒服时，要优先考虑躯体疾病。有些人出现了某些精神症状，但可能并不是患有精神疾病，而是躯体疾病导致其精神状态发生了某些变化。在热线工作中，援助者听到来电者声音非常虚弱或者听到哭泣声，不仅要考虑心理问题，而且要优先考虑是否有躯体问题。这时，可以问来电者"哪里不舒服""生病了吗""看医生了吗""医生怎么说"。来电者当时不舒服可能是躯体疾病的加重或者是服药后的反应，而和心理没有那么大的关系。一旦判断其状态与躯体疾病有关，需要转介到医学服务，不要耽误在心理探讨中。身体问题是除心理危机外最紧急的，即便是来电者个人希望和援助者谈心理问题，我们仍要意识到来电者生理上的不舒服是需要尽快处理的。因为许多生理症状，如心脏不适、呕吐反应等都是有可能在短时间内急剧恶化的，而一般的心理问题是没有那么急切的，所以一定要立刻转介到医学服务。

医学相关的转介是要说服来电者立刻、明确接受相关的医学服务。有些来电者可能会说："我很想继续和你聊一聊。"这时候，我们就可以说："我理解您现在的心理感受，我也知道您愿意在这里聊。当您处理完躯体疾病之后，我们都放心了，您仍然可以打电话过来。"转介到医学服务并不代表我们拒绝为其提供心理服务，而是有一个先后的顺序。敏感地觉察来电者的躯体疾病，迅速并清晰地转介其到医学服务是非常重要的。

3. 生活问题

"生"指的是生活问题。比如，家里的猫上树后下不来了，或者钥匙锁在房间里了等，这些都属于生活问题，都有可能造成心理困扰。但是，生活问题不是心理热线要去解决的，而是要转介到生活服务的资源去解决的。

转介时，同样要注意不是不为其提供心理服务，而是有时间的先后。可以说："请您先寻求生活服务，找到资源解决您现在的生活问题。然后，如果您需要我们做心理支持，可以再打电话过来。"这对与来电者建立关系非常重要，因为许多人听到转介时，会立刻联想：你不愿意为我服务，你要抛弃我，你讨厌我，等等。因此，援助者需要做些工作使得来电者明白这是个时间顺序问题，并提示其先解决生活问题。援助者可以说："请您先去处理好这个问题，需要的时候您再打来电话"，或者"今天直到晚上 8 点我都会在这里，您可以再打来电话"。有时候，来电者非常焦虑，援助者与他谈了很长时间后才发现，他的焦虑是没有办法和某个特定的家人取得联系而导致的。这样的焦虑在生活问题没有得到解决的情况下，是很难解决的。最简单的办法就是先调动社会资源，解决其生活问题。当来电者和家人确立联系后，其心理焦虑就立刻解除了。所以，请注意一般性的心理问题是可以放在生活问题之后来解决的。

4. 精神疾病

"重"指的是精神疾病。它比心理问题更严重。如果发现来电者有明显的精神疾病的症状，先进行危机评估。危机严重，回到"急"的处理中，立刻启动危机干预。没有危机，只是问题严重，则需要转介给医院的精神科医生处理。这些是需要明确地告知来电者的，如："我经过简单的评估，觉得您这个情况需要到专科医院去看一下。"同样，在转介时，我们要注意告诉来电者，并不是不为其提供服务，而是强调要先去做精神科的检查。在医学服务之后，如果来电者还有心理困扰，可以再次拨打热线，援助者愿意继续和来电者沟通。我们还有其他的援助者在轮流值班，欢迎来电者再次打来。这样可以让来电者明确地知道我们不是转介医学资源后就不再管了。有些来电者不愿意接受转介，是因为其想象的是转介后就不能再拨打热线了。

对于有可能患有精神疾病的来电者，要做明确的转介。如果其情况不是特别急切，仍然可以完成本次心理援助，可以表达为"我想在我们交谈30分钟后，您要和家人沟通，定一个时间就医"。在这个过程里，可以缓解其情绪，也可以在认知方面做一些交流。同时，评估工作也要贯穿始终。在中间阶段提醒来电者："我已经评估了您这个问题，一定要去看医生，请您记得"。在最后阶段和来电者确认："我刚刚提到了您要去看医生，请问您选好了哪个医院吗？您什么时候去？谁会陪您去呢？"

5. 心理问题

"心"指的是"心理问题"。这是心理援助的主要内容，包括一般性的心理问题和较严重但可以咨询的心理问题。不过援助者需要明确，热线不能做深入的工作。在这个过程中，仍然会涉及转介。我们是一个系统式的、网络化的、集体的、共同的心理援助平台，而不是一个人在战斗。因此，在"心"这个部分可以做内部的转介工作。

（二）热线内部转介

1. 复杂来电

在热线工作中遇到复杂个案的时候，援助者听到很多内容，而且有些特别复杂，涉及来电者的学业、情感生活、原生家庭，甚至还涉及很早以前的家庭暴力或者虐待等情况,有一些似乎是真实的,但有一些似乎又无法确认其真实性。像这样的复杂情况，援助者个人基本上是不可能在短时间内处理好的。这时候我们可以进行热线内部转介，我们热线内部有不同的分工可以供援助者转介，比如说我们有咨询、督导，还有督导的督导，同时我们还有危机干预部门以及组织管理部门等。向来电者说明，比如，"我评估（或者我听到）您的情况之后，我觉得它很复杂，我需要和我的督导进行合作"。同样，也可以在最开始的时候说："对于这些复杂个案我们都是有督导的，我们热线工作都是由督导来保证工作的质量的。"

在前面要做一点共情的工作，"听到您的情况，我也为您感到很难过，我觉得能够应对到现在的程度是非常不容易的"。在共情的基础上告诉来电者"听到这么多复杂的信息，我无法在一次时间内就立刻给您一个很明确的回应，我愿意倾听，也许您谈一谈自己就能够放松一点，同时我听到这些之后，我也会到我们的督导小组里去谈，会在危机工作会议上去交流"等，这就叫内部转介，即转介到督导组或者危机干预组。最后，邀请来电者再次拨打热线，"请您下周同一时间打来，我会就后续的情况向您说明"。

2. 重复来电

第二个内部转介是针对重复来电，指的是不同的援助者接到同一来电者的电话。除了骚扰电话外，重复来电情况一般都非常复杂。来电者可能对不同的援助者重复讲了很多同样的信息。这样对来电者和热线来说都造成了损失，工作效率大打折扣。对于重复来电，一个简单的办法就是由固定的援助者接电话。援助者可以人手一份重复来电的名单。一旦有重复来电打过来，我们可以说："我们已经知道您打过电话，您的情况比较复杂，和不同的人交流很浪费时间，也没有很好的心理援助的效果，所以请您在某一个合适的时间打来，我们有固定的援助者会和您交谈。这样会保证工作的连续性，让您得到更好的服务。"如果来电者已经打过几次电话，可以询问来电者愿意由哪个援助者来持续与其沟通。热线内部也可以讨论，愿意继续和该来电者沟通的援助者可以报名。这样双方都有过讨论。确定某位援助者后，可以告诉来电者"某援助者星期二上午在，请您那个时候打电话"，用类似的方式来转介给内部固定的援助者。

3. 特殊问题

第三个内部转介是针对特殊问题，需要特定的援助者接线。在日常的咨询中，有的小孩子不喜欢用语言交谈，而喜欢做沙盘咨询，那么就要有特定的擅长做沙盘咨询的人来工作。热线内部也可以就援助者的背景和擅长领域做简单的介绍。比如，有些援助者擅长处理青少年学业问题，有的援助者擅长处理家庭关系的问题，也有的援助者擅长处理亲子关系的问题。特定的问题，对于有些人来讲可能是很难解决的，比如育儿的问题，对于一个20多岁没有结婚的女孩子来讲，可能会有挑战。同时，热线也有一些处理亲子关系问题经验丰富的援助者，可以转介给他们。提前做准备工作，搜集每个援助者的特长和兴趣，形成资源库，从而可以在热线内部相互转介。

以上是内部转介的三种情况。第一种情况是复杂个案可以转介到督导或者危机干预组共同讨论。第二种情况是重复来电，经过讨论后，由固定的援助者接电。第三种情况是一些特殊问题，可以由擅长的援助者来处理。这些可以在之前告诉来电者"如果我处理不了（或者今天我们处理不了），我会在热线内部帮您寻找到更好的资源。"

（三）热线后续转介

在每次热线援助的最后加入后续转介，是延续工作效果和提高工作效率非常重要的一个方法。下面介绍四类热线后续转介的资源。

1. 提供心理危机热线资源

第一类是向来电者提供心理危机热线资源。也许援助者在接线过程当中评估来电者并没有心理危机，但是来电者有可能担心自己未来会出现一些糟糕的情况，比如，来电者说"我现在并没有自杀念头，但是我怕如果和我妈妈吵架之后，可能又会有类似想法"。这种情况要告诉来电者，"我们是有心理危机热线相关资源的，今天咨询结束之后，您在任何时候遇到心理危机，都可以拨打心理危机热线"，明确告知电话号码，并确认其已经准确接收到。提醒来电者任何时候出现了类似想法都可以就医或者拨打危机干预热线。

2. 提供常设心理热线资源

第二类是向来电者提供常设心理热线资源。在热线电话快结束时，可以告诉来电者，"我们时间有限，现在还剩 5 分钟的时间，如果您希望之后还继续有这样的交流，除了我们这条心理热线，我们国家还有很多常设的心理热线，欢迎您使用这些资源来帮助自己"，并为来电者提供几条全国性的，或其所在地的，可靠且专业的心理热线，告知号码并请其记下。

3. 提供网络和地面咨询资源

第三类是向来电者提供网络和地面咨询资源。来电者可能在热线中袒露了很多深层心理矛盾，那可以告诉来电者，"对于您这样的情况，我强烈建议您后续在网络或者地面做个体咨询，网络上有许多个人机构和国家机构的个体咨询资源，您也可以去寻求帮助"，并把相关的链接发给来电者。

4. 提供精神专科医院资源

第四类是向来电者提供精神专科医院资源。对于一些可能患有精神疾病的来电者，包括我们评估目前有精神疾病风险或者未来有可能向精神疾病转化的来电者，我们需要向其强调，比如，"如果您觉得心情抑郁持续一段时间难以缓解的话，我建议您到精神专科医院就诊"，并继续提供一些离他近的精神专科医院、以及其服务时段和挂号方式等信息。

　　人是生活在支持系统当中的，而社会支持系统是由全社会共同参与的，我们每个人都只能做其中的一部分。因此，在热线工作当中，我们需要两个重要的技能，一是做好自己能做的部分，二是与其他资源建立起链接。希望援助者可以将转介作为一项技能有意地去训练，以便未来工作当中为来电者提供更好的服务。

参考文献

樊富珉，秦琳，刘丹 .（2014）. 心理援助热线培训手册 . 北京: 清华大学出版社 .

贾晓明，安芹 .（2006）. 心理热线实用手册 . 北京: 中国轻工业出版社 .

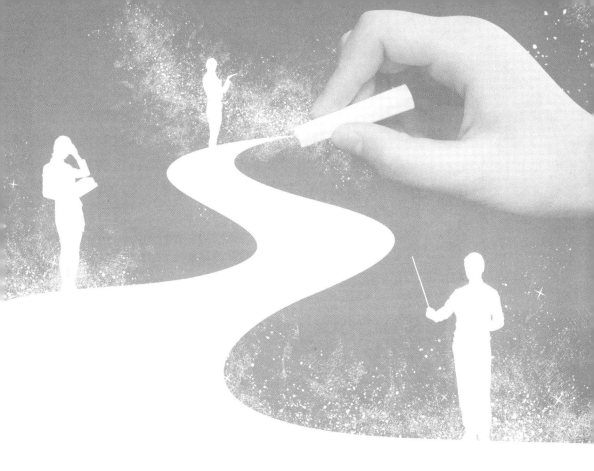

第十二章

心理援助热线来电者的危机评估与处理

　　危机来电者在心理热线服务中常见，而对其进行适宜的评估与妥善处理具有挑战性，因此对心理热线来电者的危机评估与处理相关的知识和能力，属于热线援助者胜任模型中至关重要的部分。可以说，任何援助者在上岗前都需要了解这部分的内容。本章提纲挈领地介绍了心理热线服务中评估与处理危机来电者的目标、框架、流程、内容、步骤及援助者所需的技能。

第一节　危机来电者的定义及应对目标

一、危机来电者

　　广义的心理危机（Mental Crisis）是指在遇到突发事件或面临重大的挫折和困难时，个体一段时间内会出现心身不平衡状态，个体既不能回避，又无法用自己的资源和应激方式来解决所出现的心理反应。心理危机干预（Mental Crisis Intervention）是指对处于心理危机状态下的个体或团体及时给予适当的心理援助，帮助危机当事人尽快恢复心理功能、安全度过危机的专业援助过程（Zhong，Fan，& Liu，2020）。广义的危机包括成长性危机、存在性危机和情景性危机。成长性危机是指个体在成长过程中遇到急剧的变化或转变而导致的异常，比如，升学、毕业、退休等。存在性危机是指伴随人生的重要议题个体所产生的内部焦虑和冲突，比如，个体感到孤独等。情景性危机是指个体遭遇罕见的事件、灾难而出现的心理反应，比如，遭遇地震、疫情、车祸等。

　　以上这些危机类型的来电者均可能在心理热线中出现，然而，这些类型的来电者还不是直接引起心理热线高度紧张的危机类型。因此，在这里我们使用狭义的"危机来电者"定义：**危机来电者是指涉及自伤、自杀、伤人、杀人等高度危险，危及来电者本人及身边人的生命安全的个案。**经过热线危机干预工作的积累，我们会发现危机来电者中自杀的情况是最多的。

　　判断以下哪些属于危机来电者。

　　来电一：A，男，首次来电，报告偶有自杀想法，去年5月曾有较高的自杀意念（8～9分），曾跳入学校附近的一个鱼塘，所幸被人救起。

　　来电二：B，男，首次来电，报告有自杀并拿刀杀掉家人的想法。

　　来电三：C，女，首次来电，报告来电前刚尝试自杀行为，未遂。

　　答案是明确的，以上三位均属于危机来电者。

二、危机来电者的应对目标和意义

心理危机干预的目标，是保障来电者的生命安全，评估危机（自杀、伤人）风险，帮助来电者应对危机，发掘其应对资源。

评估与处理危机来电意义重大。首先，危机来电者的处理目标就是保障其生命安全。对于有自杀风险的来电者，首要的是保障来电者自身的生命安全；对于有伤人风险的来电者，则要保障他想要伤害的对象的生命安全。有比生命安全更为重要的事情吗？

其次，妥善评估与处理危机来电者，对于保全整个心理热线系统来说非常重要。一位危机来电者没有处理好，可能会导致整个心理热线系统崩溃。一位援助者有工作失误，可能会将整个热线系统都置于伦理及法律的风险之下。只有妥善处理危机来电，才能彰显心理热线的专业价值。

再次，妥善评估与处理危机来电，对于保护援助者本身而言也很重要。应对危机来电者是巨大的挑战，如果遇到不幸发生，即使无须承担任何责任，援助者的内心也会受到很大的冲击，或许援助者的职业生涯都会因此而改变。所以，心理热线系统需要尽力保障每一位危机来电者得到妥善的处理。妥善应对危机来电者，可使援助者的危机应对专业能力、自我效能感、价值感大大地提升。

第二节 危机来电者的应对框架与流程

一、危机来电者的应对框架

心理热线应该如何应对危机来电呢？一般来说，在心理热线最初的设置中，就应有一套专门的应对系统，这使得援助者能在系统框架下去应对危机个案。比如在 2020 年初清华大学心理学系与北京幸福公益基金会建立和发起的"抗击疫情，心理援助"热线中，设置了较完备的来电应对系统（如图 12-1）。除了援助者之外，还设置了危机干预组和督导组。危机干预组会及时协助援助者应对危机，督导组通过对援助者的督导，可以更细致地了解来电者背景、危机发生原因、给予更多回应并提高援助者的应对能力。除此之外，热线的其他部门也都可能参与到危机来电者的应对之中，如工作组、技术组、总督导组、伦理组甚至热线指导委员会等，从而系统地保障了危机来电者可以得到妥善处理。**因此，在一条心理热线中，不是让单个援助者冲锋陷阵、孤军奋战，而是让整个热线系统共同地承担、协作，共同担当风险和责任。**

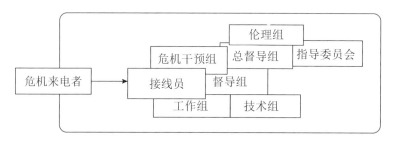

图 12-1　"抗击疫情，心理援助"热线危机来电应对系统

如何系统地应对危机来电者？这里以"抗击疫情，心理援助"热线为例来具体说明。如图 12-2 所示，当一个电话接通后，首先是援助者评估来电者是否存在危机及其危机等级。虽然针对不同的评估结果（低危、中危与高危），处理方式存在差别。然而，直接进行处理的还是援助者。如果存在中、高危的情况，援助者需要上报危机干预组，并在危机干预组的指导下或与危机干预组一起处理危机来电者。危机干预组的职责是指导与协助热线援助者现场处理危机来电者（或特殊来电者）。危机干预组的协助具有及时性（这跟督导组是不一样的。督导组相对滞后，而且督导组关键是在伦理的议题或专业技能的议题方面提供帮助。然而，在应对危机来电者时，督导组、危机干预组往往是相互配合、群策群力的）。相比危机干预组，督导组的位置稍微靠后。一般是在解除危机来电者的即时危险之后，援助者提交案例报告到督导组，在督导老师的督导下，对个案进行深入分析以及后续处理。设置总督导是督导危机干预组和督导组的，这不仅可以综合危机干预组和督导组的信息从而对个案进行系统的评估和处理，而且可以加强危机干预组和督导组的工作效果，提升系统的良性协作与沟通。遇到伦理困境，可能需要与伦理组协作。遇到极有挑战的、复杂的、可能造成较大的社会影响的个案，总督导组需要报告热线的最高管理机构——热线指导委员会进行处理。由此可见，该热线是一个完备的、协作的系统，而应对危机

来电者的工作流程也是分工清晰又系统协作的。

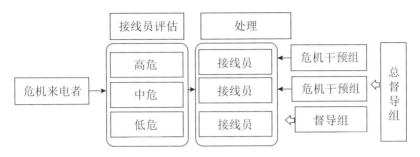

图 12-2　危机来电者的应对框架

二、热线危机来电应对流程

尽管已经介绍了典型的热线危机来电者的基本应对流程，但还须再次从援助者的角度来梳理一下不同危机等级的来电者的应对流程的差别（图 12-3）。关于评估标准以及如何评估，后文会详细介绍。

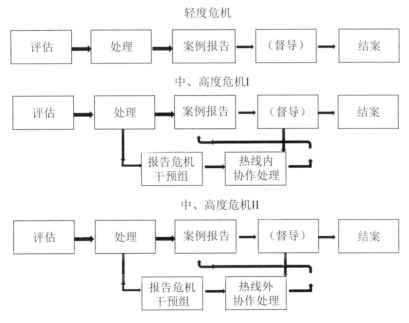

图 12-3　不同危机等级的来电者的应对流程

（一）轻度危机来电者的应对流程

轻度危机来电者的应对流程，相对来讲比较简单。评估、一般处理、提交案例报告（记录）、（如果有必要）接受督导、结案。

（二）中、高危来电者的应对流程

对于中、高度危机来电者，处理流程有两种情况。这里将其命名为"Ⅰ型"和"Ⅱ型"，其区分标准为：是否需要在热线外协作处理。危机来电热线内处理，是利用热线内部的资源，在热线内部系统中处理危机来电者。比如，通过案例研讨、督导、总督导等流程来处理。而热线外处理，就是需要寻求热线外部资源，联合处理危机来电者。比如，通过与警方、医院、社区等热线外部资源合作来处理危机来电者。

1. 中、高危机Ⅰ型内部应对

Ⅰ型，就是援助者评估来电者为中、高危之后，立即进行相应处理，处理完后或处理时（如果觉得有挑战性）上报危机干预组。如果经危机干预组评估，某个案只需要在热线内处理（并协助援助者进行处理），援助者处理结束，就可以提交案例报告。如果有必要（援助者觉得需要，或者危机干预组建议），可以提请进行案例督导。如果督导之后有进一步干预，如需要回访，那么援助者需要报告危机干预组，然后与危机干预组共同处理，一直要到危机干预组评估可以结案，援助者才能提交案例报告，最后结案。如果经过督导无须进一步处理，就可以向危机干预组说明督导意见，经危机干预组评估可以结案，进行结案。

2. 中、高危机Ⅱ型外资源介入应对

Ⅱ型相对复杂，因为涉及系统外部资源，比如报警，寻求其他的医疗、社会资源加以处理。涉及与外部系统交互，往往需要热线以统一形象对外沟通。这时，热线内部沟通往往更具有挑战性。如果有危机来电者需要报警，那么首先，热线需要明确制定报警的判断标准。其次，提前培训援助者，让其了解报警流程。再次，指导报警之后还需要做的工作，比如，在危机干预组的指导和协助下如何与警方沟通，如何回访警方等。与系统外部进行沟通，首先要在内部进行充分的准备。比如，在"抗击疫情，心理援助"热线中，如果要回访警方，需要援助者先拟定访谈提纲，并经由危机干预组进行分析、评估、修改之后，再督导援助者进行警方回访。

3. 评估中、高危机后的危机报告

这里有两点值得提醒。第一，对于轻度危机，援助者直接处理完提交案例报告即可，而对于中、高危，援助者需要和危机干预组一起处理。注意：对于评估为中、高危的来电者，援助者应该在接线**过程中**，或者**接线后立即**报告危机干预组。危机干预组一般由更具经验的心理危机专业干预人员组成，他们会对危机来电者进行更为细致的评估并做相应的处理，本章在后面会提及危机干预组的评估与处理方式。及时报告危机非常重要，因为有很多危机情境需要及时评估。如果援助者隐瞒、延迟报告，可能因没有采取必要措施，或者延误必要的处理而导致严重后果。尤其是援助者的专业能力参差不齐，更需要使用热线系统来保障热线服务的质量。第二，热线一般不承诺回拨。由于热线是匿名的、非现实生活的，热线回拨有侵入来电者生活的风险。因此，援助者需要清楚热线不承诺回拨，不做无效承诺。然而，在"抗击疫情，心理援助"热线的危机干预组，实际是有一条回拨热线的，但非特殊情况不会轻易使用。回拨是需要经过危机干预组或者督导组讨论（必要性）和审查（可行性）后，援助者在危机干预组的督导下进行的。

第三节　危机来电者的应对内容与步骤

一、危机来电者的应对内容

应对危机来电者最为关键的三个内容是保障生命的安全、评估危机的风险、发掘应对的资源。

（一）保障生命的安全

首先，保障生命安全是应对危机来电者的最重要使命。危机来电者有很大可能性威胁到了来电者本人或者其相关人员的生命安全。保障生命安全是第一要务。因此，援助者需要在专业伦理和工作边界之内采取积极措施，尽最大可能地保障来电者以及相关人员的生命安全。这些措施可能是稳定来电者的情绪，

说服来电者离开危险情境，或者提醒来电者家人看护、陪送就医，甚至报警等。

（二）评估危机的风险

其次，评估危机风险是采取应对措施的前提。评估来电者的危机等级，就是根据来电者目前的处境，评估其风险大小。在"抗击疫情，心理援助"热线中，将危机等级确定为低危、中危和高危，三种等级分别对应黄色、橙色和红色危机响应预案。因此，只有在准确评估来电者危机等级的基础上，才能选择启用相应的危机响应预案。此外，虽然接受评估不是来电者拨打热线的目的，但是训练良好的援助者会让来电者在接受评估时，也能感觉到被关心、被认可和被支持。

（三）发掘应对的资源

再次，发掘应对资源是干预危机来电者的基本策略。援助者在与危机来电者沟通时，会发掘各种系统的资源来帮助来电者应对危机。这些资源主要包括外部资源与内部资源，简单的理解就是来电者生活环境中的资源与来电者自身的特质。典型的外部资源有来电者可用的社会支持（如父母、家人及亲友）、可获得的医疗卫生资源、心理援助资源等等。典型的来电者内部资源是来电者的勇气、智慧、生活希望、能力等等。热线服务中援助者通过发掘危机来电者的资源，帮助来电者提升目前危机情景的应对能力及应对效能，这是解除危机的一种重要途径。

二、危机来电者的应对步骤

危机来电者的应对步骤，就是危机来电者的工作路径。美国心理学家 B. E. 吉利兰（Burl E. Gilliand）和 R. K. 詹姆斯（Richard K. James）（2018）提出了危机干预的六步法，他们认为解决危机的操作可分为六个步骤：（1）确定问题；（2）保障安全；（3）给予支持；（4）提出并验证可变通的应对方式；（5）制订计划；（6）得到承诺。许多心理学工作者论证了该步骤的可操作性与效果。然而，该模型主要用于一般的危机干预。那么，它是否适用于热线的危机干预呢？答案是肯定的。不过，考虑到热线服务的特殊性及危机定义的特殊性，"抗击疫情，心理援助"热线专家组在吉利兰和詹姆斯（2018）的危机干预模型的基础上提出了热线心理服务应对危机来电者的工作路径。简单地说，当一个有自杀危机的来电接通之后（伤害他人的情景亦可参考此工作路径），援助者要做到以下几个步骤。

（一）建立关系

假如一个危机来电者正处于很危险的境地，比如说正要跳楼，现在就站在高楼上，这样的情况下我们要干什么？理所当然是要保障来电者的生命安全，但实际上，直接做这一步是做不到的，所以需要做前面一步，就是要跟来电者建立关系。我们只有建立了关系，比如信任的关系，才能够得到机会去帮助来电者。援助者以尊重、平等、真诚的态度，使用倾听、共情、无条件关注和接纳等技术，促进危机来电者与援助者建立工作同盟，使得危机干预的工作得到来电者主动支持，这将有利于之后的工作开展。

（二）保障即时安全

我们要让来电者离开危险，其生命安全得到保障，比如，让危机来电者离开危险的处境。又如，让计划跳楼的来电者离开高楼的边缘，让正在烧炭自杀的来电者离开烧炭的房间或者把炭熄掉，或者让正在自残的来电者停止自残并且止血、包扎伤口等。这些任务非常具有挑战性，但是如果在上一步颇有成效的基础上，这也是有可能得以实现的。有专家认为，拨打热线的危机来电者，其实并不是最高危的那部分人，因为拨打热线意味着求助，意味着想要活下去。有时候，人们需要找到一个活下去的理由。这也是热线危机服务具有一定效果的重要原因，即它能充当一根救命的稻草。

（三）评估自杀风险

在来电者离开危险的处境后，需要进一步评估他现在的风险。在这里向大家介绍 4P 模型，即评估来电者的痛苦（Pain）、自杀史（Previous history）、自杀计划（Plan）以及当前现状（Pluses）。痛苦，就是要说明来电者现在为什么会出现危机（比如自杀的行为或者意念），其痛苦的程度如何。自杀史，就是来电者之前的自杀意念和自杀行为的出现情况。自杀计划，是指即将实施自杀的计划，有无计划，详略如何。当前现状，是指来电者当前的生活状态。这部分内容可汇总如下：

1.医疗情况，尤其是精神疾病情况。比如，是否有抑郁症、有无精神症状，是否服用药物。

2.创伤、丧失。来电者近期是否面临巨大的创伤事件，比如地震、车祸等；来电者是否有重大丧失，包括亲友亡故、离异、分手或者健康出了问题等。

3.社会支持。来电者家庭关系如何？可获得的社会支持如何？社会交往技能与效果如何？

4.生活的希望。比如，来电者有没有生活的动力，有没有生活的目标等。风险评估之后，我们就得到了一个评估的等级。援助者要根据等级进行不同的处理，下一节主要讲解该部分内容。值得提醒的是，如果第二步操作失败，即来电者处于危险的情境，而目前又无法保证即时安全，比如来电者不愿意离开危险的情境，援助者可能需要直接考虑评估为高危，并采取相应的措施。

（四）挖掘来电者的资源

援助者需要帮助危机来电者挖掘内外部资源去应对现实的困境，如鼓励他寻求社会支持（如寻求家人的帮助），为他灌注希望。

（五）安全计划

制订安全计划是一个结构化的干预工作，可以帮助来电者识别危机情境而进行预先应对，从而保障安全，发掘应对资源，获取支持，制订计划，获得承诺的综合功能。

如图 12-4 所示，安全计划是一个结构化内容，援助者可以与来电者一起制订（给予来电者提示、协助）。第一，可能发展为危机的预警信号，即在哪种情况之下可能会发展为危机。能够识别发展为危机的预警，就很可能预先应对，援助者也更有掌控感。第二，来电者自己能够做到的转移注意力的事情，可以去听听音乐、看看朋友，将任何可以做的事情写下来，这也是一个意识化的过程。第三，可以帮助来电者转移注意力的人和环境。第四，来电者可以寻求帮助的人、电话等资源。第五，来电者可以自己创建安全的环境，即可以让自己觉得舒服一些的环境。比如，来电者跟他父亲冲突很大，他可以去他的奶奶家住一段时间。

第六，对来电者来说最重要的、最值得活下去的一件事情。通过这些来激发其生存的动力，灌注生活的希望。大量的研究证明，这个安全计划比之前使用较多的不自杀承诺更有效。

安全计划

（1）可能发展为危机的预警信号（想法、意向、情绪、情境、行为）＿＿＿＿＿。
（2）来电者自己能够做到的转移注意力的事情 ＿＿＿＿＿。
（3）可帮助来电者转移注意力的人和环境 ＿＿＿＿＿。
（4）来电者可以寻求帮助的人、电话等资源 ＿＿＿＿＿。
（5）来电者可以创建的安全环境 ＿＿＿＿＿。
（6）对来电者而言，最重要、最值得活着的一件事 ＿＿＿＿＿。

图 12-4　安全计划内容

（六）给予支持

试想一下，来电者拨打热线电话需要的是什么呢？既然来电，他就一定想要得到些什么，而且他也知道这是心理热线，所以，他很有可能是需要心理层面的支持，想得到安抚、陪伴。心理热线服务能做的、非常重要的，也是我们可以做的一个工作，就是陪伴和给予支持，当然，这里的陪伴不是一般人的陪伴，而是专业的陪伴，是有温度、有力度地去陪伴。援助者能够通过心理服务的态度和技术的使用，达成该目标。值得提醒的是，援助者要考虑心理热线服务的边界，只能在专业服务范围之内提供支持。比如，有援助者向自己认识的某个学校的老师打听该来电者的信息，并且想要找到来电者的班主任来支持来电者，这就可能超越了热线的工作边界。

（七）妥善保存案例记录，必要时报告危机干预组

再次强调，遇到危机来电者需要热线系统来应对，因此，必要时援助者要报告危机干预组以激活系统，而不是独自应对。此外，需要妥善记录热线服务的过程。假设如下情景，来电者拨打热线后，仍然实施了自杀，并且自杀身亡，之后，他的家属追责，警方可能会调取他的通话记录。这时候，如果援助者能够提供干预过程记录，经过专家评判，援助者在干预中所说的、所做的，是合乎专业要求的，那就可以免责。一般心理热线都会录音(这需要明确提醒来电者)，

援助者无须自行录音。另外,值得提醒的是,热线案例记录建议由热线统一保存,并设置合理的保存年限。

第四节　心理热线中的危机等级与响应办法

一、危机等级与响应办法

以"抗击疫情,心理援助"热线为例,介绍危机等级与响应办法。如后文中的表12-1所示,该热线将危机等级设置为低危、中危和高危三级,其分别对应醒目标注的黄色、橙色和红色响应办法。在此,仍以自杀危机作为一般的危机等级与响应办法框架,其他的危机参照此框架。

(一)危机情景

轻度危机:来电者偶有自杀意念、自杀想法,但没有具体的自杀计划,并且来电者同意执行安全计划。

中度危机:来电者有自杀史或者有中度、重度抑郁;有自杀意念、自杀计划,但不具体,没有当前立即要自杀的计划。同时,来电者同意执行安全计划。

高度危机:有两种情况,一是有明确的自杀计划,同时拒绝执行安全计划。二是身处危险情境,正在实施自伤和自杀。这两种情况需要考虑最高等级的危机,高危!

(二)响应办法

针对三种不同的危机等级,热线援助者有不同的响应办法,如表12-1所示。

1. 轻度危机

第一,启动安全计划。可以让危机来电者了解到再次出现自杀意念时的具体操作,如什么方式可以减少自杀意念,停止自杀行为,或者让来电者与现实的资源进行连接,如就医资源,社会支持等。

表 12-1　"抗击疫情，心理援助"热线危机等级与响应办法

		轻度危机 （黄色预警）	中度危机 （橙色预警）	高度危机 （红色预警）
响应情境		A. 出现自杀意念（自杀想法），但无自杀计划； B. 同意执行安全计划。	A. 有自杀史／可能有中、重度抑郁； B. 出现自杀意念（自杀想法），有自杀计划，但不具体（或长远）； C. 同意执行安全计划。	（一） A. 有明确的自杀计划； B. 拒绝执行安全计划。 （二） 身处危险情境，如，正在实施自伤、自杀。
响应办法	接线员	1. 启动安全计划，了解再次出现自杀意念时的具体操作，与现实资源进行连接； 2. 自我观察，关注自杀意念是否可控，建议再次来电进行评估； 3. 建议安全就医，并提供网络或当地就医资源。	1. 启动安全计划，了解再次出现自杀意念时的具体操作，与现实资源进行连接； 2. 自我观察，关注自杀意念或自杀计划的变化，建议再次来电进行评估； 3. 尝试确认来电者位置、周边人身份，评估实际风险，尝试获得知情同意，考虑与来电者亲友联系； 4. 建议安全就医，并提供网络或当地就医资源； 5. 结束通话后，上报危机干预组。	1. 保持通话，考虑是否同时上报危机干预组； 2. 稳定情绪； 3. 尝试确认来电者位置、周边人身份，评估当前风险，劝说离开危险场所、物品、工具； 4. 增强现实感与控制感，尝试获得知情同意，尝试与来电者亲友联系； 5. 评估来电者可用资源，建议再次来电进行评估； 6. 建议安全就医，并提供网络或当地就医资源； 7. 结束通话后，上报危机干预组。 * 明确的高危且紧急情况，可以直接报警。
	危机干预组	无	1. 与援助者接洽； 2. 评估援助者的信息； 3. 如果出现不确定情况，组内讨论，必要时上报指导委员会。 备选反应： ● 高度关注，继续跟进。 ● 督导援助者主动联系来电者进行评估。 ● 与来电者亲友（或可能支持到来电者的他人）联系。 ● 报警（慎重），并协助警方处理。	1. 与援助者接洽； 2. 评估援助者的信息； 3. 如果出现不确定情况，组内讨论，必要时上报指导委员会。 备选反应： ● 高度关注，继续跟进。 ● 督导援助者主动联系来电者进行评估。 ● 与来电者亲友（或可能支持到来电者的他人）。 ● 报警，并协助警方处理。

第二，启动来电者的自我观察或自我监控。可以让来电者评估自己的自杀意念或行为是否可控：如果可控，他该怎么做；如果不可控，他又该怎么做。一般建议来电者再次来电，为他提供支持和动态评估。

第三，建议安全就医。援助者可以说明安全就医的重要性，并且为来电者提供一些可以寻求帮助的资源信息（注意：一定是权威的、准确的信息才能提供，比如，中国心理学会临床与咨询专业机构和专业人员注册系统、三甲医院的精神科、精神病专科医院等。热线一般会禁止向来电者提供具体的机构或个人的转介信息）。

2. 中度危机

与轻度危机相比，援助者中度危机的处理只在第三点、第五点有区别。第三点，当援助者评估来电者存在中度危机时，需尝试确定来电者的位置，确定其周边人身份和联系方式。可考虑尝试获得知情同意，与其家人联系。比如，可以在接线过程中邀请来电者将电话给监护人听。第五点，中危来电者在结束之后要立刻报告危机干预组，甚至是在接线的同时报告。

中度危机报告到危机干预组时，危机干预组会介入：

第一，危机干预组会与援助者接洽。

第二，重新评估援助者的信息。

第三，如果出现不确定情况，在危机干预组组内讨论，必要时上报指导委员会。

危机干预组的备选反应：

第一，高度关注，继续跟进。

第二，督导援助者主动联系来电者进行评估。

第三，与来电者亲友（或可能支持到来电者的他人）联系。

第四，报警（慎重），并协助警方处理。

3. 高度危机

高危情境下，援助者干预得更主动一点，尤其是当来电者身处危险情境（如正在实施自杀）时。

第一，保持通话，需要考虑同时上报危机干预组。

第二，稳定来电者的情绪。

第三，尝试确定来电者的位置，确定来电者周边人及其身份，评估当前风险，劝说来电者离开危险的场所。

第四，尽量增强来电者的现实感和控制感。获得知情同意后，尝试与来电者信任的亲友联系。

第五，尽量评估来电者的可利用资源，建议再次来电，进行动态评估。

第六，建议安全就医。

第七，结束通话之后，整理案例记录，上报危机干预组。

此外，当援助者明确是非常紧急的情况（尤其暂时联系不上危机干预组）时，可以直接报警。

高度危机报告到危机干预组时，危机干预组会介入：

第一，与援助者接洽。

第二，评估援助者的信息。

第三，如果出现不确定情况，组内讨论，必要时上报热线指导委员会。

危机干预组的备选反应：

第一，高度关注，继续跟进。

第二，督导援助者主动联系来电者进行评估。

第三，与来电者亲友（或可能支持到来电者的他人）联系。

第四，报警，并协助警方处理。

其他危机如涉及伤人、杀人等情况，可参照自杀危机情境与响应办法。

二、危机评估实战

当来电者报告有与自杀相关的信息时，援助者应敏感地、有意识地激活危机评估系统。如何评估呢？总的来说，就是要收集信息，对来电者进行个案概念化，并且整合这些信息进行风险判断，给出危机等级。一般来说，援助者可以通过自杀危机的4P模型来收集信息，进行个案的概念化，可参照本章第三节所提及的危机等级进行判断。

下面，以本章开头的三个案例为例，加以说明。

（一）来电一

男，15岁，初二，首次来电，报告偶有自杀想法，去年5月曾有较高的自杀意念（8～9分），曾跳入学校附近的一个鱼塘，所幸被人救起。

来电主诉：与父亲的关系不好，希望改善；如何起诉曾导致自己受伤的学校。

情况简述：来电者自述父亲强硬，不尊重自己，有被家暴经历。父母离异，随母亲生活。一年前，曾因玩手机上瘾，被父亲强制送往戒除网瘾学校。在该校期间，曾有轻生举动，后来在学校受伤就医，再没有轻生行为。

该来电者报告了自杀行为，因此，援助者需要进行危机评估。首先，用 4P 模型来收集信息，并进行案例概念化。

（1）痛苦：该来电者的痛苦是对父亲将其强制性送进戒除网瘾学校（以及父亲家暴、不尊重）的愤怒，对与父亲的僵化关系的遗憾和抑郁，以及受到的学校伤害和不公平待遇的愤怒。

（2）自杀计划：该来电者有没有自杀的计划？他去年曾经跳下鱼塘，但后来认为是一时冲动，且无持续性的自杀意念，也无自杀计划。

（3）自杀史：来电者去年有自杀行为，曾经冲动地跳下鱼塘。自杀经历是由现实困境所致：去年 5 月，来电者与其父亲关系紧张。因被父亲强制送到戒除网瘾的学校，来电者非常愤怒。后来，学校方面导致来电者的身体受伤。来电者对学校不满、对父亲不满。虽有不满却无能为力，这可能导致了来电者抑郁。然而，在来电者采取自杀尝试之后，他意识到这属于冲动行为。

（4）现状：从精神症状上看，来电者没有明显的精神症状。从社会支持上看，来电者与父亲的关系有裂痕，但是他希望挽回。来电者父亲会管教来电者，担心他过度玩手机，把他送到戒除网瘾学校。据此推断，来电者的父亲具有一定的养育功能，对来电者具有一定的支持性。来电者与母亲关系尚可。此外，来电者提到，他的一个表哥是重要的资源。其体现在表哥给了来电者心理援助热线电话，帮助来电者咨询如何控告学校等。从社会功能上看，来电者的学习成绩是下降的，但是还能够坚持学习。从生活目标上看，来电者有一定的内在力量的表现：他想寻求法律的帮助，对抗不公的行为。

此外，援助者可以考察来电者安全计划完成度。该来电者是同意制订并执行安全计划的——同意在有自杀想法出现的时候求助。

该来电者可能属于什么危机等级？根据上述信息，我们可以勾勒出来电者的心理轮廓：该来电者具有一定的痛苦，但是社会支持尚可，社会功能尚可，也有生活目标。来电者曾有（较为现实的困境所致的）自杀意念和冲动性的自杀行为，但无自杀计划，同时，他同意执行安全计划。因此，可以判断他为轻度危机。

对于该案，援助者对他做了一些陪伴、支持、发掘应对资源及转介的工作。

（二）来电二

男，22岁，大三（大二曾休学一年），首次来电，报告有自杀并拿刀杀掉家人的想法。

来电主诉：与家庭成员关系问题，情绪宣泄。

情况简述：来电者曾看精神科，有3年服用抗抑郁药史，有4次心理咨询经历，来电者有被家暴经历，也曾与父亲拿刀相互威胁。来电者目前感觉很没有掌控感。来电者报告其父亲曾动过来电者的性工具，与父亲沟通无果，想报复。

该来电者报告了自杀、杀人意念，因此援助者需要进行危机评估。首先，用4P模型来收集信息，以及进行案例概念化。

（1）痛苦：来电者的抑郁症诊断意味着长期低落的情绪。对父亲感到愤怒，甚至暴怒。

（2）自伤、杀人计划：虽然没有详细的计划，但因来电者"无掌控感"（冲动），有激情自杀、杀人的可能性。

（3）自杀、伤人史：无自杀史。大概5年前，曾和父亲相互拿刀威胁。

（4）现状：从精神症状上看，来电者有3年服用抗抑郁药史，有4次心理咨询的经历。其目前是停药的（这一点非常重要）状态，且没有进行心理咨询。从社会支持上看，来电者报告了父亲曾实施家暴（具体时间未知），与其父亲关系僵化。来电者的姑姑对其有一定了解，和姥姥的关系比较好，很信任姥姥，而且近期他会去姥姥家生活。来电者有关系较稳定的网友，且自述网友给予很大支持。综合看来，除了与父亲的关系僵化以外，来电者还是有一定的社会支持的。从社会功能上看，来电者目前能够在家上网课。该来电者还有一些保护性因素，比如来电者有较好的受教育程度，有较好的反思能力，如，与网友讨论外出住一段时间，来电者认为经济能力不够，计划难以实行。

此外，考察来电者的安全计划执行情况。来电者同意在有自杀、伤人想法的时候求助他人，比如，他表示会寻求网友的支持，减少与他父亲正面冲突。

该来电者可能属于什么危机等级？根据上述信息可以勾勒出来电者的心理轮廓。

来电者有一定现实痛苦（与父亲关系冲突，较长期受抑郁症困扰），有精神药物的服用史，目前停药，无心理咨询，来电者偶有自杀、伤人的意念，但没有具体的计划，虽有报告一定冲动控制风险，但来电者同意执行安全计划，社会支持良好，即将离开冲突情境（去姥姥家生活），来电者良好的受教育程度起到了保护性作用。因此，初步可以判断其为中度危机。

对于该个案，援助者对其进行安抚情绪、发掘资源的工作，明确建议来电者及时到精神科复诊，提供精神科转介热线并且与来电者确认他会去拨打（这一点也非常重要）。通话结束之后，援助者报告了危机干预组。危机干预组老师复盘援助者的评估和处理，认为来电者当前具有中度危机，但来电者同意执行安全计划，而且已经确定他会去精神科就诊，因此危机干预组会持续关注该来电者，并建议援助者进行案例督导。

（三）来电三

女，21岁，大二（休学在家），首次来电，报告来电前刚尝试自杀行为，未遂。

来电主诉：自杀意念。

情况简述：来电者很小（未明确）就有自杀意念，去年9、10月份最强烈，之前没有自杀行为。来电者自述自杀想法与家庭、学校、男朋友有关。父亲赌博，见面少，见面问来电者要钱。母亲8年前自杀未遂，现在是植物人状态。来电者认为只有母亲最疼自己，现在没有人疼了，非常独立。目前母亲跟外公外婆生活，她偶尔去看看母亲。来电者和奶奶同住，奶奶不太和自己沟通，一般都是独处。去年9月份休学，就医诊断（未明确诊断），但是开了药未服用。计划今年9月份复学。曾想9月开学去学校跳楼自杀，同时表示怕疼。男朋友对自己没有热情，来电者觉得自己不配，生活没什么希望和目标。上午9点左右，尝试用塑料袋套头自杀。自杀未遂，随后通过百度搜到热线号码，拨打求助电话。

该来电者报告了自杀意念和自杀行为，因此援助者需要进行危机评估。同样，首先用4P模型来收集信息，以及进行案例概念化。

（1）痛苦：来电者的精神病诊断（未明确）可能带来了痛苦。她内心充满失望，对父亲的失望，对男友的失望，甚至是对自己的失望，她的生活没有目标和希望。

（2）自杀计划：来电者有较为明确的未来自杀计划。计划9月份复学之后，在学校自杀，方式是跳楼。

（3）自杀史：来电者有新近的自杀尝试。

（4）现状：从精神症状上看，其有确切的精神科诊断（目前不知道诊断是什么），且没有服药。从社会支持上看，父亲赌博，问来电者要钱，来电者对父亲感到失望。母亲自杀未遂，现在是植物人，与外公外婆生活在一起。来电者跟奶奶生活在一起，但自述非常独立，奶奶也不太管她。她与男友似乎关系不太稳定。总体来说，来电者的社会支持弱。从社会功能上看，来电者现在休学在家，与人交往较少，社会功能受损。最近与男友的关系破裂，可能是创伤事件。来电者没有生活目标，没有希望。来电者也有一些保护性因素，比如来电者的受教育程度。

此外，考察来电者的安全计划执行情况。来电者对援助者提出的去精神科复查的建议，表示动力不足，因为来电者觉得"没有用"，没有希望。对于援助者邀请继续来电，来电者未做肯定承诺。

该来电者可能属于什么危机等级？根据上述信息可以勾勒出来电者的心理轮廓：来电者陷入一种"人生无意义""没有希望"的生活状态中，社会支持弱，有精神科诊断，且未遵医嘱服药，有长期的自杀意念，最近有自杀行为，未承诺就医、求助，也不愿意提供家人的联系方式。因此，初步可以判断其为高度危机。

对于该个案，援助者给予陪伴、支持，发掘应对资源，并且进行了转介工作：建议就医复诊。然而，来电者表示不太愿意服药。援助者询问其家人联系方式，来电者不愿意提供。于是，援助者报告危机干预组。

危机干预组对接线过程进行复盘，重新评估危机等级，认同援助者评估的结果：属于高度危机——来电者长期有自杀想法，有较为明确的自杀计划，当前有自杀行为，未表示短期内不会再次尝试自杀，目前没有按照药物复诊，社会支持系统弱，来电者的母亲有自杀经历（家人有自杀经历也是重大影响因素）。援助者认为其仍处于较高的危机状态。因此，危机干预组的处理方案是建议密切关注，必要时突破保密。

危机干预组进一步处理是突破保密——给予回拨、增加评估。回拨的干预措施：第一，由于没有收集到关于该来电者的一些信息，因此可以在回拨中加以确定，更加明确其风险性。比如，之前没有得到的来电者诊断，而这个信息也非常关键，抑郁症等心境相关的障碍，对自杀是非常强的预测因素。第二，如果判断危机程度高，可能回拨时注意要求与来电者家人（监护人）通话，或者获取其家人（监护人）的联系方式。可在取得联系后，建议其陪同来电者就医。危机干预组进一步讨论了在来电者的社会支持系统中谁可能帮助到来电者，并将可能提供帮助的人排一个次序。第三，回拨时还可以对来电者做一些稳定化、安全计划和资源连接的工作。此外，不要忽略的一点，要留意热线突破保密带来的消极影响，并准备应对方案。最后，援助者在危机干预组的督导下列好回拨提纲，并完成回拨电话。援助者与来电者家人取得联系，建议其陪同来电者就医。

第五节　危机来电者应对必备技能

应对热线危机来电，援助者需要什么技能？除了基本的心理咨询会谈技能外，还需要重点掌握以下两个方面的技能：第一，评估技能；第二，一般危机处理技能，包括发掘资源、转介、稳定化以及危机相关特殊个体的处理技能等。

一、评估技能

援助者需要从心理、社会两个层面来评估危机来电者的风险。前文所述 4P 模型可以用作构建来电者个案概念化。特别需要留意评估来电者的精神症状，尤其是那些跟自杀相关度很高的抑郁、边缘性人格障碍、严重的精神病性问题等症状。值得提醒的是，援助者不能擅自给来电者做任何诊断，而只能是一个专业评估和判断，描述来电者自杀风险的程度，有精神病性问题的可能性。建议来电者去就医确定。确定了评估的内容，援助者还需要掌握一些危机来电者评估过程中的要点。

（一）与来电者建立关系是评估基础

只有得到来电者的信任，才有可能获得真实的信息。然而，信任的建立是一个过程，需要援助者付出努力——需要通过真诚、接纳、尊重的态度来影响来电者，以及用基本会谈技术（如共情、积极倾听）与来电者沟通，以建立专业关系。

（二）评估既是主要工作又不是主要工作

从热线的角度来看，评估是热线中应对危机来电者最重要的工作。只有动态地、准确地评估了来电者自杀、伤人风险程度，才能制定有针对性的干预措施。从来电者的角度，来电者拨打热线的目的，可能是获得情绪宣泄的空间，希望得到接纳、陪伴、支持，而不是被评估。那么，来电者的需要和热线危机干预的过程是否构成了不可调和的矛盾呢？也不尽然。援助者如果在评估过程中既收集了信息又照顾了来电者的需要——给予来电者表达的空间，让来电者感受被接纳、被支持——两者就可以有机结合起来了。

（三）真诚、坦诚地与来电者讨论自杀

大量研究证明，直接跟来电者讨论自杀不会诱发更多的自杀意念和行为。5岁左右的儿童就已经知道死亡，与成年人谈自杀不会增加他们的自杀风险。有一些话术可较为自然地开启自杀相关话题的讨论。比如："在您所处的情况之下，一些人会想到用极端的方式去应对，比如说自杀，您有过这样的想法吗？"这句话是精妙的，可以表现在：第一，帮助来电者正常化。这句话暗示着不只是来电者一个人，其他人面临来电者所处的环境，也有可能会想到自杀。第二，可以帮来电者外归因。来电者所面临的困境，是其自杀意念出现的原因，而不是来电者本人的过错。第三，帮助来电者稳定并灌注希望。听到这句话，来电者可能察觉援助者已经看过很多类似的个案。同时，来电者也可能感受到援助者是一个专家，可能因信任而加强被支持的感受，因此，其情绪更加稳定，还因感觉有可能被治愈而增加了希望。

值得再次强调的是：在评估过程中，援助者自身的共情与稳定是非常重要的。遇到危机来电者，援助者不需要表现得特别震惊和有所警惕，因为这可能导致来电者产生"我是一个怪人""他人无法理解我""我吓到别人了"等想法，从而感受到孤独、隔离、内疚或羞耻的情绪，有可能增加来电者自杀意念或者行为。但反过来，援助者也无须表现得过于轻飘或无所谓，因为这可能导致来电者产生被轻视、忽视的感受。因此，需要准确共情来电者的感受，同时，又要能够抽离，站在中立、节制的位置上，让来电者感受到稳定和支持。

二、一般的处理技能

（一）发掘资源

如前文所述，干预危机来电者重要的一环在于发掘来电者的资源。一般可通过反映、肯定化、积极关注、赋能、信息提供、澄清、总结等技术发掘来电者的资源，帮助来电者利用资源拮抗和应对自杀（伤人）意念和行为（樊富珉，2003；2011；2020）。一般来说，个体的资源包括内部资源和外部资源。挖掘内部资源，即通过帮助来电者梳理自身优势，让来电者看到自己的优秀品质、能力、希望。有时候，求助的勇气和行为也是内部资源。发掘外部资源，是帮助来电者梳理和看到可以使用的资源，诸如人际支持（家人、亲密朋友）、医疗资源、社会资源等。有时，宗教信仰也可以是一个人的外部资源。如果难以寻找，热线本身可以成为来电者的外部资源。

（二）转介

在心理热线服务中，转介技术使用频率非常高。由于不同的热线具有不同的专业服务内容和边界，线上与线下专业服务的功能与定位有所差别，援助者需要根据所在热线的设置来确定工作对象，以及设定相应的专业服务内容、边界，对于那些不适宜的工作对象，超过服务范围的内容需要进行转介。例如，"抗击疫情，心理援助"热线，是为在疫情中受到冲击的民众提供心理支持，缓解压力。这意味着该热线不提供生活服务咨询（如在哪里可以获取食物、住所），不提供身体疾病咨询（如发烧怎么应对），不解决心理危机问题（如危机干预），不处理重性精神问题（如精神分裂症），甚至不应对深层心理问题（如持久的亲密关系冲突）。以上内容不在该热线的工作范围之内，这些内容在第十一章被称为"急、生、体、重、心"。外部转介，是相对内部转介而言的，指转介到热线以外的相应资源中。比如，生活上的或防疫相关的问题可咨询市长热线或者市民热线电话，危机干预的问题可拨打危机干预热线，重性精神病性问题可到三甲医院精神科或者精神病专科医院就诊。内部转介是指在热线内部进行资源配置。一般需要进行内部转介的情境诸如：（1）援助者或者来电者认为专业关系不匹配。如来电者希望找另外一名援助者，或者援助者认为自己无法帮到来电者而其他援助者可能可以更好地帮助他。（2）有未完成议题，但单次接线时间已经结束。（3）来电者希望接着前一次来电继续进行咨询。

如何进行外部转介？最重要的是表明意图，也就是说明转介的原因，以免让来电者产生被抛弃感。比如"抗击疫情，心理援助"热线援助者会说："感谢您的信任，然而，这条'抗击疫情，心理援助'热线是有工作内容限制的。就您刚刚所述问题，我建议您及时到精神科就诊或者寻求专业的帮助，这样会更有效。"是不是说，一遇到来电者说"我是抑郁症"，援助者就需要转介并挂断电话呢？当然不是。如果来电者是讨论跟热线设置相吻合、在热线专业服务范围内的内容，援助者是可以提供帮助的。比如，"就您描述的症状，我无法判断您是否感染了新冠肺炎，但是，听起来这两个月以来，您一直很担心自己被感染，您也觉得自己的担心和谨慎的行为有些过头了。如果您愿意，就这些过度的焦虑情绪和行为，我们可以进行更多的沟通"。

内部转介中，如果是专业关系不匹配的情境，尤其是援助者感觉不匹配，需要更加注意对来电者的保护，通过表明意图，降低和消除来电者的被抛弃感。援助者最好还要进行个人督导。这时，援助者可以告知来电者："您提出的问题我并不熟悉，为了更好地帮助您，我知道有其他援助者在线，您可以挂断后重新拨入电话吗？"如果是未完成议题，可以邀请来电者再次来电，可以这样说："欢迎您再次拨打，但我需要提示您的是，您再拨打过来的时候可能不是我接听了，当然，其他援助者也很有经验，也会尽力帮助您。"如果援助者接到了一个重复来电，该来电者希望继续进行咨询，援助者可以在之前的基础上沟通，比如，让来电者说明之前进行的议题是什么，有什么帮助，这一次将在之前的基础上进一步工作。

（三）稳定化

稳定化技术是非常重要的应对危机来电的技术。稳定化技术主要是通过降低创伤唤起反应，增加现实感，增加自我控制能力和情绪稳定性。可以使用肌肉放松、联系现实（如叫来电者的名字，让来电者看看周围环境，确定位置和时间，喝一口热水）等办法实现。心理学家路易丝·雷德曼（Luise Reddeman）总结，稳定化可以使用想象法，包括保险箱、内在智者、遥控器和安全岛等。保险箱技术是将来电者的创伤性材料锁进一个保险箱"打包封存"，而钥匙由自己掌管，并且可以自己决定是否愿意以及何时打开保险箱的门。内在智者技术是帮助来电者在内心构建一个积极的、有力量的帮助者，即内在智者，他可以提供陪伴、帮助。遥控器技术是通过让来电者在内心构建一个遥控器，对危机事件的记忆（如闪回症状出现时）加以控制（播放、暂停），从而增加掌控感。安全岛技术是在来电者的内心构建安全、舒适和惬意的心理空间，帮助来电者重建内心的安全感和掌控感，调节改善情绪（肖茜，张道龙，2020）。

（四）特殊危机来电者的应对

1. 反复来电的并案处理

反复来电者在热线中是常见的。对于一般反复来电，援助者无须格外对待，按照正常的流程来处理。如果援助者准确判断来电者为反复来电之后，可以在两种评估的基础上进行：第一种为进行性评估。援助者可以问："上一次来电，您有哪些收获？我们是否可以在这基础上进行下一个议题的工作？"第二种为干预性评估。援助者可以问："我们上一次的工作，咨询师的那些干预方式对您是否有效？我们也可以继续进行。"这两种评估的目的都是要在之前来电的基础上更进一步，而不是原地踏步。如果是中、高度的危机来电者，同样按照流程上报危机干预组。这里有一个前提假设：这些反复来电是有效的求助电话。如果判断为恶意的骚扰电话，并非真正的求助者，援助者可以拒绝继续通话（通常需要说明意图）。

2. 精神病人来电的应对

对于一些精神病人的来电，援助者按正常工作流程接线。需要提醒的是：对于有幻觉、妄想的来电者，援助者不需要长时间、深入地探讨这些幻觉和妄想的内容，避免试图劝说来电者放弃其观念，而将更多精力放在来电者没有产生幻觉和妄想的方面。如果来电者思绪纷乱或者感到惊恐，援助者可以提供简单和直接的指导，"您可以找一个枕头抱着"；告诉来电者一些简单的方法去控制病情恶化并营造一个安全的环境，"您现在是否能给您父亲打一个电话，让他能够陪伴您？"

3. 未成年的危机来电者需要更为谨慎的处理

为未成年的来电者提供热线服务，本身就存在一些伦理边界上的议题，但是热线无法拒绝未成年人来电。实际上，在热线中有大量的未成年人来电，尤其是危机来电。无论从保护未成年人角度，还是伦理议题上，热线都需要非常慎重地对待未成年人来电者。援助者需要了解诸如《未成年人保护法》《关于建立侵害未成年人案件强制报告制度的意见（试行）》等法律、法规及心理工作的伦理边界，比如，明确什么样的情境需要突破保密，什么样的信息需要告知其监护人。在很难做抉择的时候，可以考虑一条基本原则——来电者利益最大化。

4. 危机来电者应对中的特殊议题

（1）危机评估与处理的范围。没有异议的是，来电者本人的危机是需要评估和处理的。然而，有一些来电者提到第三人有危机的可能性，是否需要评估和处理呢？这是有一些争议的，不同热线可能有不同的设置。"抗击疫情，心理援助"热线中设定对来电者所提及的身边的人（如家人、朋友等）同样需要进行评估，并提供给来电者力所能及的帮助（比如提醒来电者潜在的危机，并建议其安全就医）。

（2）危机等级无法清晰确定。实际上，从理论来说，很难准确定义危险的等级。从操作上说，援助者更是常常会遇到无法清楚确定危机等级的情况。这样的情况下，可以报告给危机干预组，群策群力，共同讨论，增加判断的准确性。危机评估的框架虽然比较清楚，但它是一个理性的、理论的框架。很多有经验的人更愿意用感性、直觉来判断。使用直觉来判断也是很有必要的，尤其是在理性框架的基础上用直觉去判断，将理性与感性相结合去判断，或许可操作性更强，也可以更准确。

（3）热线危机来电者的应对原则。第一，系统协作。热线的多个部门都会在危机来电者评估与处理中配合、协作、相互支持，绝不是援助者"一个人在战斗"。第二，敬畏生命。这是援助工作者的基本行动动机，也是应对危机来电者所遵循的基本原则：保障生命安全，敬畏生命过程和意义。第三，应帮尽帮。对于每一个危机来电者，热线都会在工作内容和伦理边界之内，力所能及地提供帮助。

参考文献

樊富珉.（2003）."非典"危机反应与危机心理干预.*清华大学学报：哲学社会科学版，018*（004）：32-37.

樊富珉.（2003）.SARS危机干预与心理辅导模式初探.*中国心理卫生杂志，017*（009）：600-602.

樊富珉.（2011）.突发事件心理危机干预与和谐社会建设——临床与咨询心理学的挑战和机遇.*心理与行为研究，009*（B06）：109-113.

樊富珉.（2020）.*心理危机反应与干预方法*.抗击疫情心理援助公益讲座.北京.

肖茜，张道龙.（2020）.新型冠状病毒肺炎疫情心理危机干预步骤——Response模式.*四川精神卫生，033*（001）：8-10.

James K. B.，Gilliland B. E.（2018）.*危机干预策略（第七版）*（肖水源，周亮等 译）.北京：中国轻工业出版社.

Zhong J., Fan F., Liu Y. (2020). Cogitation on the Mental Health Service System during the COVID-19 Outbreak in China. *International Journal of Mental Health Promotion, 22*(3): 199-202.

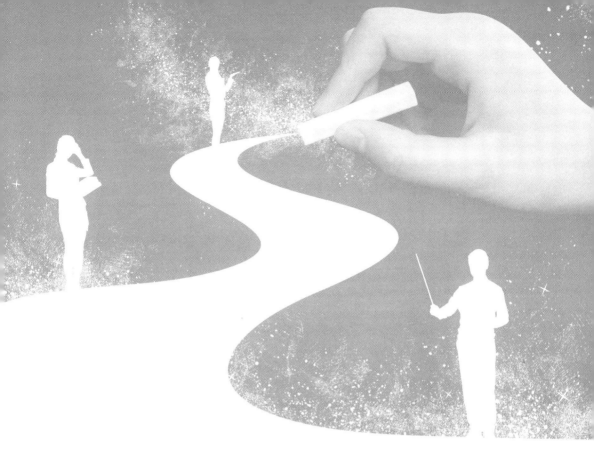

第十三章

心理援助热线来电者精神疾病的识别

　　本章所讲的内容是：第一，了解学习精神疾病症状学的意义；第二，了解精神疾病的常见症状；第三，提供精神障碍的症状学总结列表。这样可以帮助热线援助者增加精神疾病的相关知识，更准确、更科学、更合理地评估来电者的问题，并对其中严重精神障碍的患者做出正确的转介决策。

第一节　精神疾病症状学概述

由于危机事件的影响，急慢性精神疾病患者的来电数量呈现逐渐增多的趋势。在这样特殊的情况下，心理热线援助者面临着很大的挑战。如果能够了解精神疾病症状学的相关知识，我们就能够在临床工作过程中及时识别出精神疾病的患者，最起码能够做好转诊的工作。这无论对来电者还是对整个社会的稳定来讲，都是非常重要的。

另外，人的精神活动是一个复杂的、相互联系又相互制约的过程。许多精神障碍至今病因未明，尚缺乏有效的诊断性生物学指标。临床的诊断主要是通过病史和精神检查，发现精神症状，进行综合分析和判断而得出的。因此，精神障碍的症状学也是精神医学的重要基础，掌握精神症状在临床工作中具有非常重要的意义。

一、判定精神症状的相关概念

（一）精神障碍及其类别

精神障碍是以心理（精神）活动（指感知觉、记忆、思维、情感、意志活动）异常为主要表现的一大类障碍。按照心理活动的不同和心理过程的异常表现特点，精神医学将它们概括为感知障碍、记忆障碍、思维障碍、情感障碍和意志障碍等类别（Gelder，Harrison，& Cowen，2010；郝伟，于欣著，2013；沈渔邨，2009）。

专门探讨研究精神症状规律性的科学被称为狭义的临床精神病理学。它是临床精神病学的基础。精神科临床医生最主要的是依靠症状的理论知识和临床技能、方法来做出精神障碍的临床症状学诊断，并结合其他临床特征进一步做出临床精神障碍的分类学诊断。症状学的学习和训练对每一位临床心理学工作者来讲是必不可少的，它是我们的基本功。虽然我们不能仅通过接听热线就做出疾病的诊断，但我们可以根据症状学的知识，对来电者的病情做出科学合理的评估，并对其中严重精神障碍的患者做出正确的转诊决策。

（二）精神障碍的分类诊断标准

当今精神障碍的分类诊断标准主要包括国际标准、美国标准。所有标准都是现象或症状的描述。直到现在，临床精神科的诊断还缺乏客观的、可靠的理化检验方法和结果。另外，由于精神障碍本身的特殊性和复杂性，除少数情况外，在很大的程度上，其主要是借助于科学的观察、临床病史收集、交谈和精神状态检查等方法来分析、判断，做出诊断。所以，临床心理学工作者能否很好地应用上述现象学方法，能否客观地、如实地认识、判定精神症状，对我们的临床工作是具有重要意义的。

二、如何判定精神活动正常与否

为了判定某一种精神活动是否属于病态或正常范围，一般应从三个方面进行对比分析。第一，纵向比较，即与其过去一贯表现相比较，看其精神状态的改变是否明显。第二，横向比较，即与大多数正常人的精神状态相比较，看其差别是否明显，持续时间是否超出了一般限度。第三，应注意结合当事人的心理背景和当时的处境进行具体分析和判断。在观察精神症状时，不但要观察精神症状是否存在，而且要观察其出现频度、持续时间和严重程度。精神症状一般并不是随时随地都表现出来的，因此，必须仔细观察和反复检查。精神检查的方法主要是交谈和观察，能否发现患者的精神症状，特别是某些隐蔽的症状常取决于咨访关系及检查技巧。那些只根据短暂、片面观察所做出的结论，很容易漏诊和误诊。

三、影响精神症状表现的因素

异常的精神活动同样是一个很复杂的过程，而且个体差异很大。精神症状的表现受到以下因素影响：①个体因素，如性别、年龄、文化程度、躯体状况以及人格特征等，其均可使某一症状表现出不典型之处；②环境因素，如个人的生活经历、目前的社会地位、文化背景等，都可能影响病人的症状表现。因此，在检查、发现和分析症状时，须考虑上述因素的影响，以便于对具体情况做具体分析。

第二节　精神疾病的常见症状

人类的正常精神活动，可以按心理学概念分为认知过程、情感过程和意志过程。精神疾病的症状也按以上三个过程的障碍来分别讨论。

一、认知过程和认知过程的障碍

（一）感觉和感觉障碍

人们借助视、听、嗅、味、触等感官及内感受器可感知外界事物和躯体内部器官的活动状况。感觉是对外界事物的个别属性的反应，是人类最初级的心理过程，而其他一切较高级、较复杂的心理活动，归根结底都是在通过感觉获得的材料的基础上所产生和发展的。感觉障碍在精神病临床主要的几种表现如下。

1. 感觉过敏

这是对外界一般强度的刺激，如声、光的刺激以及躯体上的某些轻微不适的感受增高。例如，感到阳光特别刺眼，感到开关门的响声震耳，这类症状多见于神经衰弱、癔症，以及感染后的虚弱状态等等。

2. 感觉减退

与上一症状相反，这是对外界刺激的感受性减低，如对于强烈的疼痛，都只有轻微的感觉。严重时，对外界刺激不产生任何感觉（感觉消失）。感觉减退较多见于入睡前的瞌睡状态、抑郁状态、木僵状态，或某些意识障碍、癔症、催眠状态。感觉消失较多见于癔症。

3. 感觉倒错

对外界刺激可产生与正常人不同性质的或相反的异常感觉，例如，对凉的刺激反而产生了热感；用棉球轻触皮肤时，病人产生麻木感或疼痛感。感觉倒错多见于癔症。

4. 内感性不适

躯体内部产生各种不舒适的或难以忍受的感觉，皆是异样的感觉且往往难以表达，例如，感到某种牵拉、挤压、撕扯、游走、流动、虫爬等特殊感觉。这些不适感常引起病人不安，是疑病观念的诱因，较多见于精神分裂症、抑郁状态及颅脑创伤所致的精神障碍。

（二）知觉和知觉障碍

知觉则是对某一具体事物的各种属性以及它们相互关系的整体反映。感觉的材料越丰富，知觉也就越完整、越正确。一般来说，人们实际上都是以知觉的形式把客观事物反映到意识中来，知觉反映事物的外部表现及其相互之间的表面联系，所以，它们只能说是认识的初级阶段。

知觉的障碍是精神科临床上最常见的，而且是许多精神病的主要症状。常见的知觉障碍有错觉、幻觉和感知综合障碍。

1. 错觉（illusion）

错觉是歪曲的知觉，也就是把实际存在的事物歪曲地感知为与实际完全不相符的事物。例如：在夜晚把树木错看成人。正常人也可能存在错觉，如在照明不良，或视觉、听觉减弱的状态下，疲乏、精神紧张、恐惧时，都可能产生错觉，如杯弓蛇影、风声鹤唳、草木皆兵等。正常人的错觉是偶然出现的，一般通过验证，能很快地被纠正和消除。所以，错觉的病理意义并不够强。

精神病人的错觉按各种不同的感官，可分为错听、错视、错嗅、错味、错触及内感性的错觉，临床上以错听和错视为多见。

2. 幻觉（hallucination）

幻觉是一种虚幻的知觉，是在客观现实中并不存在某种事物的情况下，病人却感知有它的存在。如无人在现场时，病人听到有骂他的声音，或看到某人在窗外。幻觉是常见的知觉障碍之一。幻觉的病理意义要大于错觉的。

在临床上，幻觉可按照不同的感觉器官分为听幻觉（幻听）、视幻觉（幻视）、嗅幻觉（幻嗅）、味幻觉（幻味）、触幻觉（幻触）和内脏性幻觉。

（1）听幻觉（auditory hallucination）：其在临床上最为常见。幻听内容是多种多样的，病人会听到不同种类和不同性质的声音，如讲话声、呼喊声等。最多见的是言语性幻听。有时幻听会命令其做某种事，如拒绝服药、进食，殴打别人，让其伤害自己身体的某部分，这就是命令性幻听。命令性幻听往往无法违抗而必须遵照执行，因而可产生危害社会或自杀、自伤的行为。所以，在临床工作中必须要对命令性幻听加以甄别。

（2）视幻觉（visual hallucination）：幻视也较常见。其内容也较丰富多样，形象可以清晰，也可以比较模糊。幻视多见于意识障碍时，但在意识清晰状态下（如精神分裂症）也不罕见。幻视常与其他感官的幻觉一起出现，但幻视持续时间大多较短。

（3）嗅幻觉（olfactory hallucination）：幻嗅多见的是一些使病人不愉快的难闻气味，如腐烂食品、尸体、烧焦物品的气味等。其强度不一，有的病人会闻到非常浓重的气味，甚至使人窒息。在精神分裂症中，幻嗅往往与其他幻觉和妄想结合在一起。如病人坚信他所闻到的气味是坏人故意施放的，从而加强了迫害妄想对病人的影响。在颞叶损害的病例中，幻嗅常是首发的症状。

（4）味幻觉（gustatory hallucination）：幻味在精神病中较为少见，病人尝到食物中有某种特殊或奇怪的味道，因而拒绝进食。其常和其他的幻觉和妄想一起出现。

（5）触幻觉（tactile hallucination）：幻触在临床中常见的是麻木感、刀刺感、通电感、虫爬感等。触幻觉除较多见于精神分裂症外，也见于脑器质性精神病。

（6）内脏性幻觉（visceral hallucination ）：内脏性幻觉可产生于某一固定的器官或躯体内部。病人能清楚地描述自己的某一内脏在扭转、断裂、穿孔，或有昆虫在体内游走。此症状较多见于精神分裂症、抑郁症。

此外，还有两种特殊形式的幻觉，多见于精神分裂症，对精神分裂症的诊断有一定价值。

（1）思维鸣响或思维化声（audible thought）：又称思维回响（thought-echoing），当病人想到什么就听到（幻听）有说话声讲出他所想的内容，也就是说，幻听的内容就是病人当时所想的事。例如，病人想喝水即出现"喝水！喝水！"的声音。病人对声音的体会是"自己的思想变成了声音"。其多见于精神分裂症。

（2）功能性幻听：其临床特征是幻觉（通常是幻听）和现实刺激同时出现，共同存在而又共同消失，但两者并不融合在一起（此点与错觉不同）。例如，病人听到外界某个真实存在的声音的同时，又出现与此无关的言语性幻听。当现实刺激作用终止后，幻觉也随之消失。引起功能性幻听的现实刺激的声音多是单调的声音，如钟表声、流水声等。病人在听到这些声音的同时也出现言语性幻听，其内容一般较为单调且固定。其主要见于精神分裂症。

就幻觉的性质，又可以分为真性和假性两种。

真性幻觉具有四个特点：①形象的生动性；②存在于客观空间；③不从属于自己；④也不能随自己的意愿而改变。病人通常叙述这是他亲眼看到的、亲耳听到的，因而病人常常容易坚信不疑，并对幻觉做出相应的情感与行为反应。

假性幻觉（pseudo hallucination）的特征为：①病人所感受的幻觉形象，一般来说轮廓不够清晰、不够鲜明和生动，它并不具有真性幻觉那种客观现实性，其幻觉形象往往是不完整的。例如，看到一个人的上半身，或仅仅是人的头部而没有其他躯体的部分。尽管如此，病人并不感到奇怪。②这些幻觉的形象并不存在于客观空间之内，而只是存在于病人的主观空间之内（脑内）。③所有的这些幻觉并不是通过病人的感官而获得的，病人可以不用自己的眼睛就看到头脑里有一个人像，可以不通过耳朵而听到脑子里有人说话的声音。虽然幻觉的形象与一般知觉的不同，但是病人却往往非常肯定地认为他的确是看到了或听到了，因而对此坚信不疑。假性幻觉以假性幻听、假性幻视较为常见，多见于意识清晰的病人。临床上真性幻觉更为多见，假性幻觉则比较少见。假性幻觉是精神自动症综合征的主要症状之一。

3. 感知综合障碍（psychosensory disturbance）

感知综合障碍是另一类较为常见的感知觉障碍。病人在感知某一现实事物时，作为一个客观存在的整体，它是正确的，但是对这一事物（包括病人躯体本身）的某些个别属性，例如形象、大小、颜色、位置、距离等，却产生与该事物的实际情况不相符合的感知。

感知综合障碍临床上常见的类型有以下几种。

（1）视物变形症

此时病人感到某个外界事物的形象、大小、颜色以及体积等出现改变。例如，一位病人看到他父亲的脸变得很长，眼睛很小，鼻子很大，脸是灰白色的，整个形象变得非常可怕。病人看到外界事物的外形增大了（视物显大症，macropsia），或变小了（视物显小症，micropsia）。

（2）空间知觉障碍

病人感到周围事物的距离发生了改变，如事物变得接近了，或离远了。有的病人不能准确地确定周围事物与自己之间的距离，感到有的东西似乎不在它原来的位置上。

（3）周围环境变化感知障碍

病人感到周围的一切似乎都是不活动的，甚至是僵死的，或者相反，感到周围一切都在急速地、猛烈地变化着。另外，病人还会觉得周围事物似乎变得不鲜明、模糊不清、缺乏真实感，这种现象被称为非真实感。其可见于精神分裂症、中毒性或颅脑创伤所致精神病等。

（4）对自身结构感知综合障碍

体象障碍是指病人感到自己的整个躯体或个别部分，如四肢的长短、轻重、粗细、形态、颜色等发生了变化。有些初期精神分裂症病人不断地照镜子（所谓的"窥镜症状"），看到自己的脸形变得非常难看，两只眼睛不一样大，鼻子和嘴都斜到了一边，耳朵大得像猪耳。虽然病人还知道这是自己的面孔，但模样却发生了改变。当提醒病人用眼睛衡量时，体象障碍会暂时消失，但不用目测时，其又会重复产生。这些症状可见于精神分裂症、脑肿瘤、癫痫性精神障碍、脑炎等。

（三）思维和思维障碍

思维是人类认识活动的最高形式，它不仅能反映由感觉器官直接感知的事物，而且能够反映出事物间的内在联系。这是通过对事物的分析、比较、综合、抽象和概括来进行的，是一种用推理或判断间接地反映事物本质的认识活动。

思维障碍的临床表现是多种多样的，大致可以分为思维形式和思维内容方面的障碍。思维形式的障碍以联想过程的障碍为主，其主要表现为：联想过程加快、减慢，表象和概念之间非规律性的结合等。思维内容的障碍则主要表现为妄想、超价观念及强迫观念等。

1. 思维联想过程的障碍

思维联想活动量和速度方面的障碍

（1）思维奔逸（flight of thought）

思维奔逸是一种兴奋性的思维联想障碍。其主要指思维活动量的增多和转变快速。病人的联想过程异常迅速，新的概念不断涌现，内容十分丰富。其思维有一定的目的性，但常常为环境的变化所吸引而转移其话题，不能贯彻始终（随境转移），或按某些词语的表面读音毗连（音联）或某些句子在意义上的相近（意联）而转换主题。病人表现得极为健谈，说话滔滔不绝。病人自觉脑子反应特别快，但其思维过程的逻辑联系非常表浅，轻率而不深刻，给人以信口开河之感。由于其思维常转换主题，不能贯彻到底，往往虎头蛇尾，一事无成，此类症状多见于躁狂症。

（2）思维迟缓（inhibition 或 retardation of thought）

思维迟缓是一种抑制性的思维联想障碍。其以思维活动显著缓慢，联想困难，思考问题吃力，反应迟钝为主要特点。因此，病人言语简短，语量减少，速度缓慢，语音低沉。从谈话过程可以看出，病人回答问题非常困难，虽然做了很大努力，但是一个话题半天也讲不出来。此类症状常是抑郁症的典型表现之一。

（3）思维贫乏（poverty of thought）

这类症状在外在表现上虽与上述症状相似，但本质不同。其主要特点是思想内容空虚、概念和词汇贫乏，对一般询问往往无明确的应答性反应，或仅简单地答"不知道""没有什么"。平时也不主动说话。思维贫乏往往与情感淡漠、意志缺乏相伴出现，构成精神分裂症的三项基本症状。思维贫乏也可见于痴呆状态。

思维联想连贯性方面的障碍

（1）思维松弛或思维散漫（looseness of thinking）

在精神分裂症早期，病人的思维活动可表现为联想松弛、内容散漫，对问题的叙述不够中肯，也不很切题，缺乏一定的逻辑关系，以致使人感到交谈困难，对其言语的主题及用意也不理解，严重时可发展为破裂性思维。判断一个人是否有思维散漫这个症状是比较困难的，但可以从以下两个方面来判断。第一，要与其交谈至少 20 分钟。第二，当你越想搞明白他在讲什么内容的时候，你就越搞不清楚他在讲什么。这也是思维散漫的一个特征性的症状。

（2）思维破裂（splitting of thought）

病人在意识清楚的情况下，思维联想过程破裂，缺乏内在意义上的连贯和应有的逻辑性。病人的言谈或书写中，其主题与主题之间，甚至句子与句子之间，缺乏内在意义上的联系，因而旁人无法理解其用意所在。但病人对此丝毫也不觉察。严重时，其言语支离破碎，甚至个别词句之间也缺乏联系，形成了词的杂乱堆积，即"语词的杂拌"（word salad）。此类症状见于精神分裂症，为该病所具有的特征性思维障碍之一。

（3）思维不连贯（incoherence of thought）

表面上，思维不连贯与破裂性思维十分相似，但产生的背景不同，它是在严重的意识障碍情况下产生的，病人的言语较后者更为杂乱，语句断续，毫无主题可言。此类症状多见于感染中毒、颅脑创伤所致的意识障碍、癫痫性精神障碍。

（4）思维中断（blocking of thought）

病人无意识障碍，也无明显的外界干扰，其思维过程在短暂时间内突然中断，或言语突然停顿。这种思维中断并不受病人意愿的支配，会伴有明显的不自主感。有时，病人感到思考的过程中突然出现一些与主题无关的意外联想，也即思想插入（thought insertion），但病人对此毫无自知力。其多见于精神分裂症。

（5）思维云集（pressure of thought）

思维云集又被称为强制性思维（forced thinking），是指思潮不受病人意愿的支配，强制性地大量涌现在脑中。内容往往杂乱多变，病人却对此泰然处之。它往往突然出现，迅速消失。其多见于精神分裂症、流行性脑炎和颅脑损伤伴发精神障碍。

思维逻辑性方面的障碍

（1）象征性思维（symbolic thinking）

象征性思维是指病人以一些很普通的概念、词句或动作来表示某些特殊的、除病人自己外别人无法理解的意义。它是形象概念与抽象思维之间的联想障碍。其多见于精神分裂症。

（2）语词新作（neologism）

病人创造一些文字、图形或符号，并赋予其特殊的意义。有时，病人会把几个无关的概念或几个不完全的词拼凑成新的词，以代表某种新的含义，但除病人自己外，别人无法理解其意义。这类症状常与破裂性思维同时出现，较多见于精神分裂症青春型。

（3）逻辑倒错性思维（paralogic thinking）

逻辑倒错性思维以思维联想过程中逻辑的明显障碍为主要特征，其特点是推理过程十分荒谬，既无前提，又缺乏逻辑依据，更突出的是推理离奇古怪，不可理解，甚至因果倒置。其多见于精神分裂症，亦可见于偏执狂以及某些病态人格。

2．思维内容的障碍

（1）妄想（delusion）

妄想是思维内容障碍中最常见、最重要的症状。一般来讲，正常人是不会出现妄想的，所以妄想的病理意义十分重要。

妄想的概念：妄想是一种在病理基础上产生的歪曲的信念、病态的推理和判断。它虽不符合客观现实，也不符合病人所受的教育水平，但病人对此坚信不疑，无法被说服，也不能以亲身体验和经历来纠正。

从妄想的概念当中，我们可以知道，妄想的本质是一种信念、推理和判断。

妄想有三个特点：第一，无法被说服；第二，自我卷入；第三，个人所独有。这就意味着所有的妄想都会同时具备这三个特点。那么，我们可以思考一下，若同时具备这三个特点的信念、推理和判断，是否就一定是妄想呢？这可并不见得，因为一个定理的逆定理不见得一定成立。实际上，我们对于妄想这个非常重要的临床症状的评估和诊断，缺乏可操作的具体指征。那么，在实际的工作过程当中，当我们要诊断妄想这个症状时，我们可以这样操作：凡是同时符合妄想的三个特点的信念、推理或判断，我们就要高度地保持怀疑，同时再结合其身上所具有的其他精神病理学的症状，最终做出整合的结论和判断。

妄想是临床上常见的症状，许多精神疾病均以妄想为主要症状，如精神分裂症偏执型、麻痹性痴呆的夸大型、偏执性精神病及反应性精神病等。在某些疾病的某一阶段，妄想也可占重要地位，如情感性精神病和感染中毒性精神病等。

在临床上，常见的妄想有以下几种：

①关系妄想（delusion of reference）：其又称牵连观念（idea of reference），对于周围环境中一些实际与自己无关的，病人都认为与他本人有关。此外，对于别人所说的话、报纸上的文章、不相识的人的举动，病人也都认为对他有一定的关系。其常与被害妄想交织在一起。例如：某病人坚信别人咳嗽、吐痰、关门、谈笑，以及收音机的广播、报纸上的文章，都和他有关系。

②特殊意义妄想（delusion of special significance）：其可在上述关系妄想的基础上产生，病人认为周围人的言行、平凡的举动，不仅与他有关，且有特

殊的意义。此种妄想结构多较抽象和脱离现实，常见于精神分裂症。

③被害妄想（delusion of persecution）：被害妄想是最常见的妄想之一。病人无中生有地坚信周围某些人或某些集团，对他进行不利的活动，如进行打击、陷害等。被害妄想常见于精神分裂症及偏执狂。

④影响妄想（delusion of influence），其又称物理影响妄想（delusion of physical influence）：病人认为自己的精神活动（思维、情感、意志、行为等）均受外力的干扰、控制，或认为有外力刺激自己的躯体，产生了种种不舒服的感觉，甚至认为自己的内脏活动，诸如消化、血压、睡眠等都是受着外力的操纵或控制的。病人往往将这种体验解释为受某种仪器（如电子计算机、脑电波等）的影响。在某些病例中，这些影响体验伴有明显的不自主感、被控制感，成为精神自动症的组成部分之一，也是精神分裂症的特征性症状之一。

⑤夸大妄想（delusion of grandeur）：其多发生在情绪高涨的背景下。内容常因时间、环境、病人的文化水平和经历而有很大的不同。如，有的病人会认为自己是伟大的发明家、科学家、国家领导人，全世界的财富和权力都由他一个人掌管等。其常见于躁狂症、精神分裂症或麻痹性痴呆。

⑥罪恶妄想（delusion of guilt）：病人毫无根据地认为自己犯了严重错误和罪行，导致国家和人民遭受了不可弥补的损失，并认为自己罪大恶极，死有余辜，应受人民的惩罚。其常见于抑郁症和精神分裂症。

⑦疑病妄想（hypochondriacal delusion）：病人毫无根据地认为自己患了某种严重躯体疾病，是不治之症。一系列详细的检查和多次反复的医学检验，都不能纠正病人的这种病态信念。此类妄想可以幻触或内脏感受器感知障碍为基础。严重时，病人会诉说"内脏已经烂了""肺已经不存在了"（虚无妄想）。其常见于精神分裂症、老年期抑郁症和脑器质性精神病。

⑧嫉妒妄想（delusion of jealousy）：病人坚信爱人对自己不忠，另有外遇，因此对爱人的行为加以检查和跟踪。男病人的嫉妒妄想多见于慢性酒精中毒伴有性功能减退的病人，也可见于精神分裂症、反应性精神病及偏执性精神病等。

⑨钟情妄想（delusion of being loved）：病人坚信某异性对自己产生了爱情，即使遭到对方的严词拒绝，仍毫不怀疑，反而认为对方是在考验自己对爱情的忠诚，仍旧纠缠不休。请大家注意，诊断这个症状的关键点在于：病人坚信是别人爱上了他。因此，是同时符合妄想的三个特征的。假如来电者认为是自己

对异性一见倾心，则应另当别论。

⑩内心被揭露感（experience of being revealed）：其又称被洞悉感，读心症（mind reading）。病人认为他所想的事已经被人知道了，虽然病人说不出是怎样被人探知的，但确信其已经尽人皆知，甚至已搞得满城风雨，所有人都在议论他。内心被揭露感可与假性幻觉、被控制感相结合而出现，即康金斯基综合征，为精神分裂症的特征性症状。有时，读心症可因为幻听谈出病人的思想内容，或在关系妄想的基础上产生。

卡尔·西奥多·雅斯贝尔斯（Karl Theodor Jaspers）将妄想分为原发性妄想和继发性妄想。后者是指以错觉、幻觉，或情感因素如感动、恐惧、情感低落、情感高涨等，或某种愿望（如因犯对赦免的愿望）为基础而产生的。原发性妄想发生的基础不是上述心理活动或精神刺激，而是一种尚未阐明的，与正常心理活动有质的差别的妄想观念。如病人突然认为，周围的一切都变了，都变得异乎寻常地注视他。精神分裂症的妄想大部分属于原发性妄想。

（2）超价观念（overvalued idea）

超价观念是指，由某种强烈情绪加强了的，并在意识中占主导地位的观念。这种观念一般都是以某种事实为基础，由于强烈情绪的存在，病人对某些事实做出超过寻常的评价，并坚持这种观念，从而影响其行为。这种错误见解的产生是强烈的情绪影响所造成的，因此其在逻辑推理上并不荒谬，而接近正常思维。从内容上讲，其是某些现实的反映。这些概念往往与病人的切身利益有关。超价观念在一定程度上讲是一种片面性的判断，往往见于病态人格。

超价观念与妄想的区别在于，其形成有一定的性格基础与现实基础，内容比较符合客观实际，伴有强烈的情绪体验。

超价观念与强迫状态不同之处在于，其没有后者所特有的强迫感和被纠缠感。在强迫状态时，病人主观上认为是不必要的、没有意义的，且有强烈的摆脱愿望。在超价观念时，病人则认为对其本人有十分重要的意义。

（3）强迫观念（obsessive idea）

强迫观念即强迫性思维，是指某一观念或概念重复地出现于病人的思想中，且伴有主观的被迫感觉和痛苦感。病人完全明白这一思想是不必要的，并力图加以摆脱，但它却违反病人的意愿而无法摆脱。强迫性思维可表现为某一种想法，某几句话或片断的旋律。有时，某些事件的回忆、计数可作为强迫观念内容出现，即所谓的强迫性回忆、强迫性计数。有时，某些病人明明知道其钻研的是毫无意义且荒谬的问题，但不能加以控制，即所谓的"强迫性穷思竭虑"。

有时，强迫观念会以一种对立观念的形式出现。例如：病人在参加葬礼时，突然出现想笑的念头，甚至很难控制；参加群众集会时，病人脑子里突然闪现出某些与现实要求相反的口号和词句。病人当时意识到这是不允许的，但无法摆脱，这使得病人十分恐惧不安。

（四）注意和注意障碍

注意是指意识对一定事物的指向性。外界的任何事物以及自己的心理活动和行为，都可能是注意的对象。注意不是一种独立的心理过程，它是一切心理活动的背景。因此，注意的障碍总是和某些心理过程的障碍相关联的，如情感、意志和意识障碍等。

注意的障碍：当大脑受到器质性损害时，注意障碍是最常见的本质损害。精神分裂症、情感性精神障碍等也有明显的注意障碍。

临床上，注意障碍大致可分为三方面：①注意程度方面的障碍，包括注意增强、注意减退；②注意稳定性方面的障碍，包括注意转移、注意涣散、注意固定；③注意力集中性方面的障碍，包括注意狭窄、注意缓慢。

（五）记忆和记忆障碍

我们既往感知过的事物，在一定条件下可以在大脑中重新反映出来，这种既往经验的认知（再认）和回忆（再现），就是记忆。一切复杂的高级心理活动的发展，都必须以记忆为基础。所以，记忆是人类重要的精神活动。记忆包括识记、保存、认知（再认）和回忆（再现）四个过程。临床上，记忆障碍大致可分为两方面：记忆量的方面，包括记忆增强、记忆减退和遗忘等；记忆质的方面，包括错构症、虚构症和潜隐记忆等（详见附录四　精神障碍的症状学总结列表）。

（六）智能和智能障碍

智能是一个复杂的概念，其含义包括既往获得的知识、经验，以及运用这些知识和经验来解决新问题、形成新概念的能力。智能活动与思维、记忆和注意密切相关。记忆力和注意力是智能活动得以进行的前提。当记忆力减退、注意力不集中时，智能活动难以进行。智能必须在解决某种问题的过程中才能表现出来，并因问题的不同需要而表现出不同的能力，如理解力、计算力、分析能力、创造力等。

1. 智能障碍

智能障碍可表现为全部性的或部分性的智能减低，程度严重时被称为痴呆。智能障碍主要有两种类型：先天性智力低下和后天获得性痴呆。

在临床上，往往还可以见到另一些与痴呆类似的表现，但其本质则迥然不同。这类智能障碍主要由于强烈的精神创伤而产生，因而在大脑的组织结构方面并无任何器质性的损害，病变的性质基本上是功能性的，所以预后比较良好，其智能障碍通过适当的治疗和处理，在短时期内完全可以恢复正常。其常见于癔症及反应性精神病。

2. 功能性智能障碍的类型

（1）心因性假性痴呆（Ganser 综合征）：对于一些非常简单的问题，病人回答得很荒谬，如"2+1=8"，但可以看出他的回答并未超出问题性质的范围，还是以加法计算的，这也被称为近似回答。在生活中，病人能解决比较复杂的问题，如下象棋、打牌等，一般生活也能自理。这类假性痴呆多见于癔症或在强烈精神创伤作用下产生的精神障碍。

（2）童样痴呆（puerilism）：此时，病人主要表现为类似一般儿童那样的稚气。例如，病人学着幼童说话的声调自称才 3 岁，逢人就喊"叔叔""阿姨"，这类现象多见于癔症。

（七）自知力

自知力（insight）是指病人对其本身精神病状态的认识能力，即能否察觉或识辨自己有病、精神状态不正常，能否正确分析和判断，并指出自己既往和现在的表现与体验中哪些属于病态。自知力完整的病人，通常能认识到自己患了病，知道哪些是病的表现并要求治疗。如，神经症病人大多具有完整的自知力，他们主动就医，诉说自己的不适，要求医生给以诊治，并积极配合医生的治疗。

1. 自知力缺陷

精神病患者一般均有程度不等的自知力缺陷。在病程的不同阶段，其自知力完整程度也随之而变化，且此种变化常有一定规律性。精神病初期当精神症状开始出现时，有时病人自知力尚存，他还能够觉察到自己的精神状态的变化。随着病情的发展，病人往往对自己的精神症状丧失了判断力，否认他们是不正常的，甚至拒绝治疗，即自知力丧失（或缺如）。随着病情的好转，其自知力也逐渐有所恢复。病人开始能认识到部分精神症状是不正常表现，但是，这些认识还是很肤浅的，也是不完整的，此时可认为病人已具有部分自知力。在多数情况下，精神症状全部消失后，病人的自知力也逐渐恢复。就完整的自知力而言，病人不仅能对其全部精神症状加以识辨，并且还能进一步正确分析它们之所以不正常的理由何在。所以，自知力常常成为精神科医师判断精神疾病是轻症还是重症的指标之一。

2. 自知力水平与精神疾病的关系

自知力在不同精神疾病及不同阶段中的恢复有所不同，如情感性精神障碍，在疾病的早期，甚至中期时病人的自知力并未完全丧失。精神分裂症病人早期的自知力就完全丧失。

自知力完整程度及其变化往往被看作是判断精神病恶化、好转或痊愈的一个标准，自知力完整是精神病病情痊愈的重要指标之一。因此，深入、细致地观察病情，掌握病人精神活动各方面的表现，从而准确地判断病人的自知力很重要。

（八）定向力

定向力（orientation）或定向能力（capacity of orientation），是指一个人自己对时间、地点、人物，以及对自己本身的状态的认识能力。

定向力一般有下列两方面的内容。

1. 对周围环境的认识

对周围环境的认识包括以下三点。

（1）时间：了解当时的钟点、上午或下午、白昼或夜晚等。

（2）地点：了解当时所处的地点，如学校、医院、工厂等。

（3）人物：了解在其周围环境中其他人物的身份及其与病人的关系等。

2. 对其自身状况的认识

对其自身状况的认识包括本人姓名、年龄、职业等。

　　确定定向力主要是通过询问上述几方面的情况，了解和观察被检查人的反应和行为而加以判断。定向障碍一般在大脑器质性疾病中较为多见，而且其往往也是意识障碍的一个重要标志。但其也可能与意识障碍无关，例如，精神分裂症或从深睡中觉醒的人，或昏迷后意识恢复清醒的人，都可在短暂时间内丧失定向力。航海遇难者流落至陌生地方，虽无意识障碍，也会暂时丧失空间定向力。

　　双重定向是精神分裂症特征性的表现之一。此时，病人认为他同时处于两个不同的地点，例如，病人声称他是在医院，同时又说他是在学校内。这两种不同的判断，其中之一往往是正确的，另一个则是错误的，是带有妄想性质的判断。

二、情感过程和情感过程的障碍

（一）情绪分类

　　当人们在感知事物时，不论是对来自躯体内部的感觉，还是对外部世界的感知，必然会伴随着相应的态度和外部表现，如面部表情、身体表情和声音表情等。这种喜、怒、哀、乐、爱、憎等体验和表情，被称为情感活动，它是人类对客观事物的主观态度。

　　心境（mood）：是指较为持久但强度不太大，对起因自觉程度不高的情绪状态。它是在一段时间内的精神活动的基本背景。

　　激情（affect）：是指突然产生的、猛烈的、爆发的情感，如愤怒、恐惧、狂喜、绝望等。

　　情绪活动是动物在进化过程中，为了种族保存的需要而发展起来的，由原始的、低级的逐渐发展成为复杂的、高级的一类活动。正常人一般都是高级的情感占优势，并且他们在认知、情感和意志行为等精神活动这三个方面是统一的。

（二）情感活动的障碍

　　情感分为正性情感（如高兴）和负性情感（如悲伤）两类。临床上较常见的情感障碍分述如下。

1. 情感高涨（elation）

此时，病人的情感活动显著增强，总是表现得欢欣喜悦、轻松愉快，讲话时眉飞色舞，喜笑颜开，表情生动，对一切都非常乐观，对任何事物都感兴趣，自负、自信，甚至流于夸大。但是，这种情感的高涨并不一定是很稳定的，病人易激惹，稍有不如意则勃然大怒，遇悲哀事则伤心流泪，但转瞬即逝，迅速恢复原状。病人常有良好的自我感觉，感到无比舒畅和幸福。情感高涨的特点是，乐观情绪具有很大的感染力，由于它与环境之间的统一性仍保持完好，故上述种种活动的表现都能为一般人所理解，容易引起周围人的共鸣。这一点对于精神分裂症病人的兴奋状态的鉴别很有意义。这一症状是躁狂症的又一典型表现。它往往与思维奔逸及活动增多同时出现，而构成一类常见的综合征——躁狂状态（或称精神运动性兴奋）。

2. 欣快（euphoria）

欣快一般是指在患有器质性精神病如脑动脉硬化性精神病、老年性痴呆及麻痹性痴呆等疾病时出现的快乐心情。这类症状表面上与情感高涨颇相似。虽然病人经常笑哈哈的，但是由于智能障碍的影响，它和情感高涨有本质的不同。此时，病人面部表情给人以呆傻、愚蠢的感觉。同时，病人自己也说不清高兴的原因，而且表现的内容也比较单调刻板，因而难以引起正常人的共鸣。

3. 情感低落（depression）

情感低落是负性情感增强的表现。它和情感高涨恰恰相反，病人情绪低沉，整日忧心忡忡、愁眉不展、唉声叹气，重则忧郁沮丧、悲观绝望，感到自己一无是处，大有"度日如年""生不如死"之感，对外界一切都不感兴趣。病人因而常自责自罪，甚至出现自杀观念和自杀行为。这种情感低落经常伴有思维缓慢、言语及动作减少、意志要求的减退、反应迟钝，但其整个精神活动与周围环境仍有密切联系。这一症状为抑郁症的典型表现之一。

4. 焦虑（anxiety）

焦虑是担心发生威胁自身安全和其他不良后果的心境。病人在缺乏明显客观因素或充分根据的情况下，对其本身健康或其他问题感到忧虑不安、紧张恐惧、顾虑重重。或认为病情严重、不易治疗；或认为问题复杂、无法解决等，以致坐立不安、怨天尤人、惶惶不可终日，即使多方劝解也不能消除其焦虑。此类症状常伴有自主神经功能紊乱和疑病观念，常突出表现为焦虑性神经症。

5. 易激惹（irritability）

易激惹是一种剧烈但持续时间较短的情感障碍。病人一遇到刺激或不愉快的情况，即使极为轻微，也很容易产生一些剧烈的情感反应。病人极易生气、激动、愤怒，甚至大发雷霆，与人争吵不已。其常见于癔症、神经衰弱、躁狂状态、躯体性（如甲状腺功能亢进）或器质性精神病。

6. 情感迟钝（dullness，emotional blunting）

情感迟钝指病人对平时能引起鲜明情感反应的刺激表现得较为平淡，并缺乏与之相应的内心体验。多是人类所特有的细腻情感逐渐丧失，如病人变得对亲属不体贴，对同事不关心，对工作不认真，情感反应不鲜明、不生动。其多见于精神分裂症早期和某些器质性精神病的早期，如继续发展，则成为情感淡漠。

7. 情感淡漠（apathy）

情感淡漠病人对外界任何刺激均缺乏相应的情感反应，即使一般能引起正常人极大悲伤或高度愉快的事件，如生离死别、久别重逢等，也泰然处之，无动于衷，对周围发生的事漠不关心，面部表情冷淡呆板，内心体验极为贫乏或缺如，与周围环境失去情感的联系。它是精神分裂症晚期经常出现的症状，也可见于严重的器质性痴呆的病人。

8. 情感倒错（parathymia）

情感倒错是就认知过程和情感活动之间丧失其协调一致性而言的。此时，病人的情感反应与思维内容不协调，当他听到某个能引起一般人感到悲痛的事件时却表现得非常高兴。

9. 恐惧（phobia）

恐惧是一类不以病人的意愿为转移的情绪。病人对平时无关紧要的物品、环境或活动，产生一种紧张、恐惧的心情，但无法摆脱。恐惧的内容很多，常常产生回避行为。这类症状以恐怖性神经症为突出，也常见于精神分裂症早期。

10. 矛盾情感（ambivalence）

同一病人对同一件事情同时产生两种相反的、互相矛盾的情感体验，这是一类在精神分裂症中具有一定特征性意义的症状，它意味着情感活动本身的不相协调和不配合。例如：病人对其亲人既爱又恨，既喜欢又讨厌，但病人对此既无自知力又不能加以分析和批判，并不因此而感到焦虑和痛苦，依然能泰然处之。

三、意志、行为和意志行为的障碍

（一）意志相关概念

人在生活和社会实践中，为了达到既定目的而采取的制约和执行计划、克服困难、完成任务的行动，被称为意志活动。意向则是指与本能，如食欲、性欲、防御等有关的活动。直接推动意志行动的力量叫作动机，而这些行动所指向的目标叫目的。行为是指有动机、有目的的行动。动机和目的根据需要和客观条件的制约，并反映了客观实际。在一般随意活动中，经过种种努力，克服一系列困难的这种心理过程叫作意志。

（二）意志障碍的类型

意志和行动障碍不仅常见且受人瞩目，因而其常常会造成一定的社会影响。为了便于区别，现归纳为下列两个方面来加以讨论。

1. 主要表现在量的方面的变化，在临床上比较常见的有以下两种症状。

（1）意志增强（hyperbulia）

意志增强是针对一般意志活动的增多而言。这类症状的产生往往与其他精神活动有密切的内在联系，或以其为基础，或受其支配和影响。在躁狂状态情感高涨时，病人对其周围环境中的一切事物都很感兴趣，觉得什么都有意义，因而什么事都去参与或干涉，终日忙忙碌碌，不能保持片刻的宁静，精力充沛，丝毫也不感到疲劳。病人在思维、情感和意志活动三者之间保持关联，同时与环境之间的统一性也基本保持完好，因此，病人的活动还是能为人们所理解。在精神分裂症中，可以见到另一类意志增强的表现，病人因受到妄想的支配而不断到处控告或对他所怀疑的问题紧紧不放、追查不休，虽然这些都缺乏任何客观的根据，甚至内容荒谬、矛盾百出，但病人却坚信不疑，始终顽固坚持，无法纠正。还有一类则主要表现在食、性等本能意向的要求方面，行为动作增多，无明显的目的性，尤其当青春型或紧张型的病人处在兴奋状态时更为突出，给人以一种与环境不协调的感觉。以上几类意志增强的现象，因其本质的不同而出现在完全不同的疾病中，在鉴别时应加以注意。

（2）意志减退（hypobulia）

和意志增强相反，病人的意志活动显著减少，由于情绪低落对周围一切兴趣感到索然无味，以致意志消沉，不愿参加外界活动，对一切都懒于料理，因而经常独处一隅，整日呆坐不动或卧床不起，平时则行动缓慢，工作学习好像感到非常吃力，甚至不能进行，严重时日常生活也不能自理。尽管这样，病人和他周围环境的关系并无脱离的表现。病人对自身的这些变化，一般还是能意识到的，自知力可能少部分保存。这类病人并不缺乏一定的意志，但总感到自己做不了或因为情绪低沉觉得什么都没有意义，因而不想做。因此，病人的一般活动就较其正常时有明显的减退。这类症状常见于抑郁症，并构成该病"三主症"（即思维迟缓、情感低落、意志减退）的表现之一。

2. 主要表现在质的方面的变化，临床上较常见的有以下三种症状。

（1）意志缺乏（abulia）

意志缺乏与意志减退有本质的区别。此时，病人对任何活动都缺乏明显的动机，不关心事业，也不要求学习和工作，缺乏应有的主动性和积极性，行为被动，在个人生活方面也变得极端懒散，甚至连最基本的清洁梳洗也无法完成，经常独处，行为孤僻、退缩，与周围环境不相协调，严重时对生活本能也缺乏一定的要求，但病人对此缺乏自知力，因而对此毫不在意。这类症状常与思维贫乏、情感淡漠同时出现，构成精神分裂症常见的基本症状，一般多见于精神分裂症单纯型或晚期阶段的精神衰退，也可见于器质性精神病的痴呆状态。

（2）意向倒错（parabulia）

意向倒错主要是指病人的意向要求与一般常情相违背或为常人所不允许，以致病人的某些活动或行为使人感到难以理解。例如，病人吃些正常人所不能吃、不敢吃或厌恶的东西，如肥皂、脏土、大便、草木等。有时，这种行为可能在某些幻觉和妄想的支配下产生，病人对此往往做出一些荒谬的解释，这类症状多见于精神分裂症青春型和偏执型。

（3）矛盾意向（ambivalence）

病人对同一事物却同时产生对立的相互矛盾的意志活动，病人对此也毫无知觉，不能意识到它们之间的矛盾性，因而从不自动地加以纠正。这也是精神分裂症病人意志障碍的表现之一，并具有该病症的本质特征。

（三）运动及行为的障碍

这类障碍在临床上不仅多见，其表现也很突出，对病人安全以及周围环境、社会秩序等影响比较大。

1. 兴奋状态（excitement）

兴奋状态是精神病临床上很重要的一类症状，一般所谓的兴奋是就整个精神活动的增强而言的。因此就其内容来说，它涉及精神活动的每一个方面。由于疾病的性质不同，它们可以有很多不同的表现。有的以情感失调为中心，伴有言语和活动的增多；有的则以动作行为的异常更为突出，而言语的增多却并不显著。

以下是几类最主要的兴奋状态。

（1）躁狂性兴奋（manic excitement）

躁狂性兴奋是情感性精神障碍躁狂状态的主要表现，又被称为协调性精神运动性兴奋。这类兴奋状态包括情感高涨、思维奔逸和意志增强三个主症现象，同时还常伴有一种自身感觉良好的舒适感。其临床特征为：兴奋遍及精神活动各方面，但以情感高涨更为突出，并且往往以此为主导而影响和支配其他方面的活动。病人的精神活动在知、情、意各个过程的本身和三者之间，以及与其周围环境保持完整，互相协调和配合。同时，病人的意志活动和表情，也与当时他的思想、内心体验和愿望相一致。所以，病人的言语和行动都较易于理解，也往往容易引起周围人的共鸣。

（2）青春性兴奋（hebephrenic excitement）

青春性兴奋主要见于精神分裂症青春型。在它的临床表现中，病人的动作、行为和其他精神活动之间的统一性和完整性遭到破坏，动作和行为既无明显的动机和目的，也缺乏一定的指向性，以致杂乱无章，不可理解。同时，其本能意向（食欲、性欲）增强。此外，在整个临床表现中都具有一种特殊的愚蠢、幼稚、做作、冲动、荒谬和离奇的特点，即不协调性精神运动性兴奋。

（3）紧张性兴奋（catatonic excitement）

紧张性兴奋主要见于精神分裂症紧张型。其临床表现为：病人的兴奋常突然发作，强烈粗暴，冲动、杂乱，但又单调而刻板，并且有一种局限性，往往无端攻击他人，伤人毁物，既无明显的原因，也无确切的指向和目的，使人无法琢磨，以致难于防御。一般持续时间较短，往往与紧张性木僵交替出现，这也属于不协调性精神运动性兴奋的一种。

（4）器质性兴奋（organic excitement）

器质性兴奋是在大脑器质性病变时所出现的一类兴奋状态。其多见于脑动脉硬化性精神病、老年性精神病、慢性脑外伤性精神障碍和麻痹性痴呆等疾病。这类兴奋状态的共同特点是动作行为多杂乱，并带有冲动性，甚至可能出现攻击性行动，这也属于不协调性精神运动性兴奋的一种。

2. 木僵状态（stupor）

近年来，木僵状态的发病率逐渐降低，根据发病机制的不同，可以分为以下几类。

（1）紧张性木僵（catatonic stupor）

紧张性木僵是在紧张性综合征中最常见的一类运动抑制的表现。木僵程度不一，轻微时病人的言语、动作和行为显著减少，缓慢，举动笨拙；严重时运动完全抑制，缄默不语，不吃不喝，往往保持一个固定不变的姿态，僵住不动。这类现象见于精神分裂症紧张型。

（2）心因性木僵（psychogenic stupor）

心因性木僵是一种在急速而强烈的精神创伤作用下所产生的应激反应状态，例如：亲人的突然死亡、意外的灾祸，或严重威胁生命的其他事件。临床上其表现为一种普遍的抑制状态。病人的活动大大减少，呆滞、缄默、拒绝饮食，甚至呈现僵住状态。躯体方面常伴有自主神经系统功能失调的症状，如心跳加速、面色潮红或苍白、出汗、瞳孔散大等，有时可见某些轻度的意识障碍。一般来说，当环境改变或外因消除后，木僵的症状就可消失。

（3）抑郁性木僵（depressive stupor）

抑郁性木僵常由急性抑郁引起。病人缺乏任何自主行动和要求，反应极端迟钝，以致经常呆坐不动或卧床不起，且缄默不语。在反复劝导或追问下，有时对外界刺激尚能做出相应的反应，如点头或摇头，或微动嘴唇、低声回答。此时病人的情感活动和他内心体验是相符的，这一点是与精神分裂症紧张性木僵病人相区别的。

（4）器质性木僵（organic stupor）

器质性木僵较为少见，其多见于脑炎后、脑瘤侵入第三脑室、癫痫、脑外伤或急性中毒等。一般除病史外，还可在神经系统或躯体及化验检查中发现相应的阳性所见，并且也可见到一些意识障碍及痴呆的现象。

3. 违拗症（negativism）

病人对于别人向他提出的要求不仅没有相应的行为反应，甚至加以抗拒。

4. 被动服从（passive obedience）

和违拗症相反，病人被动地服从医生或任何人的要求和命令，甚至对于一些不愉快的、无意义的并使他难受的动作也绝对服从。

5. 刻板动作（stereotyped act）

病人持续地、单调而重复地做一个动作，尽管这个动作并没有什么指向性和意义。它常和刻板言语同时出现。

6. 模仿动作（echopraxia）

模仿动作是和模仿言语有同样性质并经常同时出现的一种症状，病人毫无目的、毫无意义地模仿周围人的动作。

以上四种症状均可常见于精神分裂症紧张型。

7. 作态（mannerism）

此时，病人做些愚蠢而幼稚的动作和姿态，使人感到好像是故意装出来。

8. 离奇行动、古怪动作 （bizarre behavior）

此时，病人的行为离奇古怪、不可理解，常无故做些挤眉弄眼、装怪样、做鬼脸等奇怪的表情和动作。

以上两种动作行为障碍常见于精神分裂症青春型。

9. 强迫性动作（compulsive act）

这是一种违反本人意愿，反复纠缠出现的动作，病人清楚地知道，做这些动作完全没有必要，并努力设法摆脱，但徒劳无益，有强烈的求治动机。这类症状常见于强迫性神经症，也可见于精神分裂症早期。

四、意识和意识障碍

意识一般可以看作是觉醒状态下的觉知，包括对主体和客体的觉知，以及把自己与其他个体相区别的觉知。

在临床精神病学中，意识分为人们对客观环境的认识（周围环境意识），以及对主观自身的认识（自我意识）两大类别。

意识障碍经常可由全身性疾病所引起，如各种躯体疾病、感染、中毒、颅脑损伤、颅脑肿瘤、癫痫发作等多种疾患。在急性发病的精神疾病中，如反应性精神病、癔症，以及某些精神分裂症、情感性精神障碍等，也往往伴有意识障碍。

意识障碍可分为环境意识和自我意识两种障碍。

（一）对周围环境的意识障碍

因为出现对周围环境的意识障碍意味着患者的病情比较严重，其一般都会先到医院进行诊治，故此处暂不做过多介绍，感兴趣的朋友可以参考相关图书。

（二）自我意识障碍

自我，一般是指"一个人精神活动内在联系的组织者"。在人的成长过程中，自我通过与外界环境的对抗来确定自己的界限。自我的功能主要是检验现实、适应环境和面对外界现实确定自我的范围，控制情感与本能活动以及对体验予以综合整理、调节。健全的自我是能够认识自己的能力、感觉，忍受和适当处置本人体验和本能要求，确定自我界限，并与他人建立联系的。自我意识障碍在临床上的表现多种多样，下面列举几种类别。

1. 人格解体（dispersonalization）

一般来讲，人格解体是指对自我与周围现实的一种不真实感觉，对自我的不真实感即狭义的人格解体，它可以单独产生，而对周围环境的这种感觉则被称为非真实感。人格解体多是突然产生的，并常伴有昏厥感和面临灾难的惶恐紧张感。有的病人描述这种现象时说，他自己与周围环境之间似乎隔了一层毛玻璃，透过它去看世界感到周围事物似乎是模模糊糊的。雅斯贝尔斯认为人格解体是丧失存在意识的一种临床相。在精神分裂症和抑郁症、颞叶癫痫、器质性精神病，都可以伴有人格解体症状。

2. 交替人格

按照雅斯贝尔斯的意见，交替人格属于同一性意识障碍的一种表现。同一病人在不同时间内可以表现为两种完全不同的个性特点和内心体验，两者可以交替出现。其多见于癔症，也可见于精神分裂症。

3. 双重人格和多重人格

双重人格和多重人格是统一性意识障碍的表现，多见于精神分裂症、癔症。病人在同一时间内表现为完全不同的两种人格，被称为双重人格。有的病人出现两种以上的人格，被称为多重人格。

4. 人格转换（transformation of personality）

病人否认原来的自己，而自称是另一个人或者某种鬼或神，例如，癔症性亚文化性附体状态。

我们再总结一下，以帮助大家从一个宏观的角度对来电者的情况做出原则性的判断。精神症状大多具有以下特点：①症状的出现不受病人意识的控制；②症状一旦出现，难以通过转移令其消失；③症状的内容与周围客观环境不相称；④症状会给病人带来不同程度的社会功能损害。

在精神检查中，首先应确定是否存在精神症状，且确定存在哪些症状；其次应了解症状的强度、持续时间的长短，评定其严重程度；再次应善于分析各症状之间的关系，确定哪些症状是原发的、与病因直接有关、具有诊断价值，哪些症状是继发的，有可能与原发症状存在因果关系；从而应重视各症状之间的鉴别，减少疾病的误诊；最后应学会分析和探讨各种症状发生的可能诱因或原因及影响因素，包括生物学和社会心理因素，以利于我们对于来电者做出准确的、专业的评估，及时转诊以免贻误病情。

精神障碍的症状学是我们学习的重点，同时也是一个难点。因为在这其中包含了太多的概念，而且一些概念之间也容易相互混淆。所以，为了帮助大家捋清思路，快速查找，故提供给大家一个精神障碍症状学总结列表。详见附录四。

参考文献

郝伟，于欣著．（2013）．精神病学（第7版）．北京：人民卫生出版社．

沈渔邨．（2009）．精神病学（第5版）．北京：人民卫生出版社．

Gelder M.，Harrison，P.，Cowen，P.（2010）．牛津精神病学教科书（第5版）（刘协和，李涛　译）．成都：四川大学出版社．

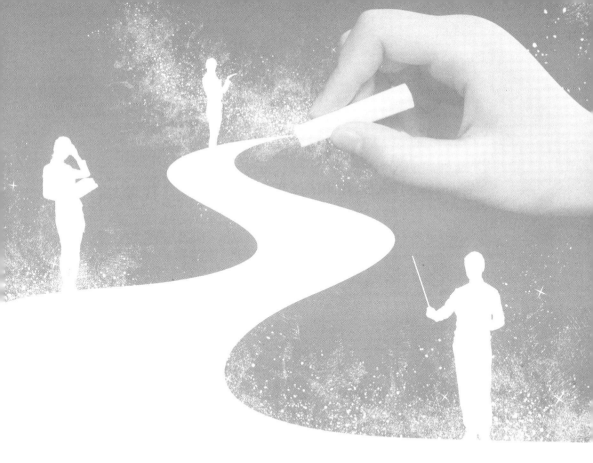

第十四章

心理援助热线工作者的自我照顾

　　本章的培训目标是让心理援助热线工作者，包括咨询师和志愿者，了解自我照顾的重要性以及自我照顾的具体方法，并通过案例说明怎样自觉、主动地为自己制订一份自我关爱的计划，保证其在援助过程中保持良好的工作状态，维护其身心健康，降低职业枯竭的风险。

第一节 热线援助者为什么需要自我照顾

一、自我照顾是伦理要求

首先，热线援助者做好自我照顾（Self-care）是心理咨询专业人员必备的一项专业胜任力，涉及专业伦理。《中国心理学会临床与咨询心理学工作伦理守则（第二版）》第 4 条专业胜任力和专业职责中指出："心理师应不断更新专业知识，提升专业胜任力，促进个人身心健康，以更好地满足专业工作的需要"，具体包括"心理师应关注自我保健，警惕因自己身心健康问题伤害服务对象的可能性，必要时寻求督导或其他专业人员的帮助，或者限制、中断、终止临床专业服务"。伦理守则作为心理咨询师工作需遵守的最低行为准则，将自我照顾列入其中，足以说明自我照顾的重要性。

国际上各类专业组织都会把心理咨询与服务从业者的自我照顾作为一项重要的能力来对待。2020 年，新冠肺炎疫情发生后，中国心理学会临床心理学注册工作委员会（注册系统）于 2020 年 1 月 31 日发布了《抗疫心理援助热线工作指南》（一稿），其中在第七条抗疫心理援助热线的伦理要点中专门列出第 5 项关于自我觉察和自我照顾的内容，其中要求援助者安排好工作和生活的平衡，保证身心良好状态。检视自己投入心理援助热线服务的动机，保持稳定的情绪状态。2020 年 2 月 27 日发布的《心理援助热线伦理规范实施细则》（二稿）第 4 条专业胜任力和专业责任中第 4.3 项也提出援助者要注意工作和生活的平衡，保持良好的身心状态。2020 年 3 月 11 日发布的《心理热线哀伤咨询工作指南》（一稿）中在心理热线哀伤咨询需要注意的问题中也特别提出要有自我关照，不要超出能力范围工作。

卡尔·罗杰斯（C. R. Rogers）在老年时曾经说过这样的话："和自我关爱相比，我一直都更善于照顾别人。但是在晚年生活中，我在自我关爱方面取得了一些进步。"

所以，援助者虽然是援助者，但首先需要帮助的是自己。照顾好自己，不是一个选择，而是职业道德规范的要求。如果我们不是以最理想的状态工作，我们就很难帮助他人，我们要学着自我体验和自我分析，就像我们告诉来电者需要做这些一样。只有做到了良好的自我照顾，我们才能以专业胜任力投入抗疫工作。

二、自我照顾是职业信念

信念是主体对于自然和社会的某种理论原理、思想见解坚信不疑的看法。它是人们赖以从事实践活动的精神支柱，是人们自觉行动的激励力量。信念确定之后，就会给主体心理活动以深远的影响，决定着一个人行为的原则性、坚韧性。职业信念是指个体在对自己所从事的职业有了一定认识的基础上，对工作劳动价值所产生的坚信不疑的态度。那热线援助者的职业信念是什么样的呢？

第一，我们是有价值的。在人类的灾难发生的时刻，心理工作者挺身而出，通过热线为他人提供帮助，这就证明我们是被需要的、是有价值的。

第二，我们是幸运的。面对社会转型中日益凸显的心理问题，能够有机会参与其中，能够帮助那些处于心理痛苦的人，我们是非常幸运的，我们做的工作也是非常有价值的。

第三，我们是有责任的。作为心理学从业者，我们应该用我们的专业知识回报社会，帮助国家度过危难时刻，并为国家的长远发展贡献一份力量，这是我们的职责所在。作为心理学专业工作者，当人们因为生活中的一些负性事件出现焦虑、抑郁等情绪，甚至临近崩溃时，我们通过专业技能去帮助他们，这是我们的责任使然，也是实现心理工作者自我价值的重要路径。

第四，我们是有收获的。每一次参与服务都是一种成长。比如新冠肺炎疫情防控期间，很多著名的专家、学者都开设了公益培训，开设免费督导。一方面，通过接线，我们能够获得价值感和存在感；另一方面，我们也能通过配套的培训和督导迅速丰富知识架构。

第五，我们不必因为援助情结而过于忙碌，要接纳自己力有不逮。有时候我们会产生一种非常强烈的、想做点什么事的想法，甚至不考虑自身胜任力。因为我们觉得自己是个心理咨询师、心理老师，或心理治疗师，所以不管自己多么辛苦、多么累，都一定要硬扛，结果把自己搞得身心俱疲。这其实是一种跟我们的职业信念不匹配的想法。首先，当你疲惫不堪或者发现自己在近一段的工作中心理压力太大时，很有可能你已经迷失了方向，这时选择停下来调整好后再重新上阵，是一种具备专业胜任力的表现。所以说，自我关照还关乎我们的专业胜任力。一个自我都关照不好的人，他的专业胜任力是值得质疑的。其次，在特殊的时期，我们的示范是极其重要的，如果你给来电者展示的状态是你自己很稳定、很淡定，对于身边发生的事你很包容、很接纳，那你的状态就会给来电者一种无声的信心。再次，不要把求助者的问题放大，这也是对我们自己的一种保护。接线时，很可能听到很多悲惨的故事，我们要学会迅速、准确地评估和判断来电者的问题，不要放大问题，也不要轻视问题。最后，不要对自己援助的效果期待太高，不要认为自己有多么了不起。很多学心理学的人总希望自己能拯救世界，但这是不可能的。我们需要多做，但仅限于我们能做的和能做好的。所以，我们得清楚地知道自己能做的事情是什么，此时此刻能做好的事情是什么。想清楚这两点，我们才能更好地投入心理热线工作中。

我读书时，一位老师曾经带我们做过这样一个游戏：请大家揪着自己的头发把自己拎起来。很显然，这是一个无法完成的任务。这位老师就是想通过这个任务告诉大家，我们要脚踏实地，当我们的双脚站得很稳的时候，我们才可以帮助那些将要跌倒的人或者正在溺水的人。毕竟，我们不能期望自己揪着自己的头发把自己拎起来。所以，一定不能对自己的援助效果期待太高，要清楚地了解自己在此项工作中的责任和有限性。

三、自我照顾是援助的前提

2020 年 2 月 7 日，华东师范大学江光荣教授在教育部思政司组织的高校疫情心理援助热线相关工作的系列培训和大学生心理应激系列讲座中以"热线心理援助人员的自我情绪管理与督导"为主题做了讲座，其中就提出"助己才能更好助人"的观点 ①。

中华民族历经磨难，每当天灾人祸发生后，人人都想出一份力，共渡难关。

_____

① https://mp.weixin.qq.com/s/O4cUZrr2PS26E_oMIR8zQw

如，2020 年新冠肺炎疫情暴发后，百万心理援助大军，浩浩荡荡奔向前线。有学者估计，新冠疫情发生后，我国参加心理援助的人数超过了"512"汶川地震心理援助的人数。根据中国心理学会注册工作委员会统计，截至 2020 年 2 月 5 日，有注册系统成员参与的心理援助热线就有 114 家，参与的机构包括教育系统、医疗系统、司法系统及社区、私人执业机构等。以华中师范大学心理援助热线为例，开始招募心理援助志愿者约一星期，就有 400 多名援助者加入了心理援助队伍。大家在热血沸腾上前线的时候，除了一腔热情以外，可能会低估这项工作的挑战。这是危机状态下的援助工作，有其特殊性，对援助者的专业能力会有更高的要求，心理志愿者的个人心理素质也会面临更多的考量。

我们是作为"个体的人"的援助者。我们不是机器人，不是纯技术的反应体，我们是有血有肉，有自己的需要、兴趣、价值观的个人。我们是拿自己这个"人"在跟受助者互动。援助工作不仅仅是"工作"，还会有个人情感的卷入。有人说，接听热线只是"共情"就好了，这是不对的，只有"有关怀和尊重的共情""有温度的共情"，才能让当事人真正感到"你听到了我"。对当事人的关切和尊重，是需要一份个人的"投入"的。

心理热线援助的功能从大的情景规定来说有两点：其一，更大百分比的求助者不是因为心理功能缺陷（如心理脆弱、人格偏差）而出现心理困扰，而是因为现实的困难（丧失、生命安全受到威胁、缺少必需的物质性帮助）而求助，心理危机是现实危机的伴随物。严格地说，许多人更需要的不是心理援助，而是实际援助，这使得他们的遭遇和痛苦更有感染力。比如说，有人打电话说我现在生病了，我发高烧，但是不能去医院；我家里没有吃的了，我已经两天没吃东西了：这种时候援助者怎么办？所以，这种现实的危机更有可能冲击我们的情绪和情感。其二，当灾难发生时，许多援助者本身身处其中，和求助者同样受着灾难事件的影响。我们的朋友、亲人、同事可能就是灾难的受害者，而我们自己也会承受灾难事件带来的种种冲击和痛苦，这使得心理援助的援助者，不但会遇到心理援助工作本身的压力，又会因为同在灾难当中，承受着同样的压力，所以更容易"认同"求助者的痛苦，更容易产生个人情感卷入，也因此更容易出现替代性创伤或二次创伤。替代性创伤是一种心理创伤，但不同于亲身遭遇的创伤，它是由于目睹或者听闻他人的情感性创伤遭遇，经由共情或类似途径而产生的反应性情感创伤。由于替代性创伤，我们可能产生跟当事人同样的情绪情感，例如，同样的悲伤、痛苦、愤怒、绝望；跟当事人同样的认知受限，心理灵活性受损；对当事人产生不恰当的责任感、保护欲；又因为我们不能有效地帮到当事人，而产生内疚、自责、愤怒。

举个例子，新冠肺炎疫情防控期间，某公益热线危机干预工作组曾经有这样一个案例：某援助者有天晚上10点多接到一个电话，来电者自述是一个14岁的女孩，女孩说她两天没吃饭了，她的家人不在同一个城市，她想解脱、不想活了。基于这种情况，热线管理者迅速成立危机干预小组并立刻开始讨论如何保护这个女孩的生命安全。几经波折，联系到了当地公安部门，并和当地公安部门工作人员成立了危机干预小组，培训公安干警如何处理这种危机。到晚上12点多，危机干预组的老师们还在群里讨论如何处理这件事。有位老师事后讲到自己对这件事的反应："我一闭上眼睛，大脑就不由自主地在想，这个小姑娘两天没吃饭了，她才14岁，该怎么办啊？万一她真的走上绝路，又该怎么办呢？就这样一直到凌晨1点，我都没睡着。"为什么这位咨询师会产生这样的反应呢？因为在疫情状态下，听到了这样一个悲惨的故事，知道了这样一起危机事件，咨询师产生了与当事人同样的非常强烈的情绪情感，即出现了替代性创伤。在危机干预中，心理咨询师作为专业援助者出现替代性创伤是正常的。生而为人，对别人的悲惨情形产生共鸣或者共情，这种痛苦是很正常的。但如果热线援助者屡次出现替代性创伤而没有自我觉察并及时处理，可能就会给援助者的心理带来很大伤害，所以一定要警惕此类情况，同时做好心理关照。

四、热线援助者可能面临的挑战和困难

（一）经验不足，胜任力不够

具体表现为：

1. 知识储备不够，不具备相应的专业知识和疫情知识。援助者可能学过心理学，或者是心理学专业毕业生，或者可能是心理学的爱好者，有热心，有热情，但不具备相应的专业知识和应激知识。

2. 对热线电话咨询缺乏专门训练，相关知识和实操技能不足。热线电话咨询和面对面的咨询还是有区别的，是需要一些相关的技能训练的。

3. 缺少突发危机事件心理援助的专业培训，危机干预专业能力不足。因为灾难事件发生的突然性，绝大多数心理工作者都是匆匆上线，组织者也无法把大家集中在一起进行培训，但危机干预是需要专业能力的，援助者需要对心理危机干预的知识有一定的储备。

4. 害怕接到丧亲的电话，不知道在那么短的时间里，如何做合适。如果此时此刻有一个来电者给我们打电话，说自己的父亲、母亲、爱人或者孩子已经去世了，不想活了，我们会怎么办？接到这样的电话的时候，我们可能会特别无所适从，不知道该怎么做。

有时候，我们可能对来电者提出的实际需要和问题感到手足无措，既无法提供能帮到他的信息或途径，又说不出"您的问题不是心理方面的问题，抱歉我没法帮到您"这样的话。比如，在新冠肺炎疫情防控期间，有人来电说他家里没有消毒液，他买不到口罩，并请求援助者告诉他怎么办。我们其实没法告诉他怎么办，因为我们这是心理热线，但是我们不能说，"对不起，这个不归我管，我管不着"。因为在危难时刻，这样的话我们无法说出口，而且来电者打来电话，本身就是一种情感的表达，是对热线的信任，同时也是一种求助。所以，有时候我们很容易就处于两难的困境中了。

（二）求助问题超出自己的应对能力

心理热线的主要目的是帮助那些有心理困扰的人，但在危机事件发生时，来电者会将他们面临的很多现实问题拿来求助，比如，新冠肺炎疫情防控期间，没有床位、无人照料、生活用品短缺等，这些情况其实是我们无法解决的。当现实问题确实很严重时，比如，家人临危缺床位始终无法入院，而我们有没办法帮助其解决现实问题，心理疏导显得很无力。援助者能想到的资源来电者均已试过，但都不能解决问题，这时援助者很容易感到无助、愧疚。但事实上，这个问题我们真的没有办法，因为这不是一个心理问题，而是一个现实问题。隔着电话，援助者只能通过声音去确认当事人的状态，自己也只能通过语言（非言语受限）来表达关注。面对这些问题，我们自己是无能为力的，因为这个超出了我们自己的应对能力。

求助者强烈的情绪压力有时也会超出我们的应对能力。例如，来电者打电话的时候可能情绪激动，我们虽然听不懂他的方言，但听得出来他声音急促、呼吸声音粗重，他也知道自己的情绪处于一种非常不好的状态中，但是我们没有办法帮他。首先，方言听不懂；其次，因为情绪失控他讲话断断续续，我们不仅很难帮助他，甚至还可能影响自己的情绪。

（三）援助者有与求助者同样的紧张焦虑

可能有些援助者自己就颇受灾难事件的干扰，不希望看到太多类似的消息，需要有生活掌控感，但是因为参与了热线工作，大量繁杂的培训信息、通知又将自己的注意力全部转回到灾难事件，这就导致他失去了日常生活的常规性。

还有一些援助者对待灾难事件不够乐观，自己面临困境就有强烈的焦虑。如，新冠肺炎疫情在中国大地上肆虐时，很多人每天早上起来第一件事就是打开疫情数据，看到今天又确诊了多少例，疑似多少例，自己所在的地区又新增了多少例，每天都在想着疫情什么时候过去，担心自己的亲朋好友会不会不幸中招等。

灾难事件导致人们的生活方式发生了变化，很多援助者还会经历现实问题的困扰，例如，夫妻关系、子女教育、亲人相处等。有一个热线援助者就曾经面临这样的困境：因为在家接热线引发了婆媳矛盾，婆婆认为她整天打电话不做饭、不照顾孩子，婆婆无法理解她的援助行为，甚至导致她跟丈夫关系也不好。存在类似困扰的援助者不在少数，因为要平衡接线和生活的关系，是一件很消耗心理能量的事。

另外，在灾难事件发生时，作为心理援助者，我们自己其实并不能完全放松下来，始终有点绷着神经，但是如果援助者始终很紧张，就无法给来电者非常稳定的信息。所以，我们要学习自我觉察，随时调整自己的情绪状态。

（四）想要给予更多帮助而带来的无助感

很多援助者渴望帮助来电者即刻缓解情绪、解决问题，并为此而着急，希望自己可以做得更多，但实际上很无力。援助工作很容易催生援助者的全能感，即想着一定要帮来电者把问题搞定，一定要通过一个电话让他的心理状态有一个转变。但这种对热线帮助的过度预期往往不能解决问题，还会造成援助者自己压力过大，进而产生无助感。当我们担心帮不了别人的时候，可能我们在接听电话的过程中，就把自己的这种焦虑和困惑传递给来电者，导致无法解决问题。当一个大的灾难事件发生时，心理危机和现实危机是重叠的，求助者的现实问题我们是无法解决的。如果可能的话，可以多收集一些国家相关政策、其他类型的热线，例如，新冠肺炎疫情防控期间，一个来电者说买不到菜，我们可以告诉他下载一个可以帮到他的 App，或者关注某个公众号就可以帮他解决这个问题。我们通过提供信息也可以给求助者一定的帮助。同时，热线一般都是一次性咨询，我们也要认识到热线的这种限制。心理咨询有短程的，也有长程的。一般高校的面询设置为 8 次，因为从建立关系、评估问题到解决问题需要一个过程。但热线电话是一次性咨询，平均时间是 30 分钟。那么，在 30 分钟内，我们能解决的问题有什么？如果求助者有自杀的危险，我们无法取得保护求助者安全的资源，这时候该怎么办？可能我们不仅解决不了问题，还会给自己带来间接伤害，因为我们无法解决这个危机，从而产生了强烈的无助感。我们知道这个信息了，但是我们没法帮助到他，自责会立刻涌现，甚至久久不能排解。

（五）照顾好自己是援助工作的前提

鉴于以上的情况，我认为，援助者是援助者，但首先他最需要帮助的是自己。克里斯汀娜·布莱勒曾说："把自己照顾好，是你对这个世界最大的贡献。"在灾难事件发生时，这句话就显得更有意义。照顾好自己是我们对世界的最大贡献，是对国家的最大贡献。无论是心理工作者还是普通人，这句话对每一个人都是非常重要的。在《精神分析治疗：实践指导》这本书中，有这样一段话："照顾自己不是一个选择，而是我们的职业道德规范要求我们必须这么做！如果我们不是以最理想的状态工作，我们就很难对其他人有所帮助，这就包括了需要自我体验和自我分析，就像我们告诉我们的来电者需要做这些一样。"

第二节　自我照顾的方法

既然热线援助者会面临这么多的困境和困扰，那我们可以通过哪些方法进行自我照顾呢？

一、想清楚做援助者的动机

杰弗里·科特勒（Jeffrey A. Kottler）在《心理治疗师之路》一书中提到，临床治疗师工作的动机包括：刺探隐私、拯救的需要、做全能的神、要控制、需要尊敬和想要自我治疗等等。那作为援助者，我们的动机是什么呢？通过查找多条热线的宣传内容，我总结出以下动机：①自我宣传。多数人希望通过热线进行自我宣传，扩大自己在行业内的影响力。在热线援助者的宣传中，我看到了一些虚假的宣传，例如：鼓吹一些不存在的，或假冒的头衔、称谓，比如，主任心理咨询师、中国 ACI 注册心理师、博士心理咨询师等。可见，很多援助者有自我宣传的需求，但虚假的宣传是有违伦理的。②理想主义。危机事件发生过后，比如，疫情防控期间，我们听到了很多感人的事情。大难当前，全国人民万众一心，这种精神非常感人，而很多援助者也是有这种"国家兴亡，匹夫有责"的热情和理想的。③利他主义。看到危机事件爆发，很多人就想着我一定要去帮助别人，这就是利他主义。帮助别人，可以实现价值感，可以让个体觉得自己是个对他人、对社会有用的人。④其他。还有人就是想通过这样一次实践练练手，或者学习一下危机干预，检测自己的能力，等等。其实，所有志愿者都需要想清楚自己做热线援助者的动机是什么。那么，又该如何想清楚呢？

（一）和自己对话，加强自我觉察

心理学是一种生活的智慧，它源自哲学，哲学是一种生命的智慧。心理学是研究人的心理现象发生、发展规律的科学，心理师是助人的，但是，首先最需要帮助的其实是我们自己，所以，我们得想清楚自己的动机是什么，我们要和自己对话：我为什么来做这个工作？

（二）解决自己生命中未曾解决的议题

古语有云："人生不如意十之八九"，就是说人的一生中，10 件事情中，有 8～9 件事情都是不容易的，只有 1～2 件可能是如意的。所以，创伤是人生的必要体验。杨凤池先生在一次讲座中曾说，"如果一个人的心理创伤不太严重，没有足够的痛苦，估计想不到学习心理学"。基于此，我们可以想想自己为什么学心理学，因为心理学很有趣，自己可能遇到了什么痛苦想解决。当自己有很多没有解决的创伤时，突然投入一个需要大量面对创伤的工作，这些创伤可能会引发我们原有的创伤，给我们带来替代性创伤，所以这一点一定要注意。

（三）坚持写日记

在接热线的工作中坚持写日记，很多心理学大师都有写日记的习惯，如荣格、弗洛伊德、罗杰斯等。我们可以记录每天接了几个电话，哪个做得比较好，哪个做得不太好，可能需要督导，等等。简单的记录和反思便于理清自己的想法和做法。

（四）寻求督导

在接线的过程中，一定要寻求专业督导。督导，是由经验更加丰富的咨询师对相比之下经验不足的咨询师的一种干预。督导不仅仅是为了提升经验不足的咨询师的专业性的，同时，其也是心理咨询行业的"把关者"。通过督导的监管，可以保证求助者所接受的咨询是有质量、专业的。疫情防控期间，很多机构和组织都提供了高质量的免费督导，例如，清华幸福公益基金、北师大心理咨询中心、中国心理学会注册系统等。

二、在规范的专业组织内工作

规范的专业组织能够给我们带来科学合理的工作机制和管理制度、有效的应激工作机制，并获得同行、同辈、督导的支持。例如，北京幸福公益基金会，每一个援助者都能定期接受专业的督导，而所有的督导还能接受到更高级别的督导，因而其处理危机事件也会更专业、更高效。

有一个心理学爱好者想和另外几个心理学爱好者组成一个团队，想通过发放传单招募小区的住户，并在网上开展心理团体辅导。这是非常不可取的，他们不具备专业胜任力，而且他们招募组员的方式和疫情防控的要求也不一致。所以，在疫情的危急时刻，一定要找到规范的专业组织，个人独立工作并不可取。同济大学医学院赵旭东教授曾说："在这样的时候，英雄情怀可能不能够体现在我们的工作中，我们英雄的行为是值得肯定的，但是英雄情怀是需要警惕的。"为什么要警惕英雄情怀呢？在做热线工作时，如果我们抱着一种英雄情怀去工作，就没法保持一个稳定和平稳的状态，内心不稳定是无法给求助者提供有效支持和帮助的，有时甚至会带来伤害。按照伦理要求，这是不允许的。伦理的最高要求是善行，所以即使无法帮助来电者，也不能给来电者造成伤害。

三、安排好自己的饮食起居

要随时评估自己的身体状况，不要因为援助情节而过于忙碌，也不必因为专业身份而死扛硬顶，自己状态不佳的时候，不参与援助是专业的表现。所以，当我们感觉自己状态不佳的时候，可以停下来休息。在对热线援助者的团体督导中，一位热线援助者描述，她连续三天接晚上 12 点到凌晨 4 点的热线，结果睡不着觉、吃不下饭，还感冒了。我建议她可以告诉同组的伙伴自己状态不好，需要换一下班或值班时间。自己状态不佳的时候，提出这种诉求，是对自己负责，对别人负责的一种表现。不要对自己的援助效果期待太高，接纳援助工作和援助者的有限性。有时候，热线中倾听就好，求助者哭泣不说话，我们关注他就好。大部分时候，我们无法做到药到病除，我们只能为求助者送上一份尊重、关心和陪伴。所以，一定不能对我们的援助效果期待太高。

大家要注意每天保证充足的营养摄入，认真吃好每一顿饭，这是一个非常具体、实际的建议。有人会说，我现在就是想帮助别人，没心情吃饭。如果处于一种混乱无序的状态，连自己的生活都不能安排好，我们怎么有能力去帮助别人呢？

另外，还要保证每天有足够的睡眠，这一点非常重要。睡眠科学研究发现，一个人如果睡眠不足会出现很多不良后果，例如，注意力下降、情绪失控、认知水平下降等。

四、坚持锻炼身体

要制订一个适合自己的日常身体锻炼计划并有效实施。

手机 App、喜马拉雅上就有很多用于冥想的音频，可以听。每天坚持冥想 10 ～ 15 分钟，甚至半个小时，是非常有用的。还可以练习正念，必要的时候还可以和家人、同事或朋友互相监督。比如，我们可以加入一个正念练习群，群里成员互相监督每天进行一定时间的练习，便于坚持，也会有很好的保健效果。

每天要安排一个合理的时间进行适量的运动，在家里也可以。有很多 App 都可以辅助我们进行运动，例如 KEEP、FIT、每日瑜伽、瑜伽柠檬等。其中有很多训练，包括健身操、瑜伽、太极、站桩、力量训练等，基本都在 30 分钟以内，自己在家就可以运动。有的人可能还有其他的运动方式，只要选择适合自己的运动方式并坚持，就会有很好的效果。

五、合理安排工作时间

危机事件应对期间，大家会面临各类繁杂工作，例如，要组织协调热线、撰写科普类文章、做培训督导、安排单位工作、照顾老人、做家务、购物等。面对这么繁杂的工作，热线援助者需要做好时间管理，对很多事情需要做出取舍和规划，做自己能做的和能做好的。

选择好要做的工作就要开始安排工作了，合理安排工作时间的原则就一条：今日事今日毕！今天的工作要今天完成，如果有可能的话，可以记简单的日记，今天做了哪几件事情，哪件事情做得比较好、做得比较成功；哪件事做得不好、为什么、应该怎样解决。做一个这样的简单的工作记录，对自己是很有好处的。

六、注重人际关系

因为疫情防控需要大家在家隔离，所以我们有很长的时间与配偶、孩子等在一起，这也正是与配偶、家人建立、修补或增进良好关系的好时机，也是主动与那些很久没联系的或关系不大好的朋友增进友谊的好时机。这样不仅能改善我们的人际关系，还能缓解压力。不妨尝试向一个自己一直心存愧疚或有小矛盾的人表示关心，可能我们就会冰释前嫌，重归于好。我们还会发现，当别人欣然接受我们的这份问候时，别人会通过电话感受到我们的爱心，我们自己也会特别开心，对自己也是一个很好的鼓励，那种感觉会特别棒。

尽量做一些跟人连接在一起、互帮互助的活动，例如，通过网络组织开展家庭活动或者亲子活动（家庭微信视频联欢会、亲子游戏、手工 DIY，等等）、建立不同的微信群每天打卡（发每天最开心的三件事、每天发一个幽默的笑话、发个正能量的视频、发一首好听的歌曲、每天自己唱一首歌、每天发布一个自己朗诵的诗歌作品）等。每日打卡是一个积极心理学视角的活动，比如，当群里好友都共享每天最开心的三件事时，大家就会觉得这一天很开心。进入 21 世纪，有一种能力越来越受到重视，那就是使自己开心的能力，幸福是自己得来的，开心是自己争取来的。每天分享作品，就会让有共同爱好的人建立起人际关系，增长才艺。我们也可以试试跟父母、配偶或者孩子聊聊以前想说却没说的话，或者表达感谢，例如，跟他们说："我今天接热线，感谢你把家里收拾得这么干净，还把饭都做好了。"或者给最好的朋友打电话，交流一下感情，吐吐槽等。

七、保持自我观察，给自己留点时间

作为热线援助者，我们要真诚地面对自己内心的情绪和身心反应，可以自省面对疫情的心理状态：有信心还是没有信心，焦虑困惑还是觉得越来越好？例如：× 时 × 刻，我工作室的窗外阳光明媚，春天就要来了，我此刻心情非常好。上面这段文字就是对自我身心反应的一段真实记录。尝试用对求助者提供帮助的方法来缓解自己的焦虑，如果我们连自己都不能帮助，那么，我们也很难帮助求助者。如果我们自己有无法排解的情绪压力，优先照顾自己，放松自己。飞机起飞前，乘务人员会告知乘客一个注意事项：如果飞机遇到危机状况，请先穿好自己的救生衣，再帮助身边的人。我认为这一点要求与心理咨询的是一致的。危机事件应对中，援助者遇到难以应对的情况、无法排解的压力时，首先要照顾自己，放松自己，这是对自己、对别人负责任的表现。每次值班结束以后体会一下自己的心情，如果扰动较大，闭上眼睛让自己安静下来，保持 5 分钟或者 10 分钟，感受一下自己内心的状况。之后再回顾一下今天值班的情况，例如，我今天比较有成就感，接了三个电话，都让来电者很开心并表示感谢，我真的很不错；或者今天有一个来电让我很困扰，我需要寻求督导，或者跟工作团队的小伙伴交流等。我们每天需要对自己有这样一个清醒的觉察，这样才能保持良好的状态。

另外，有意识地离开工作一段时间，有意识地给自己留一点时间。例如，做正念、冥想、放松时，内心要肯定当下的时间是留给自己的，这样才能做到身心一致。还可以每天留时间给自己做一些自己喜欢的事情。如果会乐器的话，我们也可以自己弹乐器、自己唱歌；或者跟宠物在一起，养一些花花草草；或者看幽默的短视频图片、看电影、看电视剧；或者阅读中国传统文化相关的图书，比如经典诗词、成语典故等。

八、保持积极乐观的态度

在危机应对中，我们首先要保持积极乐观的态度，相信事情总会好起来，相信政府，相信我们的国家。积极心理学的研究发现，积极的情感具有开阔心胸与视野，吸收正能量的作用，所以保持积极乐观的态度非常重要。

每当灾难发生时，我们会本能地关注事态的发展，我们会通过媒体看到很多让人感动不已的故事，我们可以看到全国人民为战胜灾难所做出的巨大努力，所以我们要对国家、对政府充满信心，只有我们自己有信心，才能给求助者信心，我们积极乐观的态度才会让求助者感觉到，能够和全人类一起共渡难关是一件十分有成就感的事情。

危机意味着危险与机遇并存。我们共同抗击灾难，共同分担痛苦和眼泪，当我们迎来春天时，每个人都会非常有成就感。我们每天接听热线，面对灾难中严酷的现实，会体验到很多东西，我们的人生阅历会更加丰富，经过这样的洗礼，在将来的工作中，我们也会成长为更有能量的援助者。

要学着多看积极的、官方的新闻，并主动与亲朋好友分享。现在网络非常发达，各种小道消息非常多，如果大量关注各种负面的、小道的信息，不仅不会改善现状，还会让我们感到很难过，给我们的心理带来很大损耗。所以，尽可能关注积极的信息，培养自己的积极情感。

九、做好自我设置

要清楚自己愿意做什么和不愿意做什么，选择自己愿意做的和能做的，拒绝自己不愿意做的和做不到的。具体包括下面的内容。

（一）确定每周工作的时间

规定好自己每周要花多少时间来接热线，不能说我没别的事，我每天所有的时间都可以用于接电话，这其实是对自己不负责任的一种表现，因为我们还要花很多的时间跟家人相处、跟亲朋好友交流，以及照顾自己，等等。

（二）规定自己每天获取信息的时间和途径

规定自己每天只有半个小时（早上、中午或晚上）浏览疫情的信息，而不是反反复复地在手机上刷信息，因为如果接触大量同类的负面信息，我们也会产生焦虑、抑郁等负面情绪。

（三）工作时间手机静音或关机

手机既是工作的重要工具，也可能会变成压力源。建议在工作时，手机设置为免打扰模式或者干脆把手机放到别的地方，因为如果手机就在手边，我们就会一会儿接个电话，一会儿回个消息，根本没有办法做到心无旁骛地工作。

（四）规定每天参加会议和培训的时间

灾难发生时，会有很多线上、线下的培训，这些培训看起来都很有吸引力，数量还非常多，但很多培训的时间互相会有冲突，这时候，我们就需要根据自己真实的需要和内心倾向做出选择，而不是所有培训都要参加。

（五）获得亲朋好友的理解和支持

要告诉亲朋好友我们正在做什么，得到他们的理解和支持。如果我们工作的地点都是家里，在接热线时，我们就需要保持一个独立、安静且不受干扰的空间，接线时间内是绝不允许被打扰的。这些都需要获得家人的理解和支持。只有获得了他们的理解和支持，我们才可能安心稳定地工作，而不是一边接着线，一边担心孩子可能会哭，老人没人照顾等。

（六）订立恰当奉献制度

如果自己的精力为100分，我们要确定自己能拿出多少分给接热线，例如，我拿出30分接热线，因为剩下的70分我还要自我关照、照顾孩子、提升自我等。要根据个人的情况调整奉献程度。如果没有这样的觉察，面对灾难，就有人恨不得把100分都投入进来，虽然从思想道德的角度这是备受推崇的，但是从心理学的角度来看，给自己订立奉献制度是十分必要的，工作和生活要有边界。

当我们给自己做好了以上设置时，最重要的是尊重自己的设置，并尽可能地执行它们。我们可以把以上设置变成文字，放在工作场所或手边，要每天都能看得到，尽可能提醒自己：我要尊重我的设置，保持这样的边界。做到这些我们才能够有一个更好的工作状态，而我们自己良好的工作状态也会在无形中被传递给求助者，进而使他们获得更多的帮助。

十、区分自我关爱、自我照顾和自我放纵

（一）自我关爱需要严格的自律，自我关爱需要在精神上自我振奋的能力

自我关爱意味着我们全面和彻底地省视自己的人生，学会在工作、生活和自我之间找到最恰当的平衡点，不用任何理由来妨碍自己做出全面的审视和觉察。自我放纵没有自律性，会冲动性地消灭自己任何感觉上的不适，不去认真觉察自己的状态。比如，当烦躁的时候，不去觉察自己因何而焦虑并有效地处理焦虑情绪，反而冲动地暴饮暴食。

（二）自我关爱是对自己有何需要的习惯觉察

自我关爱意味着觉察自己曾忽视的重要需求，并且把重视自己的需求放到一个时常审察的位置，养成一种觉察自己有哪些需要的习惯。太多自我忽视的人都是因为养成了一种先满足别人需要的习惯，在需要了解自己的需求时少了一根弦。所以，我们要开始长期坚持觉察自己有哪些重要的需求。自我放纵不是去觉察，而是直接用某种方式获得替代性的满足。比如，明明是老公没有关注到自己的感受，却直接把这种需求的被忽略迁怒到别人身上，抓着别人的一点小错误大做文章。自我关爱意味着去养成觉察自己需求的习惯，而不是直接替代性或习惯性满足。

（三）自我关爱的核心表现在于对自己健康的关注

有意识地保障自己充足的睡眠、合理的营养和运动的习惯，从小的事情开

始做起。自我放纵会给自己的许多坏习惯找借口，如，不好好睡觉、不好好吃饭、不好好运动。自我关爱意味着学着去过一种慢节奏的生活，去调理自己的健康和身体状况。

（四）自我关爱者会自我激励

自我激励表现在常常习惯性地和别人谈论自己的优势和正能量的话题。自我放纵意味着无所顾忌地散播负面的信息和消极的能量。自我关爱的人能经常夸奖自己和别人，能习惯性地看到自己和别人的优势和长处；自我放纵的人则经常批评和指责别人，会习惯性地看到自己和别人的不足和短处。自我放纵的人更加苛刻，自我关爱的人对人、对己都非常的宽容。

（五）做到自我关爱、自我照顾的指标是实现了工作、生活与关爱自己的平衡

是否做到了自我关爱，关键看三个指标：做出了多少事业成就，为家庭付出了多少，为自己的享乐安排了多少时间。如果我们平衡了这三个事件，就算是真正地开始了我们的自我关爱之旅。

第三节　制订一个自我关爱的计划

现在，需要我们行动起来，制订一个自我关爱计划。先准备一张纸、一支笔，然后围绕以下问题开始我们的计划。

一、希望每天可以做的两个自我关爱活动是什么

可能我们想到的自我关爱活动很多，可以把想到的都列出来，然后选择两个自己最喜欢的活动，例如，我选择的自我关爱活动是每天半小时站桩、半小时听自己喜欢的音乐同时喝茶。我们可以根据自己的喜好进行选择，选择那种自己做过的、愿意做的、做的时候自己感觉很棒的活动。然后，思考我们要在每天的什么时段完成这两项活动。

下面列出一些可参考的自我关爱活动 ①：

吃好食——用心吃一顿早餐：关键字"好""慢"。慢吃，用心体味每一份食物的味道。30 次的食物咀嚼是肠胃最喜欢的节奏。

听身音——聆听身体的声音：每天晚上给自己 30 分钟，冥想、完全放空自己，与自己的身体在一起。每分钟 75 次的脉搏跳动是最舒服的时刻，120mmHg 血液压力是最放松的时刻。如果愿意，我们也可以读一读《身体知道答案》（武志红著），从而更好地听懂自己的身体。

动身体——做一次运动：找到自己喜欢的锻炼与健身方法，用积极的态度对待锻炼。瑜伽、跑步、做健身操、跳舞、太极等都是非常不错的选择。身心是一体的，当我们的身体能够行动起来，变得越来越健康时，我们的心情也会明媚起来。

展微笑——展示一个微笑：给别人或者对着镜子给自己一个微笑。嘴角 45度上扬的时候是全身最愉悦的时刻。

表善意——表达一次善意：对家人或他人说一声"谢谢"或者"对不起"；也可以帮助别人做点什么，等等。

任我行——做一件想做的事。

话未来——给未来的自己写封信：勇敢地迈出这一步吧，坚持 7 天，看看自己会有怎样的变化。也许我们会惊奇地发现，生活可能因此变得不一样了。也许，我们会发现原来每天必须的洗脸刷牙也变得从容了。又或许，我们会发现，一个小小的微笑，竟然能让我们的生活每天充满阳光、爱意满满。

二、你能列入周计划的两个自我关爱活动是什么？

如果无法保证每天做两个，那至少需要尝试每周开展两个自我关爱的活动。我们依然可以列出自己想到的所有活动，然后挑选两件最喜欢的，并考虑可以在哪个时段完成这项活动。

露易丝·海在《启动心的力量》一书中，告诉大家 10 个爱自己的方法，呈现在这里以供大家参考。

---

① https://mp.weixin.qq.com/s/Q1Q80QwqAZHxL_2wpmOyQQ

（一）停止自责

停止自责，不要再责怪与攻击自己，这是最重要的。

也许我们身边的人曾经说我们"笨孩子、坏孩子、真没用、粗心、愚蠢、讨厌、邋遢、肮脏"，但是，我们是否也用这些话骂过自己？

如果我们告诉自己"自己已经很好了"，无论发生了什么，我们都能轻松地改变生活；如果我们觉得自己不好，那么，就很难做出改变。每个人都需要改变，每天都是新的一天，我们的力量能让我们调整生活。

（二）停止恐惧

很多人都缺乏安全感，所以我们总是喜欢自己吓自己，让处境越发恶化，把一件小事想得很严重，总是担心最坏的生活。

如果我们发现自己习惯了在心里自我暗示不好的事，请想象美好的事物来替代它，例如：美丽的风光、日落、鲜花、体育运动或其他自己喜欢的事。每次发现自己在吓自己的时候，请想象这些美好的画面，告诉自己："不，我不想这些负面且无用的东西了，我要想那些可以为我的生命创造积极力量的东西。"只要我们不断地这样做，最后将会改掉这种习惯。当然，这需要不断练习。

（三）耐心呵护自己

"耐心"是个很重要的因素。当自己的愿望不能马上实现时，许多人就会觉得很痛苦。当需要排队和等红灯时，我们也会很烦躁。我们需要答案，需要马上得到一切，我们希望不学习或不经过必要的过程就得到答案。

学习任何事物都需要时间，刚开始的时候，通常感觉都不太好。请花一点时间做以下练习。

请两只手握在一起，不管怎么握都可以。观察哪只手的大拇指在上，然后松开手、重新再握，另一只手的大拇指在上。开始我们可能会觉得有点怪，甚至做错了，现在再来一次，用第一种方法两手相握，然后再用第二种方法，第一种，第二种……感觉如何？没那么怪了吧？感觉不错吧？我们已经开始习惯了，也许我们两种方法都能学会。同样的道理，当我们用一种新的方法做事时，刚开始会不习惯，然后就开始下结论了。请耐心一点，一切都将会变得自然，变得正常。

我们不会在一天之内就完全学会爱自己，如果我们每天都能够多爱自己一点，两三个月后，我们会变得更加爱自己。

（四）重视自己的心灵

请不要因为有消极思想而厌恶自己，思想的出现是为了建设我们，而不是为了战胜我们的。不必因为自己曾经的痛苦经历而自责，我们可以从这些经历中学习、成长，呵护自己的心灵，抛弃犯错的感觉，抛弃指责、惩罚和所有的伤痛。

做放松非常有用，它可以帮助我们感受到自己的力量，而紧张和害怕只能封闭力量。每天花点时间让身体和心灵放松，不论什么时候，我们都可以做深呼吸，闭上眼睛，把紧张释放出来。呼气的时候，请轻轻地对自己说，"我爱你，一切都会好的"，然后我们会觉得宁静，我们正在给自己制造新的思想，没必要紧张和害怕生活。

我们也可以选择其他的方式，比如想象一些温馨的画面，什么方式并不重要，重要的是去做和坚持，心灵是一切的基础。如果我们的心灵毁坏了，那么，我们的世界也会崩塌。

（五）赞美和夸奖自己

指责会摧毁内在的灵魂，赞美可以塑造美丽的灵魂。请认识自己的力量，我们是无限智慧的体现，如果我们轻视自己，就是轻视创造我们的力量，请从最小的事做起，告诉自己，"你很棒"。如果只试一次就放弃，那肯定没有效果，就算只能做一分钟，也请努力吧！如果我们在学习新的事物——以前从未尝试过的，请相信，我们会越来越觉得轻松和容易，请为自己努力吧！

同样，如果我们想毁了自己，可以尽情地谴责自己、指责自己、评判自己；如果我们想拯救自己，那么需要多多地赞美自己、夸奖自己、鼓励自己。

（六）帮助自己就是爱自己

寻找能够帮助自己的朋友。我们都是有力量的人，可以在需要的时候寻求朋友的帮助。很多时候我们不愿意得到别人的帮助，是因为我们的自尊心不愿意这样。与其自己努力，又因为做不好而生自己的气，不如下次寻求一些帮助！

如果是有奉献精神、很自律、有灵性的人，我们可以靠自己获得成功。但如果我们能加入某个团体，将获得更大的帮助，团体里每个人都可以做老师。如果我们用爱去做，我们的小团体将会壮大，并像磁铁一样吸引人们的加入。当人们为了同一目标而聚在一起时，他们带来自己的痛苦、混乱和愤怒，不是为了诉苦，而是为了寻求摆脱和超越的办法，然后使自己成长。因此，当遇到问题的时候，如果可能的话，我们最好能加入一个适合自己的团体。

（七）接纳自己的不完美

不完美是我们的一部分，在这个世界上，没有人是完美的。你和我都曾经犯过错，如果我们还在惩罚自己，那惩罚将成为习惯，让我们不能释放，也不能找到积极的解决办法。

如果我们还在对自己说"我讨厌我的工作，讨厌我的家，讨厌我得的病，讨厌现在的友谊，讨厌这，讨厌那"，那么，就不会有美好的事物来到我们的身边。不论我们的处境多么糟糕，总是有原因的，请客观地接受事实并且正视那些原因。

《爱你的疾病》一书的作者约翰·哈瑞桑说："生病的人不要因为自己生病或要手术而感到自责，他们要祝贺自己找到了安全的治疗方法。"

（八）照顾自己的身体

身体是灵魂的栖身之地，是美妙的家园，身体的健康时刻影响着我们的生命质量。

过量饮食、暴饮暴食也是一种拒绝自爱的表现。那是一种源自内心深处的饥渴，暴饮暴食和过量饮食的背后都是缺乏爱。如果我们能去真正地疗愈自己，我们不需要用食物来填补这种缺乏爱的空虚，否则，只会越来越肥胖、越来越厌恶自己。

找到自己喜欢的、照顾自己身体的方法，用积极的态度通过锻炼保持充沛的精力。无论选择何种运动方式，去做这件事并持之以恒，让自己的身心始终处于一种舒展而明朗的状态，这种状态有利于保持我们内心的稳定。对一个咨询师而言，稳定的状态是胜任力的重要保证。

（九）镜子里看自己

你认真地通过镜子观察过自己的样子吗？当你看着自己眼睛的时候，你感觉到了什么？认真照镜子，通过镜子来看自己是一个好方法。我们可以通过照镜子找到爱自己的方法。

每天早晨我们要做的第一件事是，对着镜子里的自己说："我爱你，今天我要为你做点什么呢？我怎么做才能使你更快乐呢？"

如果今天有什么不如意的事，请走到镜子面前说："无论发生什么，我仍然爱你。"

我们还可以在镜子里学习"原谅"，原谅自己和别人。我们可以在镜子里和别人对话，特别是当我们害怕和他直接对话时，在镜子面前说出所有不敢说的话。

不能爱自己的人，往往不知道自己是可以被原谅的，而不原谅就是爱自己的障碍。当我们原谅并释放时，不光使自己卸下沉重的包袱，还为爱自己打开了大门。当我们不原谅或不能释放时，就会把自己和过去捆绑在一起，不能继续今天的生活。

（十）从现在开始爱自己

"不满意自己"是一种习惯模式。如果我们现在就能爱自己、接纳自己、对自己满意，当有美好的事物出现时，我们就会觉得幸福。如果我们学会了爱自己，就能爱和接纳别人。

我们不能改变别人，也不用花那么多力气去改变别人。如果我们把一半的力气花在自己身上，就可以改变自己。当我们改变了自己，外面的一切就都会改变了。我们的生活看起来一团乱麻，有无数不如意的事情和不满意的地方，我们常常想要去改变，但从现在开始，我们要明白：帮助我们解决所有问题的最好办法就是爱自己，爱自己的一切。

三、寻找几个同事 / 同行组成自我关爱的同盟

确定好了要做的事，接下来，列出我们认为哪几个同事或同行适合组成自我关爱的同盟。尽量选择志同道合的人，这样可以做到有共同的时间并且能互

相提醒，而且要尽量选自律的人。确定好人选后，思考一下通过什么方式进行我们的自我关爱计划，可以和确定好的同事/同行联系，问问他们的意见和想法。

四、做好保证实施计划的准备

最后我们需要思考，要完成自我关爱计划，我们需要做哪些准备，例如，准备哪些器材、要不要调整工作计划、需要哪些人的支持、需不需要制作一些卡片或者下载手机 App 提醒自己等。尽可能把阻碍我们完成计划的因素都列出来，然后逐一解决。

第四节　自我关爱计划案例

为了让大家清晰理解如何进行自我关爱，本节列举了三个心理援助工作者的自我关爱行动案例。这些行动案例展示了他们是如何进行自我关爱的，包括设置自我关爱实施日期、选择自我关爱活动、选择自我关爱同盟、为自我关爱做准备、记录自我关爱计划实施情况，从而帮助大家把自我关爱落实到具体的生活中。

一、热线援助者小娴的自我关爱计划

（一）自我关爱计划实施日期

2020 年 6 月 1 日—2020 年 7 月 31 日

（二）每天要做的自我关爱活动

晨跑、阅读、写作、陪伴孩子。

1. 活动一：

（1）名称：晨跑

（2）内容：慢跑、快跑、走路相结合，保持日均 5 千米

（3）持续时间：30 分钟

（4）实施时间：每日 7：10—7：40

2. 活动二：

（1）名称：阅读

（2）内容：纸质版的各类图书或电子版的其他材料

（3）持续时间：30 分钟

（4）实施时间：每日 12：40—13：10

3. 活动三：

（1）名称：写作

（2）内容：重点记录当日的收获与成长，至少描述三个幸福点

（3）持续时间：30 分钟

（4）实施时间：每日 17：10—17：40

4. 活动四：

（1）名称：陪伴孩子

（2）内容：关闭手机、电脑，参与孩子的游戏，专注陪伴

（3）持续时间：60 分钟

（4）实施时间：每日 20：30—21：30

（三）选择我的自我关爱同盟

1. 同盟伙伴：

（1）小伙伴 A：同事小芳，女，29 岁，个案时长 800 小时

（2）小伙伴 B：同事小豆，男，27 岁，个案时长 450 小时

（3）小伙伴 C：好友小文，女，34 岁，健身爱好者

2. 同盟开展路径：

（1）定期分享活动照片、视频、心得、记录，比如，晨跑中的风景、阅读中的新知、写作中的变化、与孩子玩耍的快乐等；

（2）建立互助小组，设置温馨提醒，督促按时完成。

（四）为完成自我关爱做的准备

1. 器材准备：

跑步用鞋、阅读用书、记录用品。

2. 时间准备：

在日常作息中，每日早、中、晚留出对应时间执行自我关爱计划，如果当日因其他不可抗力影响本计划的完成进度，须在其他时间或以其他形式（正念、冥想、欣赏音乐、养护绿植等）代替来完成自我关爱，并在计划实施情况记录中如实记录感受。

（五）自我关爱计划实施情况记录

以下为本计划前七日实施情况记录。

2020 年 6 月 1 日：

晨跑 5.5 千米，阅读《给心理治疗师的礼物》11 页，写作 1 763 字，陪伴两个孩子做游戏。

2020 年 6 月 2 日：

晨跑 4.7 千米，阅读《给心理治疗师的礼物》7 页，写作 980 字，记录自我觉察两项，与同盟互助小组伙伴分享视频，陪伴两个孩子做游戏。

2020 年 6 月 3 日：

晨跑 5.1 千米，阅读心理学专业公众号文章 4 篇，写作 1 392 字，记录当日热线咨询收获 4 条，陪伴两个孩子在游乐园玩。

2020 年 6 月 4 日：

因天气原因，晨跑未能完成，正念、冥想 15 分钟，瑜伽 15 分钟，阅读《给心理治疗师的礼物》22 页，写作 1 267 字，陪伴孩子在室内游戏。

2020 年 6 月 5 日：

晨跑 5.3 千米，阅读心理学专业公众号文章 3 篇，写作 2 369 字，撰写当日督导心得 1 篇，与同盟互助小组伙伴分享照片，陪伴孩子阅读绘本。

2020 年 6 月 6 日：

因工作安排，晨跑 1.5 千米，之后欣赏音乐 20 分钟，阅读《认知行为疗法》19 页，写作 1 894 字，撰写当日咨询体会 1 篇，陪伴孩子阅读绘本。

2020 年 6 月 7 日：

晨跑 5.3 千米，阅读心理学专业公众号文章 3 篇，写作 2 369 字，撰写当日督导心得 1 篇，陪伴孩子阅读绘本。

二、热线援助者小夏的自我关爱计划

（一）自我关爱计划实施日期

2020 年 3 月 1 日—2020 年 7 月 1 日

（二）每天要做的自我关爱活动

活动	持续时间	实施时间
早起正念、冥想	20 分钟	7：30—7：50
户外运动：跳绳	1 小时	19：00—20：00
每天联系一位家人或朋友	30 分钟	20：00—20：30
每天记录 3 件感到幸福的事	30 分钟	21：00—21：30
睡前冥想、早睡	30 分钟	22：30—23：00

（三）选择我的自我关爱同盟

小伙伴 A：小关

小伙伴 B：小爱

小伙伴 C：小萌

同盟开展路径：与三位同伴制定统一的自我关爱计划，并严格按照计划实施。成立名为"自我关爱联盟"的群，群成员每天轮流当任务发布员，任务发布员每天以群公告形式创立关爱任务，四位成员完成任务后在群里打卡，按时完成每日关爱计划且连续四天以上将获得奖励，奖励由群成员共同协商决定。

（四）为完成自我关爱做的准备

器材准备：瑜伽垫、跳绳。

时间准备：按照计划定时完成每日关爱任务，如有特殊原因需提前或推迟计划，可与同盟成员协商。

（五）自我关爱计划实施情况记录

日期	计划实施情况记录
3 月 10 日 （第一天）	一个月来第一次 7 点 30 起床，有点不适应，但正念、冥想过后，大脑清醒，精神饱满，"一日之计在于晨"，美好的一天将从精神饱满的早上开始。实施自我关爱计划第一天，顺利完成全部计划。
3 月 11 日 （第二天）	今天因下雨无法到户外运动，户外跳绳换成了室内 HIT 运动。其他均按照计划进行。
3 月 12 日 （第三天）	每天睡前的冥想有效缓解了入睡困难。以前睡前经常因焦虑、压力而失眠，睡眠质量较差。冥想让我关注当下，察觉自己的情绪和身体的每一个部位，通过心理和身体上的放松，睡眠质量逐渐变好。
3 月 13 日 （第四天）	每日关爱计划已经过半，虽然偶尔会被突发情况打乱计划，但我们一直在努力克服，认真坚持。今天在记录三件感到幸福的事时出现了卡壳，回顾一天的生活，竟想不到三件感到幸福的事。在日常的生活中，我们要学会制造幸福的时刻，也要学会察觉和感受幸福，这样才能通过每一个瞬间拼凑出永恒。
3 月 14 日 （第五天）	坚持到第五天，明显察觉自己发生了变化，生活变得充实了起来，情绪也在逐渐变好，睡前回想一天的生活会觉得充满意义和价值，对第二天的生活有了期待。在打卡的基础上，我们新增加了分享活动，每日在群里分享感悟，大家都对这次活动有着相同的感受：我们都在发生变化。
3 月 15 日 （第六天）	每天联系一位家人和朋友让我们有了更多的交流、倾听的机会。今天主动联系了很久没联系的朋友，并约了饭。社交带来的支持感和幸福感是一个社会人最不能忽视的。
3 月 16 日 （第七天）	七天自我关爱计划已经结束，冥想、早起、早睡、运动、社交、觉察幸福让我变得自律、放松、幸福，准备迎接下一个七天！

三、热线援助者小欢的自我关爱计划

（一）自我关爱计划实施日期

2020 年 7 月 1 日—2020 年 7 月 7 日

（二）每天要做的自我关爱活动

正念、静观、写信、瑜伽、跳舞。

活动：接纳自我，与自己相处。

持续时间：一周

实施时间：19：00—20：00

（三）选择我的自我关爱同盟

小伙伴 A：小花

小伙伴 B：小丽

小伙伴 C：小娟

同盟开展路径：与三位同伴制定统一的自我关爱计划，并严格按照计划实施。成立名为"自我关爱联盟"的微信群，群成员每天轮流当任务发布员，任务发布员每天以群公告形式创立关爱任务，四位成员完成任务后在群里打卡，按时完成每日关爱计划且连续四天以上将获得奖励，奖励由群成员共同协商决定。

（四）为完成自我关爱做的准备

放松心情、安静的环境、放松的音乐、宽松舒适的衣服。

器材准备：瑜伽垫。

时间准备：每晚 19：00—20：00，如有特殊原因不能进行，可将时间推后一小时。改变时间的次数最多两次。

（五）自我关爱计划实施情况记录

第一阶段：7 月 1 日—7 月 3 日，冥想练习，主要进行基础的正念、冥想。

1. 7 月 1 日，19：00—20：00，跟着音乐，减压放松。察觉自己的情绪，了解自己的这些情绪是由哪些因素产生的，如，与他人的比较、对自己不完美的不接纳等。在冥想练习之后，练习半小时的瑜伽。

2. 7 月 2 日，19：00—20：00，学会如实看待自己，练习冥想，静下心来，思考自己的特质并列出来，包括高于平常人的五个特质、表现平平的五个特质以及低于平常人的五个特质。审视这些特质，对自己有了更进一步的了解。花半小时的时间将这些内容写下来。

3.7月3日，19：00—19：30，练习呼吸放松，感受一切，当感觉糟糕时，用一个温柔的拥抱抱住自己。19：30—20：00，跳舞，学习"五律禅舞""表现主义"舞蹈。

4.7月4日，写一封感谢信给自己，第一阶段结束后，总结第一阶段的收获和感悟，感谢自己的坚持，与同盟成员进行沟通。就活动中的感受进行分享，对遇到的问题进行沟通，寻求支持和力量，同时鼓励其他两位同伴，对他们进行关怀，为他们排忧解难。

第二阶段：7月5日—7月7日，集中注意力，感受并接纳自己的情绪。

1.7月5日，19：00—20：00，进行正念练习，通过调节呼吸、正念等方式对自己进行身体扫描。今天开始练习集中注意力，将自己的注意力从头到脚系统地带过全身，把正念带入身体的生理感觉中，感受自己的身体。

2.7月6日，19：00—20：00，练习留意，在正念的时候，不管什么时候，只要有一个特定的思维、情绪或者感觉生成了，就柔和地做一个心理记录。有意识地觉察所体验到的事情，包括自己的愤怒、不安，身体的疼痛。当感觉不舒服时，可以停下来。

3.7月7日，19：00—20：00，在静观时，我开始感知此时此刻正在发生的情绪。当体验到消极情绪时，不再逃避它，而是开始慢慢直接面对它，开始从躯体上解决这些消极情绪。当感觉特别痛苦、难以体验时，慢慢感受这种痛苦的情绪，缓和内心的抗拒。当觉得能够接受它，感受舒服了一些时，就站起来做些舒展运动或半小时的瑜伽。

第二阶段的练习结束后，同伴之间互相分享收获，给予彼此支持。

在这一周每天的静观、正念活动结束后，写下自我关怀日记，回顾白天所发生的事情，在日记里写下自己觉得这一天发生的糟糕的事情，对所发生的糟糕事情进行叙述，并写下自己静观后的感受，以及情绪的变化。

参考文献

王卫东.教师职业信念问题初探.华东师范大学学报（教育科学版），2000，（04）：8-13.

中国心理学会临床心理学工作委员会.中国心理学会临床与咨询心理学工作伦理守则（第二版）.心理学报，2018，50（11）：1314-1322.

周向华，杨青松.高校心理健康教育教师专业能力及其结构探析.湖南社会科学，2012（03）.

American Psychological Association.(2010). *Ethical principles of psychologists and code of conduct*.Washington DC: American Psychological Association.

Christopher, J.C., & Maris, J.A.(2010).Integrating mindfulness as self-care into counselling and psychotherapy training. *Counselling and Psychotherapy Research*, *10(02)*: 114-125.

Feminist Therapy Institute.(1990)Feminist therapy institute code of ethics. InH. Lerman & N.Porter (Eds.), *Feminist ethics in psychotherapy,* (P.44). New York: Springer.

Woody, R.H., & Woody, J.D.(2001). *Fthics in marriage and family therapy*. Washingfon, D.C.: American Association for Narrigae & Family Therapy.

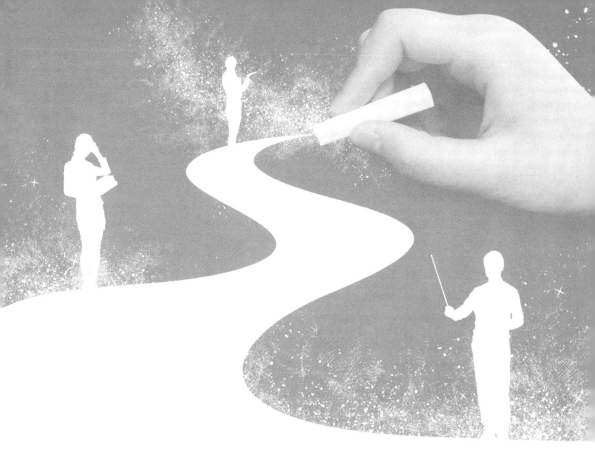

第十五章

危机事件中常见的心理问题及应对

　　本章的主要内容是：第一，了解创伤与应激相关的障碍；第二，了解危机事件中常见的心理问题；第三，了解热线如何应对危机事件中常见的心理问题。

第一节　创伤与应激相关障碍

所谓危机事件，一般指突然发生的、危及生命财产范围较广的严重"创伤事件"或者"应激事件"，其甚至可能影响社会秩序、破坏公共安全，对社会价值和行为准则构成严重威胁，如 2008 年中国四川的"512"汶川地震，2011年日本的福岛核电站事故，2020 年暴发的新冠肺炎疫情（被定为国际关注的突发公共卫生事件）等。危机事件可能导致人们出现心理问题的比例大幅上升（Steven & Gordon，2020；王一，高俊岭，陈浩，2020）。在危机事件中进行危机干预，在个体、组织乃至社会层面均具有重要的意义和价值，简单地说，可以评估、识别、缓解个人痛苦，增加创伤后成长以及组织、社会稳定性的可能性。危机事件之所以给个体、组织和社会带来巨大的冲击，是由其具有"创伤"与"应激"的性质决定的。

一、创伤及创伤的类型

（一）创伤的定义

创伤（trauma），原指身体的伤口，即刺裂或者撕裂的皮肤，是较早使用在医学领域的专业术语。弗洛伊德将该术语引入心理学领域，隐喻对人类心灵的破坏。自然灾害和人为灾难给人们造成的身心创伤随处可见，这类"创伤"具有心理学意义（故也被称为"心理创伤"）。弗洛伊德认为，创伤是"刺激导致个体精神装置运作的紊乱状态"。

（二）不同类型的创伤事件

引起创伤的刺激往往是较为严重的事件，也被称为"创伤性事件"。创伤性事件多种多样，包括物理、化学、生活、心理等诸多方面。其涉及范围大到群体的战争，小到个体的车祸。其强度大到危及生命的被残害身体、被强奸，小到日常家庭矛盾、工作烦恼。然而，创伤性事件具有共同点：创伤性事件都是负性的，违反了个体的需要与欲求，且事件的强度或者持续性超出了个体的应对范围（陆林，2018）。清华大学的樊富珉教授将创伤性事件按照个体——群体、天灾——人祸两个维度，分为四个象限，如图15-1所示。新冠肺炎疫情属于传染病，在暴发之初是群体性的天灾；而随着疫情的发展，在一些国家或地区的人为因素也可能左右疫情的发展。

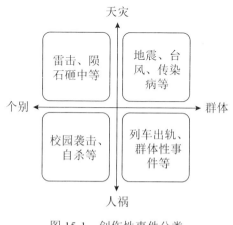

图 15-1　创伤性事件分类

（三）创伤的作用路径

从创伤的作用路径来看，创伤可以分为直接创伤和间接创伤。

1. 直接创伤

直接创伤就是亲历创伤过程而受到的创伤，诸如上前线的战士、车祸亲历者、地震灾区的民众、感染新冠病毒的人或者易感人群，他们都遭遇了直接创伤。较为特殊的是，由于新冠病毒的超强传染性，每个人都成为易感人群的一员，所以说，疫情下，每个人都是亲历者，即每个人都遭受了直接创伤。

2. 间接创伤

间接创伤是相对亲历者而言的，是通过接触创伤性事件的亲历者或者接收创伤性事件相关信息而产生的创伤。一般来说，参与抢救、治疗的医务人员、一线的新闻媒体工作者、消防人员、灾区管理人员等容易产生间接创伤。值得指出的是，心理危机干预人员往往也是间接创伤的高危人群。

（四）创伤的严重程度

从创伤的严重程度来看，可以分为简单型创伤和复杂型创伤。

1. 简单型创伤

简单型创伤一般是指经历单次的、偶发的创伤性事件所致的创伤，比如，经历车祸。

2. 复杂型创伤

复杂型创伤则是经历系列的、复杂的创伤情景或者过程所致的创伤，如，长期遭受家暴、虐待。新冠疫情给一般人造成的是偶发的简单型创伤，但在一些特殊情形下也可能导致复杂型创伤。比如，有人之前经历过非典，这一次又经历了新冠肺炎疫情，或者家人感染了新冠病毒而后自己又被查出疑似感染，这就可能发展成复杂型创伤了。

二、应激及其类型

（一）应激及应激反应

汉斯·塞利（Hans·Selye）认为应激（stress）是个体在遭遇个体控制之外的刺激（如创伤）或者觉察到威胁和挑战时，个体做出的应对或适应的系统状态。该系统状态可能包括身体、心理或情绪的调整，可能体现在分子水平的生物化学反应、激素水平层面上的调控以及系统整合方面的行为、认知、情绪的变化。比如，在发生严重地震不久的地区，人们神经紧绷，体内因分泌大量的肾上腺素而产生运动性兴奋，而对可能发生的余震非常警惕，这就是一种应激状态。

（二）急性应激和慢性应激

从作用于个体机体的速度来看，应激可以分为急性应激和慢性应激。顾名思义，急性应激是短时间内作用于机体引起的应激反应，并导致个体快速应激反应，例如，突发的交通事故、自然灾害、亲人离世等所致的应激。新冠肺炎疫情暴发速度快，可能导致急性应激。慢性应激，也被称为"长期应激"，是指应激源长时间、缓慢地作用于机体引起的应激反应，并且引起应激的事件持续时间也较长。例如，幼儿长期生活在缺乏关怀、被忽视的家庭环境中，或者在家庭的经济地位较低，这就可能导致慢性应激。

（三）正性应激和负性应激

从主体对诱发应激的刺激的主观情感效价，可以分为正性应激和负性应激。诱发应激的刺激，被称为应激源。正性应激源可能是升学、搬入新居、新婚等，而负性应激源可能是创伤性事件。创伤是特殊的应激源，它可能导致个体产生冲击较大的负性应激源（陆林，2018）。

（四）应激的功能

应激是对创伤的适应性反应。创伤是个体遭遇了心灵的破坏，而应激是为了应对这样的破坏而做出的身体、心理和情绪的调整。这些调整的目的是去除或者克服应激源导致的不利影响，最终有利于个体的生存以及种族的繁衍。就如同人体遭遇病毒入侵，会发生发烧的现象，而发烧是人体的一种自卫机制，可以帮助机体消灭体内病毒，增强药效。

三、创伤与应激相关障碍

在正常状态下，人的机体处于一种内环境的动态平衡，被称为"内稳态平衡"。当面临创伤性事件时，个体要付出努力来解决或者逃避（战斗或逃跑）创伤性事件（或危机事件）。相对来说，此时人会处于一种"异稳态平衡"，通过"异稳态平衡"来尽快摆脱或者战胜创伤源，从而使"内稳态平衡"恢复。人们发现，具有保护性作用的抗应激损害的"异稳态平衡"，与某些生理和心理的疾病状态相比没有绝对的界限，也就是说，在应激状态下，个体是处于病理、生理、心理状态之中的。比如，在应激状态下，个体交感——肾上腺髓质系统的兴奋导致去甲肾上腺素和肾上腺素等儿茶酚胺的增加，进而导致心血管系统的反应，如心率加快，血压升高，血糖升高，主导躯体运动的器官供血量增加。从行为上来说，个体可能处于精神运动性兴奋状态，活动量大，不知疲倦；从认知上来说，个体处于相当警觉的状态；从情绪上来说，个体可能产生焦虑情绪。这样的状态过度或者持续时间过长，在生理上，可能导致心血管系统损坏

（如小血管痉挛、血管内皮损伤）、内分泌失调、免疫系统紊乱。如果是短期，这些损伤是可逆的，但如果是长期或者反复发生，则可导致不可逆损伤。在心理上，其可能导致个体行为紊乱、认知消极改变（比如丧失信心）、疲惫、倦怠、精力枯竭和情绪崩溃。总之，尽管个体的应激反应是对创伤的适应性反应，是帮助个体恢复正常的"内稳态平衡"状态的，但创伤和应激反应过强或者反复发生，会使个体持续处于"异稳态平衡"状态，从而导致个体生理和心理不堪重负，产生代偿或者代偿失调，从而导致创伤与应激相关的躯体、心理疾病（问题）的出现。

创伤与应激相关障碍是指由环境中的创伤性事件（或应激源）引起的异常情绪和行为反应，它通常由一个现实的创伤性事件引起，其后果是各种各样的异常情绪反应或精神障碍。有研究者提出，创伤与应激相关的障碍最主要有以下六种：急性应激障碍、创伤后应激障碍、适应障碍、解离障碍、躯体症状以及相关障碍、边缘性人格障碍（郭兰，孙启武，2013）。

（一）急性应激障碍

1. 什么是急性应激障碍

急性应激障碍（ASD）在各类创伤性事件后较为常见，是指在遭受到急剧、严重的创伤性事件后短期内（数分钟或数小时内）产生的一过性的心理障碍，一般在数天或一周内得到缓解，最长不超过一个月。个体在初期常表现为"茫然"，并伴有意识范围缩小、注意力狭窄、不能领会外在刺激以及可能会出现定向错误。进一步发展可能出现退缩（甚至达到木僵的程度），也可能出现激越性活动（如神游）。常常存在惊恐性焦虑的自主神经症状，如心动过速、出汗、脸红。

2. 急性应激障碍的诊断标准

在 *DSM-5* 中（APA，2013），对其主要的诊断标准如下：

A. 以下列一种（或多种）方式接触实际的或被威胁的死亡、严重的创伤或性暴力。

（1）直接经历创伤性事件。

（2）目睹发生在他人身上的创伤性事件。

（3）获悉亲密的家庭成员或亲密的朋友身上发生了创伤性事件。

（4）反复经历或极端接触创伤性事件的令人作呕的细节中（例如，急救员收集人体遗骸，警察反复接触虐待儿童的细节）。

B. 在属于侵入性、负性心境、解离、回避和唤起这五个类别的任一类别中，有下列九种（或更多）症状，并在创伤性事件发生后开始或加重。

侵入性症状

（1）创伤性事件的反复的、非自愿的和侵入性的痛苦记忆。

（2）反复做内容和（或）情感与创伤性事件相关的痛苦的梦。

（3）解离性反应（例如，闪回），个体的感觉或举动好像创伤性事件重复出现。

（4）对象征或类似创伤性事件某方面的内在或外在线索产生强烈的、长期的心理痛苦或显著的生理反应。

负性心境

（5）持续不能体验到正性的情绪（例如，不能体验到快乐、满足或爱的感觉）。

解离症状

（6）个体的环境或自身的真实感的改变（例如，从旁观者的角度来观察自己，处于恍惚之中，时间过得非常慢）。

（7）不能想起创伤性事件的某个重要方面（通常由于解离性遗忘症，而不是由于诸如脑损伤、酒精、毒品等其他因素）。

回避症状

（8）尽量回避关于创伤性事件或与其高度相关的痛苦记忆、思想或感觉。

（9）尽量回避能够唤起关于创伤性事件或与其高度相关的痛苦记忆、思想或感觉的外部提示（人、地点、对话、活动、物体、情景）。

唤起症状

（10）睡眠障碍（例如，难以入睡、难以保持睡眠，或休息不充分的睡眠）。

（11）激惹的行为和愤怒的爆发（在很少或没有挑衅的情况下），典型表现为对人或物体的言语或身体攻击。

（12）过度警觉。

（13）注意力有问题。

（14）过分的惊跳反应。

C. 这种障碍的持续时间（诊断标准 B 的症状）为创伤后的三天至一个月。

D. 这种障碍引起临床上明显的痛苦，或导致社交、职业或其他重要功能方面的损害。

（二）创伤后应激障碍

1. 什么是创伤后应激障碍

创伤后应激障碍（PTSD）是指个体经历、目睹或遭遇一个或多个涉及自身或他人的实际死亡，或受到死亡的威胁、严重的伤害，或躯体完整性受到威胁后，所导致的个体延迟出现的且持续存在的心理障碍。PTSD 与 ASD 的起病标准（A标准）是一致的，症状上也大体相同，但 PTSD 更为复杂。二者最大的区别是病程，诊断 PTSD 时，症状至少持续一个月。PTSD 危害较大，造成较高的自伤率、自杀率，可能造成劳动能力受损或者丧失、人际关系恶化、日常生活能力受损，1/3 的患者未经干预可能终生不愈。

2. 创伤后应激障碍的诊断标准

在 *DSM-5*（APA，2013）中，对其主要的诊断标准如下：

A. 以下述一种（或多种）方式接触实际的或被威胁的死亡、严重的创伤或性暴力。

（1）直接经历创伤性事件。

（2）目睹发生在他人身上的创伤性事件。

（3）获悉亲密的家庭成员或亲密的朋友身上发生了创伤性事件。在实际的，或被威胁死亡的案例中，创伤性事件必须是暴力的或事故的。

（4）反复经历或极端接触创伤性事件的令人作呕的细节中。

B. 在创伤性事件发生后，存在以下一个（或多个）与创伤性事件有关的侵入性症状。

（1）创伤性事件反复的、非自愿的和侵入性的痛苦记忆。

（2）反复做内容和（或）情感与创伤性事件相关的痛苦的梦。

（3）解离性反应（例如，闪回），个体的感觉或举动好像创伤性事件重复出现（这种反应可能连续出现，最极端的表现是对目前的环境完全丧失意识）。

（4）接触象征或类似创伤性事件某方面的内在或外在线索时，产生强烈或持久的心理痛苦。

（5）对象征或类似创伤性事件某方面的内在或外在线索，产生显著的生理反应。

C. 创伤性事件后，开始持续地回避与创伤事件有关的刺激，具有以下一项或两项情况：

（1）回避或尽量回避关于创伤性事件或与其高度有关的痛苦记忆、思想或感觉。

（2）回避或尽量回避能够唤起关于创伤性事件或与其高度相关的痛苦记忆、思想或感觉的外部提示（人、地点、对话、活动、物体、情景）。

D. 与创伤性事件有关的认知和心境方面的负性改变，在创伤性事件发生后开始或加重，具有以下两项（或更多）情况：

（1）无法记住创伤性事件的某个重要方面（通常是由于解离性遗忘症，而不是由于诸如脑损伤、酒精、毒品等其他因素）。

（2）对自己、他人或世界持续性放大负性信念和预期（例如，"我很坏""没有人可以信任""世界是绝对危险的""我的整个神经系统永久性地毁坏了"）。

（3）由于对创伤性事件的原因或结果持续性的认知歪曲，导致个体责备自己或他人。

（4）持续性的负性情绪状态（例如，害怕、恐惧、愤怒、内疚、羞愧）。

（5）显著地减少对重要活动的兴趣或参与。

（6）与他人脱离或疏远。

（7）持续地不能体验到正性情绪（例如，不能体验快乐、满足或爱的感觉）。

E. 与创伤性事件有关的警觉或反应有显著的改变，在创伤性事件发生后开始或加重，具有以下两项（或更多）情况：

（1）激惹的行为和愤怒的爆发（在很少或没有挑衅的情况下），典型表现为对人或物体的言语或身体攻击。

（2）不计后果或自我毁灭的行为。

（3）过度警觉。

（4）过分的惊跳反应。

（5）注意力有问题。

（6）睡眠障碍（例如，难以入睡，难以保持睡眠，或休息不充分的睡眠）。

F. 这种障碍的持续时间（诊断标准 B、C、D、E）超过一个月。

值得指出的是，儿童也可能罹患此障碍，其发病率与成人的基本相同，但是儿童表现更为特殊，其言语和情绪表达较少，以行为表达居多，尤其是学龄前儿童可能表现为不断重复地表演创伤性事件、反复地画、无目的地攻击、有分离焦虑、发生退行行为（如遗尿）等。

（三）适应障碍

1. 什么是适应障碍

适应障碍（adjustment disorder，简称 AD）是指因生活或环境发生明显改变而产生的短期和轻度的烦恼状态和情绪失调，常有一定程度的行为变化等，但并不会出现精神病性症状。适应障碍的显著特征首先是个体遭遇了环境变化（明显的应激源），比如离乡、出国，或者突然被隔离生活等。其次，这些反应是轻度的，未产生明显的精神障碍症状。再次，时程是短暂的，一般在应激源出现的三个月内缓解，最长不超过六个月。

2. 适应障碍的诊断标准

在 *DSM-5*（APA，2013）中，适应障碍主要的诊断标准如下：

A. 在可确定的应激源出现的三个月内，对应激源出现情绪的反应或行为的变化。

B. 这些症状或行为具有显著的临床意义，具有以下一项或两项情况：

（1）即使考虑到可能影响症状严重程度和表现的外在环境和文化因素，个体显著的痛苦与应激源的严重程度或强度也是不成比例的。

（2）社交、职业或其他重要功能方面的明显损害。

C. 这种与应激相关的症状不符合其他精神障碍的诊断标准，且不仅是先前存在的某种精神障碍的加重。

D. 此症状并不代表正常的丧痛。

E. 一旦应激源或其结果终止，这些症状不会持续超过随后的六个月。

（四）解离障碍

1. 什么是解离障碍

解离障碍（dissociative disorder，简称 DD）是一种在临床上容易遗漏和误诊的心理障碍。它是一种身份、记忆或意识的整体性混乱。解离障碍患者缺乏对自我感（selfhood）的辨别和控制，其在时间和地点上缺乏自我在各个方面的一致性以及认同感的连续性。当一个人表现出以下情况时，需要考虑解离障碍的可能性：短暂的意识丧失或者时间缺失、不能回忆、神游、无法解释的附体、无法解释的人际关系变化、无法解释的知识和技能波动、关于生活的碎片式记忆、自发的恍惚、超常体验、感觉到自我的其他部分存在。这些症状的起因绝大多数都与创伤和应激有关。

2. 解离障碍的诊断标准

DSM-5（APA，2013）将上述解离障碍症状进行了分类，主要分为解离性身份障碍、解离性遗忘症与人格解体 / 现实解体障碍。

解离性身份障碍主要的诊断标准如下：

A. 存在两个或更多的以截然不同的人格状态为特征的身份瓦解，这可能在某些文化中被描述为一种被（超自然力量）占有的经验。身份的瓦解涉及明显的自我感知和自我控制感的中断，伴随与情感、行为、意识、记忆、感知、认知和（或）感觉运动功能相关的改变。这些体征和症状可以被他人观察到或由个体报告。

B. 回忆日常事件、重要的个人信息和（或）创伤性事件时，存在"遗失时间"现象，它们与普通的健忘不一致。

C. 这些症状引起具有临床意义的痛苦，或导致社交、职业或其他重要功能方面的损害。

解离性遗忘症主要的诊断标准如下：

A. 不能回忆起重要的个人信息，通常具有创伤或应激性质，且与普通的健忘不一致。

B. 这些症状引起具有临床意义的痛苦，或导致社交、职业或其他重要功能方面的损害。

C. 这些症状不能归因于某种物质（例如，酒精或其他滥用的毒品、药物）的生理效应或神经病性或其他躯体疾病（例如，复杂部分性癫痫、短暂性全面遗忘症、闭合性脑损伤 / 创伤性脑损伤后遗症、其他神经疾病）。

人格解体 / 现实解体障碍主要的诊断标准如下：

A. 存在持续的或反复的人格解体或现实解体的体验，或两者兼有。

（1）人格解体：对个体的思维、情感、感觉、躯体或行动的不真实的、分离的或作为旁观者的体验（例如，感知的改变、时间感的扭曲、自我的不真实或缺失、情感和（或）躯体的麻木）。

（2）现实解体：对环境的不真实的或分离的体验（例如，感觉个体或物体是不真实的、梦幻的、模糊的、无生命的或视觉上扭曲的）。

B. 在人格解体或现实解体的体验中，其现实检验仍然是完整的。

C. 这些症状引起具有临床意义的痛苦，或导致社交、职业或其他重要功能方面的损害。

（五）躯体症状以及相关障碍

1. 什么是躯体症状性障碍

躯体症状性障碍（somatic symptom disorder，简称 SSD）是指存在突出的与显著痛苦不适和损害相关的躯体症状。患者不仅受到与症状相关不适的折磨，同时也存在焦虑、抑郁等多种心理症状的困扰。躯体症状性障碍患者躯体的症状感受（如痛苦）是真实存在的或者功能丧失的（如失明），无论这种现象能否被医学解释。心理学家发现，这些症状很可能与个体的创伤和应激有关，而且存在明显的次级获益、症状象征性地表达内心的冲突与愿望。DSM-5 中将这类障碍分为躯体化症状障碍、疾病焦虑障碍、转换性障碍、做作性障碍以及其他，或者未特定躯体化症状以及相关障碍。

有学者认为躯体化障碍、转换性障碍受到创伤和应激的影响更为直接。

2. 躯体症状性障碍的诊断标准

在 DSM-5（APA，2013）中，躯体症状性障碍主要的诊断标准如下：

A. 一个或多个躯体症状，使个体感到痛苦或导致其日常生活受到显著破坏。

B. 与躯体症状相关的过度的想法、感觉或行为，或与健康相关的过度担心，表现为下列至少一项。

（1）与个体症状严重性不相符的和持续的想法。

（2）有关健康或症状的持续高水平的焦虑。

（3）对这些症状或健康的担心投入过多的时间和精力。

C. 虽然任何一个躯体症状可能不会持续存在，但有症状的状态是持续存在的（通常超过六个月）。

转换障碍（conversion disorder）主要的诊断标准如下：

A. 一个或多个自主运动或感觉功能改变的症状。

B. 临床检查结果提供了其症状与公认的神经疾病或躯体疾病不一致的证据。

C. 其症状或缺陷不能用其他躯体疾病或精神障碍来更好地解释。

D. 其症状或缺陷引起有临床意义的痛苦，或导致社交、职业或其他重要功能方面的损害或需要医学评估。

此外，危机事件可能导致一些躯体反应，因此增加了疾病焦虑障碍发病的风险。

疾病焦虑障碍（illness anxiety disorder）主要的诊断标准如下（APA，2013）：

A．患有或获得某种严重疾病的先占观念。

B．不存在躯体症状，如果存在，其强度是轻微的。如果存在其他躯体疾病或有发展为某种躯体疾病的高度风险（例如，存在明确的家族史），其先占观念显然是过度的或不成比例的。

C．对健康状况有明显焦虑，个体容易对个人健康状况感到警觉。

D．个体有过度的与健康相关的行为（例如，反复检查他的躯体疾病的体征）或表现出适应不良的回避（例如，回避与医生的预约和医院）。

E．疾病的先占观念已经存在至少六个月，但所害怕的特定疾病在那段时间内可以变化。

（六）边缘性人格障碍

1. 什么是边缘性人格障碍

边缘性人格障碍（broadline personality disorder，简称 BPD）是以一种人际关系、自我形象和情感的不稳定以及显著冲动为基本特征的普遍模式，起始不晚于成年早期。BPD 以不稳定的特征最为明显，被称为"稳定的不稳定"，其导致患者个体情绪、人际关系乃至社会功能受到较大冲击。就情绪来说，BPD 患者可能会经常体会到空虚、麻木以及在焦虑和抑郁的负性情绪之间的转换，因此，许多 BPD 患者会采取自残、暴食的方式来缓解情绪上的痛苦。由于 BPD 患者的自我、情绪都不稳定，可能受到较多环境因素的影响，尤其是创伤性事件（如疫情），随之而来可能带来人际、情绪和行为的波动和紊乱。

2. 边缘性人格障碍的诊断标准

在 *DSM-5*（APA，2013）中，BPD 主要的诊断标准如下：

一种人际关系、自我形象和情感不稳定以及显著冲突的普遍心理行为模式：

始于成年早期，存在于各种背景下，表现为下列五项（或更多）症状。

（1）极力避免真正的或想象出来的被遗弃。

（2）一种不稳定的、紧张的人际关系模式，以极端理想化和极端贬低之间交替变动为特征。

（3）身份紊乱：显著的、持续而不稳定的自我形象或自我感觉。

（4）至少在两个方面有潜在的自我损伤的冲动性（例如，消费、性行为、物质滥用、鲁莽驾驶、暴食）。

（5）反复发生自杀行为、自杀姿态或威胁，或自残行为。

（6）由于显著的心境反应所致的情感不稳定（例如，强烈的发作性的烦躁、易激惹或焦虑，通常持续几个小时，很少超过几天）。

（7）慢性的空虚感。

（8）不恰当的强烈愤怒或难以控制的发怒（例如，经常发脾气，持续发怒，重复性斗殴）。

（9）短暂的与应激有关的偏执观念或严重的解离症状。

需要指出的是，创伤与应激并非仅仅影响以上提到的六种心理障碍，而是它们受到创伤和应激的影响更为直接，它们的症状反应与创伤和应激更具有相关性。还有更多的障碍，如心境障碍、焦虑障碍、睡眠障碍等问题，同样受到创伤与应激的影响，也就是说，它们在危机事件下，也可能是高发的心理障碍。在热线中，凡是被评估为上述心理障碍的来电者，已经不属于热线工作范畴。援助者需要能够识别、评估并做好相应的转介工作。

第二节　危机事件中常见的心理问题

先看几个案例，想一想案例中描述的主人公可能有什么心理问题？

案例一：Q，男，42 岁，车祸幸存者。Q 晚间驾车，妻子以及两位好友同行。Q 开手机直播时，一不小心撞上路边大货车，车子报废，妻子与两位好友也遭受重伤。随后一段时间内，Q 表情呆滞、麻木、反应迟缓，反复念叨："一定是在做梦""不可能啊"……

案例二：L，女，34 岁，公务员。新冠疫情暴发之后非常担心自己和孩子、老人感染新冠病毒。L开车上班，避免在公交、地铁上传染风险，不吃食堂。尽管如此，L认为每天上下班会接触很多人，对此感到很担心。L对单位常常集体开会、吃食堂，而且一些同事不戴口罩的情况非常生气，几次向领导反映情况，感觉领导不重视，对此感到着急但又无可奈何。

案例三：Z，男，40岁，新闻工作者。Z看到他的记者朋友在战地采集的信息、照片后感到恐惧。Z一直跃跃欲试想做些什么，但无法写出报道（自述担心会被调查），感觉愤怒，对人性失望，跟朋友谈起相关话题时流泪，但是又喃喃自语说自己怎么可能哭呢。

一、急性应激反应的定义和特点

他们分别有着什么心理问题呢？Q、L、Z都面临了创伤与应激，他们都直接或者间接经历自己或者他人生命受到威胁的事件。从其症状来看，Q表现出木僵、麻木、负性情绪以及解离症状，L主要表现出焦虑情绪以及负性的认知改变（世界很危险），Z表现出愤怒、抑郁情绪以及负性的认知改变（世界不好）。对应第一节所述内容，我们判断他们可能分别部分符合急性应激障碍（ASD）、创伤后应激障碍（PTSD）、适应障碍（AD）的标准。

考虑ASD的症状标准，以A标准来看，经历实际的或被威胁的死亡，或者重大创伤，Q遭遇车祸，妻子和朋友重伤，遭遇了重大创伤性事件；以B标准来看，侵入性、负性心境、解离、回避和唤起这五个类别，需要满足9条以及以上，而Q仅有3~4条能符合。L、Z虽然没如Q那样直接经历伤亡事件，但同样面对感染或死亡威胁，或者见到创伤性事件的细节，应该也是符合A标准的；以B标准来看，则仅有2~3条符合。考虑PTSD的症状标准与ASD的相似，因此，同样无法达到PTSD的症状诊断标准。考虑AD的症状标准，Q、L、Z均符合其A标准，三个月以内面临创伤性事件，但是B1标准（痛苦与应激不相称）或者B2标准（社会功能明显损害）均不符合。

类似Q、L、Z在危机事件中受到冲击或者影响，出现部分ASD、PTSD的症状，但从症状严重程度上或者病程上未达到诊断标准的心理问题，被称为急性应激反应（acute situational reaction，简称ASR）。ASR是重大创伤性事件发生之后，最常见的心理问题，有研究者认为，80%以上的正常人群在经历创伤性事件之后都会产生 ASR（Beidel，2017）。ASR 本质上是一种正常的自我保护应对方式，然而，如前文所述，ASR 从形式上是一种"异稳态平衡"，但如果 ASR 强度过大，或者时间过长，而没有得到有效的干预，则可能形成 ASD、PTSD、AD 或者其他心理障碍。

ASR 是遭受到急剧、严重的精神创伤性事件后即时（数分钟或数小时内）所产生的一过性的心理反应。可以将 ASR 理解为 ASD、PTSD 的亚临床水平，因此，需要考察 ASD 和 PTSD 的诊断标准。以 A 标准来看，个体经历创伤，以一种（或多种）方式接触实际的或被威胁的死亡、严重的创伤或性暴力。以 B 标准来看，表现为侵入性、负性心境、解离、回避和唤起等症状。A 标准是前提，B 标准可以判断其症状表现和严重程度。绝大多数个体遇到创伤性事件，都可能出现 ASR，且各个年龄段均可发生，多见于青壮年，男女无差异（Beidel，2017）。一般来说，ASR 症状往往历时短暂，通过有效的干预，一般在应激事件消除后，数天或一周内缓解，预后良好。如果没有干预，则约 1/3 可能发展为 ASD 或者其他心理问题。

研究者认为，ASR 可以简单地分为两类症状：（1）精神运动性抑制，如 Q 表现出的（情感）麻木、（行为）木僵症状；（2）精神运动性兴奋，与精神运动性抑制相反，如 L、Z，可能会焦虑、失眠、高度警觉、活动增加、冲动、易激惹。这符合美国心理学家怀特·坎农（Walter Cannon）提出的战斗或逃跑理论，当个体遭遇重大创伤性事件时，心身本能地抑制（肌肉僵硬）或者促进躯体活动（如血压升高、肌肉紧绷）来应对威胁，以求生命得到保存。

清华大学樊富珉教授对于 ASR 的症状归类如表 15-1 所示。主要从情绪、认知、行为与生理四个维度考察（重新）应激体验、回避和麻木、警觉性增高以及负性改变四个方面的反应。对于本节开头的三个案例，我们可以找出他们对应的症状表现。

Q，木僵、麻木生理症状、负性情绪及解离症状；

L，焦虑情绪及负性的认知改变（世界很危险）；

Z，愤怒、抑郁情绪及负性的认知改变（世界不好）。

表 15-1　急性应激反应的表现

	（重新）应激体验	回避和麻木	警觉性增高	负性改变
情绪	* （被唤起暴露在当下而产生的心理压力感受）记忆被唤起，来自心理上的压力	* 感觉麻木 * 情绪调节能力减弱或受损	* 易激惹 * 突如其来的暴怒	* 焦虑、抑郁、愤怒、罪恶感、羞耻、无助等
认知	* （侵入性的回忆） * 创伤的噩梦 * （倒叙场景）	* 记忆减退 * 记忆缺失 * 省略对未来的想象	* 缺少连接 * 高度警觉与易惊吓	* 世界危险 * 他人不好 * 我不好
行为	* 好动 * 易激惹 * 不知疲倦 *[(儿童)重复相同游戏]	* （避免旧地重游） * 避免与相关人互动、谈话 * 木僵	* 夸大惊吓 * 失眠	* 攻击 * 社交退缩
生理	* 唤起当时的反应，如恶心、心跳加速、血压升高、出汗、口干、呼吸困难、头晕眼花	* 感官麻痹 * 疲惫	* 发热、发寒 * 发抖 * 尿频 * 肌肉紧绷	* 疲惫 * 肌肉酸痛 * 失能

二、危机事件中急性应激反应的症状表现

下面具体来谈谈危机事件中 ASR 的情绪、认知、行为和生理四个方面的主要症状表现。

（一）情绪问题

1. 焦虑

焦虑是主观体验到担心、烦躁、紧张，往往存在不合理的思维，并伴有明显的生理变化（表现为心悸、血压升高、呼吸加深加快、肌张力降低、口干、胸闷、出冷汗、双手震颤、失眠、厌食、尿频、便秘、腹泻等）。焦虑的类型主要与死亡焦虑相关，主要表现在：（1）（恐惧）害怕被感染。（2）担心出现现实生活问题。如，食物不足、失去工作、担心人身安全、医疗资源不足。（3）担心危机事件持续时间长，生活环境恶化。这些死亡焦虑也是导致一些抢购物资、药品的行为

的因素。还可能出现一些强迫性的行为（如清洗、控制不住地长时间地搜索危机事件相关的信息）。

2. 愤怒

愤怒或者暴怒是常见的攻击向外表达。在危机事件中，这可能表现在诸如一些人对医护人员的愤怒（如抱怨医务人员"残忍地"对待病人）、对政府的愤怒（如抱怨相关机构没有采取有力的防控措施）、对管理人员或者部门的愤怒（如对抢救人员未尽力的不满、对腐败的愤怒等）。在危机干预热线中，通常热线援助者会遇到举报、投诉类的来电，这时，援助者还需站在心理咨询师的角度进行工作。因为既然来电者在拨打心理热线，他们也知道在这里处理的重点不是外部现实的问题（道德、法律），而是得到内部对于外部的认知加工以及相应的情绪方面的帮助。

3. 抑郁／自杀

抑郁是以情感低落、哭泣、悲伤、失望、活动能力减退，以及思维、认知功能迟缓等为主要特征的一类情绪体验。抑郁是常见的攻击向外表达，是危机事件导致的 ASR 中常见的情绪问题之一，可能表现在：（1）低落。可能感觉人生没有意义，无法打起精神，没有任何兴趣。（2）自罪、自责、羞耻、内疚。如，来电者认为，如果自己不开直播不看手机，就不会出车祸，妻子和朋友就不会有事。羞耻和内疚是常见的遭受伤害的人的内心情绪，比如，那些患严重疾病的人会感觉是自己的错，对不起家人。（3）绝望。一些人觉得没有希望了，如，感到"情况会一直糟糕下去"。（4）无助。一些人会觉得"我什么都做不了""做什么都于事无补"。（5）自杀。自杀分为冲动性自杀和计划性自杀。一些人原本就有抑郁情绪或者社会支持较差，危机事件增加了其绝望、无助或者没有意义的感觉，增加了其计划性自杀的可能性。

情绪问题是 ASR 最典型的反应，最常见的是焦虑、愤怒和抑郁。如图 3-7 心理援助热线词频图所示，通过对"抗击疫情，心理援助"热线最早的 154 个有效来电的主题分析，可以得出"焦虑"是最多的来电主诉。

（二）认知问题

ASR 常见的认知问题包括认知过载和注意狭隘、负性注意偏向及认知消极改变等方面。

1. 认知过载和注意狭隘

认知过载是个体所接受的信息超过了个人或系统所能接受、处理或有效利用的范围，并导致紊乱的情况。人们接受了太多信息，却无法有效整合、组织及内化为自己需要的信息，以致影响人们的工作、生活及人际关系等。在受到危机事件冲击后，一些人不知疲倦，不停地搜集危机事件相关的信息，被这些信息湮没，导致焦虑、抑郁、烦躁等负性情绪。还有一些人会对危机事件相关信息高度敏感（如，疫情中对人咳嗽敏感，地震中对摇晃很警惕），而忽略一些其他的重要信息（比如，他说话的内容），这是注意范围变得狭窄所致。

2. 负性注意偏向

负性注意偏向是个体选择性地注意负面信息，而忽视中性或积极的信息。比如，看到疫情在一些地区还在暴发，而选择性地忽视大部分地区已经得到较好控制的情况。

3. 认知消极改变

认知从中性或正性变为负性，产生诸如灾难化、消极预期的逻辑错误，比如，认为"这个世界很糟糕""充满威胁""他人是不可信任的""未来是没有希望的"。

（三）行为问题

ASR 常见的行为问题包括攻击行为、回避行为、警觉性增高以及不当的情绪调节行为。（1）攻击行为。在经历危机事件的过程中，一些人会变得易激惹，表现出较高的攻击性，如，对没有戴口罩的人大打出手，或者与家人争吵或者实施家暴。（2）回避行为。表现出回避某些信息、地方、人、物。（3）警觉性行为。如不停地搜索危机事件相关的信息，或者抢购物资、药品等。（4）不当的情绪调节行为。如酗酒、吸烟、药物滥用、暴食等。

（四）生理问题

生理或者身体变化是容易被人觉察到的 ASR，包括诸如食欲下降、失眠、多梦、做噩梦、肌肉紧张、酸痛、心慌气短、胸痛、腹胀、发抖、血压升高、心率加快，以及其他躯体症状相关问题（如疑病）等。

（五）其他常见的急性应激反应症状

除了上述情绪、认知、行为和生理上的症状，危机事件中，还有一些其他的常见 ASR。（1）社交退缩。个体的社交活动意愿和活性降低。（2）人际关系恶化。夫妻不和，家庭矛盾，朋友、领导、同事关系冲突。（3）人格改变。危机事件会激发偏执、回避性人格障碍的症状。（4）幻觉、妄想。一些特殊的个体甚至还会产生一些精神病性的问题。

可以使用以情绪为核心的 ASR 症状模型来整合 ASR 的反应，如图 15-2 所示。该模型认为，创伤性事件导致的情绪失调是 ASR 的主要心理病理，这种情绪失调主要是焦虑（恐惧）、抑郁、羞耻、内疚等。这些过度的情绪需要处理，而该类情绪管理能力较弱或者创伤性事件易感性较强的个体可能难以用建设性的方式应对这些情绪，这就导致了一部分个体使用不当的情绪调节模式，如发脾气、退缩、回避、嗜睡、暴食、攻击等，从而导致了 ASR 症状的出现。然而，不当的情绪调节模式只是暂时缓解了痛苦，从长远来说，反倒加剧了情绪失调，进一步恶化了 ASR。

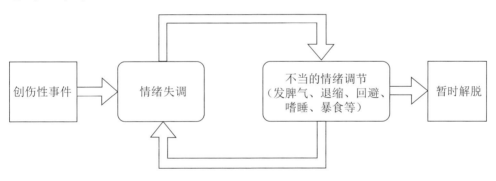

图 15-2　以情绪为核心的 ASR 症状模型

第三节　危机事件中常见心理问题的热线应对方式

研究者发现，针对地震灾难的心理援助热线中，76% 的来电因 ASR 来求助（卢勤，2009），与之相一致，"抗击疫情，心理援助"热线最早的有效来电的心理问题绝大多数是 ASR，见图 3-7。由此推测，危机事件的心理援助热线中，最常见的心理问题便是 ASR。那么，如何应对 ASR 呢？本节首先厘清应对 ASR 的意义，然后梳理应对 ASR 的任务以及原则，最后提出援助者可操作的热线 ASR 应对步骤。

一、急性应激反应的应对意义

众所周知，当个体面对危机事件时会产生一系列身心反应，这常常就是 ASR，主要表现在情绪、认知、行为和生理上，这些反应一般最多维持四周。心理学家认为，个体遭遇危机是一个逐渐的发展过程，处于危机中的个体要经历打破平衡、尝试解决、寻求改变、陷入抑郁或者逐渐恢复四个阶段。既然从一般规律来说，任何个体遭遇创伤性事件都会经历同样的发展过程，那么，是否有必要借助外在力量（如热线）来帮助应对呢？

（一）个体层面的应对

从个体层面来看，在遭遇创伤性事件之后，得到外在力量的支持可能更好地应对创伤与应激，表现在以下几个方面。

1. 获得更好的应对结果

危机事件（创伤）应对的结果可能会多种多样，获得更多的应对资源更有可能消除创伤的消极后果（崩溃、损伤），而产生更多的积极后果，如增强短期、长期功能适应能力。

2. 缓解 ASR 过度反应症状

可以较快地缓解个体过度的焦虑、抑郁情绪，从而减少 ASR 症状带来的痛苦时长。

3. 评估功能

虽然大部分人可较好地应对 ASR，但是也有相当一部分人可能缺乏应对能力。对于该类人群，通过外在力量的帮助，如援助者的观察和评估，可提早发现潜在的重症（如 PTSD、抑郁）或高危（如自杀）人群，以便于早期转介、干预。

（二）社会层面的应对

从社会层面来看，外界力量帮助干预应激与创伤，可以更好地管理危机事件带来的社会影响。否则，创伤与应激反应可能造成社会动荡，导致社会秩序被破坏，民众对政府失去信任，进一步引发冲突或者群体性事件。我国国家卫生健康委员会在新冠疫情发生之初，2020 年 1 月 29 日，就印发了《新型冠状病毒感染的肺炎疫情紧急心理危机干预指导原则》，指导各地针对不同人群的心理健康状况提供适宜的心理健康宣教和危机干预服务，以帮助公众科学对待疫情，减轻疫情对公众心理的干扰及可能造成的心理伤害，促进社会和谐稳定，此举收到了良好的效果。由此可见，积极应对创伤与应激不仅能够帮助个体更好地应对，而且能帮助社会正常地运行。从以上两个层面来看，对危机事件的心理援助热线无疑发挥着巨大的、不可替代的作用。

二、急性应激反应的应对任务

危机事件（创伤事件）发生之后，随着时间的发展，心理干预的目标和形式都在不断地变化。一般来说，从危机事件发生到随后的一个月属于 ASR 期，这一时期主要的心理干预工作为心理急救。从危机事件发生后的一个月到三个月属于哀伤期（有重大丧失的个体的该阶段可能更长），这一时期主要心理干预工作为哀伤辅导。在危机事件发生三个月后属于创伤修复期，这一时期主要心理干预工作为创伤治疗（如干预 PTSD）。

有时候，由于危机事件一直在持续、反复爆发，可以认为人们一直处于 ASR 期（如新冠疫情），因此，该阶段所做的工作大多为心理急救的工作。在该阶段中，人们不仅需要心理层面的干预，更需要各个社会系统的协作，先解决基本需要（安全、食物、处所、医疗等），保障回归正常生活的资源。热线的心理急救工作主要是进行正常化心理教育以及（对潜在的心理障碍患者）评估、转介。

三、急性应激反应的应对原则

（一）急性应激反应干预模型

常用的 ASR 干预模型包括平衡模型、认知模型、心理—社会交互模型，如表 15-2 所示。

表 15-2　急性应激反应干预理论模型与原则

	主要观点	应对方式
平衡模型	创伤事件导致原有的平衡被破坏，应激反应是对失衡的正常反应，需要重建平衡。	正常化； 发展新的策略。
认知模型	关于与危机相伴而生的危机事件或情景的错误思维。	重新评估现状，改变消极认知（去灾难化、消除过度紧张、负性情绪和问题行为）。
心理—社会交互模型	内外因素的共同作用，评估内部因素和外部因素。	调节目前的内部状态（稳定、信心、希望）； 充分利用各种环境资源。

1. 平衡模型

平衡模型认为，应激是一个心理或者情绪的失衡状态，在这种状态中，通常的应对机制和问题解决方法失去了效用，而不能满足人们的需要。干预就在于帮助人们恢复到危机前的平衡状态。重点就是认知当前的失效状态（正常化），同时发掘资源来形成新的应对机制与问题解决策略，达到新的平衡。

2. 认知模型

认知模型认为，危机事件（应激源）于当事人是与应激相伴而生的应激事件或情景的错误思维，而不是源于这些事件的本身。危机（应激）中的人关于危机情境的暗示信息，倾向于越来越消极和歪曲，如我无法逃避，我无法忍受，我无法终止这种状态。应对应激则是帮助人们认清危机事件和危机情境，并改变他们对于创伤性事件或者危机情境的观点和信念，也就是重新评估现状、改变消极认知（消除过度反应）。

3. 心理—社会交互模型

心理—社会交互模型认为，人是遗传和环境共同作用的产物，而且人在成长、发展和变化，社会影响也在不断变化。危机（应激）既可能与内部因素（如心理困境）有关，也可能与外部环境（如社会困境）有关。应对危机目的在于帮助当事人评估内部因素和外部因素各自对危机的影响，也帮助人们适当调节目前的行为和态度，充分利用各种环境资源，并整合内部应对机制、社会支持、环境资源，以获得自主控制能力。

综合 3 种理论，可以看到，评估当前的状态达到稳定化（正常化、去灾难化、消除过度紧张、找到希望），以及获取资源、重新找到对环境的控制（充分利用资源、社会支持、发展新的策略）是共同因素。由此可以确定应对 ASR 的基本原则：稳定化与资源取向。

（二）急性应激反应具体应对原则

1. 原则 1：稳定化

稳定化是应对创伤的重要技术，是通过一些综合的干预方法让遭遇创伤的个体找到身体和心理的安全感，恢复正常的认知、情感调节和行为控制。稳定化包括：（1）身体的稳定，即安全感的恢复。（2）心理的稳定，即认知、情感、行为状态的平衡。（3）社会支持系统的稳定，即完善的应对机制和社会支持系统。

2. 原则 2：资源取向

资源取向强调症状的功能意义和个体的健康资源，促进个体自立，开发其主动影响症状的能力，将个人导向积极、健康的新生活模式。资源取向包括三个部分的内容：（1）强调症状的功能意义（功能化），如，个体出现的焦虑可能帮助其摆脱危险。（2）强调个人能力和责任（赋能），如，肯定来电者拨打热线是勇敢的自我行为。（3）启发个体积极利用应对资源（发掘资源），如，让来电者激活社会支持网络。尤其第三部分，是可能快速帮助来电者获得资源的方式。

四、急性应激反应的应对步骤——热线干预

热线应对 ASR 的最重要的原则已经确定，那么，如何一步步地实施呢？总的来说，援助者可以使用四个步骤来应对 ASR 来电者：确定问题、稳定化、资源取向以及应对策略。

（一）确定问题

当援助者接到来电之后，首先需要明确来电者提出的问题，然后才能采取相应措施进行进一步干预。在确定问题阶段，可使用具体化技术，帮助来电者澄清问题。更为关键的是，援助者需要有意与来电者建立工作同盟的关系，才

能进行有效的工作。比如，援助者采用不评判、不否定的态度，使用共情技术理解来电者的情绪和感受，同时，帮助来电者澄清其问题。

共情技术的使用需要特别准确地言语化来电者的情绪、情感，比如，"我能体会到您的焦虑"。如果需要更为准确的表达，还可以根据焦虑的强度将"焦虑"换成"紧张""担心""害怕""恐慌"等词（焦虑程度是不断加深的）。

准确地澄清来电者表达的问题也可以让来电者感觉被理解，更为重要的是，只有明确了问题，才能确定工作的方向。澄清时，可以使用具体化技术帮助来电者表达，比如，"您说您感觉怪怪的，具体是哪里怪了呢？"

（二）稳定化

如果来电者的问题属于 ASR，那么，这时候援助者可以使用稳定化技术帮助来电者稳定身体、心理和社会支持。获得身体的稳定、安全感是最基本的稳定化过程，比如，促进个体想办法获得安全的住所、足够的食物、药品等。心理稳定，是不可忽视的重要内容。可以通过以下方式达到（心理）稳定化的目的：（1）心理教育。心理教育中提供的信息让个体增加对创伤性事件的了解，增加心理安全感。可以提供关于 ASR 的信息，增加预先应对；可以讲授具体的应对技巧，如呼吸放松和肌肉放松技巧来帮助来电者增加心理的稳定。（2）正常化。正常化可以增加个体心身稳定。比如，援助者可以表述为"您的（上述提及的情绪／认知／行为／生理）反应是正常的，几乎所有人处于您的处境，应该都是一样的反应。""有相当多的人会失眠／觉得愤怒……"。除了援助者的语言，援助者本身内在的态度和情绪也可能影响来电者的稳定。因此，来电者需要有足够稳定的自我，同时，处于较好的身心状态下方可更好地帮助来电者。（3）陪伴。援助者在热线中的倾听、陪伴可以增加来电者的心身稳定，是一种特殊的、有效的社会支持。

（三）资源取向

采用资源取向工作的最主要动机是通过激发来电者自身的能力和已有资源，应对当前的创伤与应激状态。具体可以采用：（1）功能化。将来电者的反应赋予积极的含义。比如，援助者表述："您的焦虑，可以帮助自己动起来，您因此做了很多有意义的事情。"（2）赋能。赋能就是发掘来电者的力量、控制感，通过肯定化，"使能够""使可以"，让来电者觉察到其优势、权利和能力，使个体能够自由做出抉择。比如，援助者表述："您不仅仅在保护自己，还在保护孩子和老人。""您的责任感让您承受这些压力，并且您不打算放弃。"

（3）发掘资源。帮助来电者发掘其可利用的资源。在危机中，大部分人由于个体的认知资源受限，无法像在常态中一样觉察并利用自己已有的资源。这时候，外部辅助个体去激活资源发掘的视角是非常有价值的。值得注意的是，热线应对 ASR 的资源取向，一部分内容是启发来电者连接个人已有的资源（物质、精神等），更关键的是启动个体的社会支持。

（四）应对策略

应对策略是根据咨询过程讨论的内容，确定行动方案，最好能制订一个小的行动计划，这样可以让来电者将咨询中的收获落实到行为层面。一般来说，都会让来电者感受到拨打本次热线卓有成效，从而产生效能感和积极情绪，增加了来电者的资源与应对能力，强化热线工作的效果。

下面以第二节案例中的 L 作为一个例子说明如何运用上述四个步骤来应对 ASR。第一步，援助者以不评判、不否定的态度，共情来电者的感受，并运用具体化技术澄清来电者所面临的问题。我们发现，L 的焦虑是她担心自己和家人被感染新冠病毒。"我听到您很担心您自己和家人被感染新冠病毒,是吗(共情、澄清)？"第二步，使用稳定化技术，帮助来电者稳定身体、心理和社会支持。援助者可以说："在这样的灾难面前，几乎所有人都会感觉到担心（心理教育、正常化）。"这里还可以有一些建议，比如，建议来电者关注权威的信息，甚至还可以向来电者教授应对技巧，如"当您感到紧张时,您可以试试呼吸方式……（方式技巧）"，这也是稳定化的内容。第三步，做资源取向的工作。援助者可以说："谨慎小心可以减少染病风险（功能化）。""您不仅仅在保护自己，还在保护孩子和老人（赋能）。""可以给热线打电话、尽量跟家人在一起（启动社会支持）。"第四步，可以启发来电者或者与来电者共同制定应对策略。援助者可以说："根据我们刚刚的讨论，接下来我们或许可以做些什么（行动计划）？"经过这样的操作，来电者可能会通过增加稳定，学习新的应对技巧，获取更多资源与社会支持，从而更好地应对 ASR。不过，心理干预本身具有艺术性，针对每个来电者的应对方式都可能有所不同。尽管如此，关系的建立（公认的效果因子）及 ASR 干预的原则可能对热线应对 ASR 具有普适性的作用。当然，这需要更多的研究和探索加以验证并且在此基础上不断革新。

参考文献

巴洛．（2004）．心理障碍临床手册（刘兴华等 译）．北京：中国轻工业出版社．

德博拉 C. 贝德尔．（2016）．变态心理学（袁立壮 译）．北京：机械工业出版社．

郭兰，孙启武．（2013）．心理创伤：评估诊断与治疗干预．武汉：武汉大学出版社．

卢勤．（2009）．心理热线在汶川地震后心理干预中的应用与思考．中国健康心理学杂志，17（012）：1456-1458．

陆林．（2018）．沈渔邨精神病学．（第 6 版）．北京：人民卫生出版社．

钱铭怡．（2002）．变态心理学．北京：高等教育出版社．

田雨馨，周宵，伍新春．（2018）．创伤暴露程度对青少年物质滥用的影响：创伤后应激障碍与依恋的中介作用．心理科学，231（1）：219-224．

王一，高俊岭，陈浩．（2020）．新冠肺炎疫情防控期间公众媒体暴露及其与心理健康的关系．复旦学报（医学版），47（2）：174-181．

赵旭东．（2020）．抗疫·安心——大疫心理自助救援全民读本．上海：上海科技出版．

American Psychiatric Association (APA). (2013). *Diagnostic and Statistical Manual of Mental Disorders(5th Edition)*. MA: American Psychiatnc Publishing.

Steven T, & Gordon JG. (2020). Life in a post-pandemic world: What to expect of anxiety-related conditions and their treatment[Z/OL]. *Journal of Anxiety Disorders*. DOI: 10.1016/j.janxdis.2020.102231

附录一

国家卫生健康委办公厅关于印发心理援助热线技术指南（试行）的通知

国卫办疾控函〔2021〕 15 号

各省、自治区、直辖市及新疆生产建设兵团卫生健康委：

　　心理援助热线在处理心理应激和预防心理行为问题上发挥着重要作用。为指导各地进一步加强和规范心理援助热线建设，推动全国热线服务高质量发展，我委组织制定了《心理援助热线技术指南（试行）》。现印发你们，请参照执行。

国家卫生健康委办公厅
2021 年 1 月 8 日

心理援助热线技术指南（试行）

　　心理援助热线（以下简称热线）具有及时性、匿名性、自控性、经济性、方便性等优势，能够不受时间和地域限制，随时为公众提供帮助。热线作为一种行之有效且相对方便实用的方式，已成为向公众提供心理健康教育、心理咨询和心理危机干预的重要途径，在处理心理应激和预防心理行为问题上发挥着积极作用。为规范热线建设，推动热线发展，特制定本技术指南。

一、热线服务概述

（一）热线服务目标

　　为有心理困扰的来电者提供有针对性的心理健康教育；为有情绪冲突的来电者提供情绪疏导；为处于危机状态的来电者提供心理支持，帮助高危来电者稳定情绪以降低自杀风险；为有需要的来电者提供精神卫生相关知识和精神卫生机构相关信息，引导其寻求专业治疗，维护心理健康。

（二）热线服务对象

1. 有一般心理问题的个体；

2. 处在心理危机状态的个体；

3. 有自杀风险的个体；

4. 寻求精神卫生相关知识的个体。

（三）热线服务原则

坚持公益、专业、规范、便捷的服务原则。

（四）热线服务要求

1. 配备热线设备，加强部门联动。热线机构要设置独立且固定的热线接听场所，环境独立、安静，空间宽敞，至少安排两个坐席，每个坐席空间不小于 $4m^2$，配备专用的热线接听、记录、转接、录音、存储等设备。有条件的热线，可与当地公安、民政、医疗机构等建立联网联动机制。

2. 加强日常管理，规范热线服务。热线机构要规范业务资料的采集、记录和保存，制定热线电话登记、处理记录及评估表格，保存期限至少三年。定期总结热线来电情况，并向热线所属机构的上级主管部门汇报。遇到涉及公共安全等方面的重要来电，及时向热线所属机构负责同志汇报，经综合风险研判后向属地公安机关等部门报告。热线机构要定期对援助者的工作进行评价考核，公布来电者投诉和反馈渠道。

3. 重视人文关怀，预防职业倦怠。热线机构要创建良好的工作环境，合理安排热线值班，保障援助者劳逸结合。加强对援助者的心理健康促进工作，预防职业倦怠。

4. 开展培训督导，提升服务质量。热线机构要定期对援助者开展培训和督导，提升援助者的服务能力，规范援助者的服务流程，推动热线专业化、标准化建设。

二、援助者管理及要求

（一）援助者专业要求

援助者需具备相关心理专业背景和资质,可由精神科医护人员、心理治疗师、心理咨询师、有心理学背景的教师及社会工作者等人员组成。援助者需要掌握热线服务基本理论和技能、热线接听技能、服务伦理要求等；需要掌握危机干预的基本理论,能够识别常见精神心理问题和危机状态,具备处理心理应激问题的能力,及时对高危人员进行危机干预或转介。

援助者上岗前需接受相关培训,包括热线伦理规范和工作守则、心理危机干预的基本理论和干预技术、常见精神心理问题的识别与处理、热线接听流程、热线咨询基本技能、热线咨询相关评估要素和特殊来电处理等。

（二）援助者伦理要求

1.隐私保密原则。充分尊重来电者的隐私权,未经来电者知情同意,严禁将来电者的个人信息、求询问题及相关信息透露给第三方,不可利用上述信息谋取私人利益。下列情况为保密原则的例外：发现来电者有伤害自身或他人的危险；不具备完全民事行为能力的未成年来电者称受到性侵犯或虐待；发现来电者罹患致命的传染性疾病且有危及他人的严重风险；法律规定需要披露的其他情况。

2.客观公正原则。以公正的态度尊重和接纳每一位来电者,尽量保持中立、不评判,防止自身潜在的偏见、能力局限、技术限制等导致的不适当行为。

3.工作关系原则。建立良好的专业工作关系,不向来电者透露个人姓名、联系方式等信息,不与来电者建立专业服务以外的关系,不将来电者转介给自己利益相关人。

4.知情同意原则。来电者对所接受的热线服务有知情同意的权利,在热线宣传中应向公众告知有关热线资质、服务范围、服务时间等信息。如果热线机构要求录音,在接线开始时应有前置语音说明,或援助者开始服务时明确告知来电者。

5.专业胜任力原则。援助者应在专业胜任力范围内提供热线心理服务,及时、准确、科学地传播相关信息。在面对应急或突发事件时，及时恰当地进行处理，不得违反相关职业守则，不可隐瞒或弄虚作假。

（三）援助者职责

援助者要按热线管理要求收集并记录来电相关信息，向来电者提供准确、有效的信息，提供规范的心理疏导和危机干预服务，必要时为其推荐其他适当的求助资源或服务。援助者要遵守热线规章制度和工作安排，定期接受岗位培训和督导，遵守心理热线服务伦理要求。

三、热线干预实施

常见的热线来电类型包括一般情绪困扰来电、有自杀风险来电、特殊来电等。针对不同类型的来电，按照不同的接听流程完成每次热线干预服务，促使热线服务高效且有针对性。为合理利用热线服务资源，如来电是为他人咨询或咨询其他信息的，要控制在一定时间范围内，接电时间不宜过长。

（一）一般来电干预流程

一般情绪困扰来电接听流程分为 5 个阶段，一般可在 30 ～ 50 分钟内完成来电咨询。

1. 初始阶段。此阶段主要任务是与来电者建立良好的咨询关系，了解来电目的，并收集相关信息，如性别、年龄、学习经历、工作情况、婚姻状况、既往心理问题就医情况等。援助者使用统一问候语开始咨询服务，如"您好，×××心理援助热线"。

2. 情绪舒缓与问题澄清阶段。此阶段主要任务是了解来电者的困扰，提供情感支持。援助者要帮助来电者宣泄不良情绪，评估危机状态，并做出风险判断。可通过来电者的语音、语调、语速、呼吸、言语的流畅性等，辅助评估其危机状态。

3. 确定主要问题及咨询目标阶段。此阶段主要任务是明确来电者的主要困扰和需求，通过与来电者一起梳理问题清单，讨论需要优先解决的问题，明确本次咨询的目标。

4. 解决问题阶段。此阶段主要任务是激发来电者解决问题的动机与动力，与来电者一起制定解决问题的方案。了解来电者解决困境的既往经验、内外部资源，探索问题解决中存在的障碍，促使来电者专注此时此刻，寻找到解决自身困境的方法和途径。

5. 总结及结束。此阶段主要任务是对整个来电进行总结，尤其是对来电者决定要采取的行动进行归纳总结。可以请来电者总结来电中讨论的主要内容，援助者对重要内容进行补充和强调。在结束来电时，援助者要表达对来电者积极解决问题的能力充满信心，并给予真诚的祝福。此外，要询问来电者对本次热线咨询的反馈与评价，以及咨询目标的达成情况。

（二）有自杀风险来电的干预流程

如果来电者流露出较强的负面情绪（如痛苦、绝望、抑郁、焦虑等），援助者要对来电者进行自杀风险的研判；如评估为高危来电者，立即进行危机干预。自杀风险包括对自杀想法、自杀计划、自杀未遂史和亲友自杀史等的评估，评估时要表现出专业、自然、冷静。

1. 可以通过直接询问来电者是否想到过自杀来了解其自杀想法，如果来电者给予肯定回答，接下来可对自杀想法的强度和绝望感进行量化评估（见附件1）。

2. 如果来电者表示有自杀想法，援助者要继续评估其是否有自杀计划，并详细了解自杀计划实施的即时性和自杀方法的致死性，如了解来电者计划服用什么药物自杀，现在手里有何种药物用于自杀，持有药物数量等。

3. 详细询问来电者既往是否有过自杀行为，并了解其亲友是否有自杀情况。

4. 如评估来电者有高度自杀风险，援助者需要根据来电者具体情况，快速反应，提供个体化的心理危机干预。原则上，高危来电处理如遇特殊情况可适当延长咨询时间，但不宜过长。

5. 对于有自杀想法和自杀行为的来电者，援助者在结束干预前，需要告知来电者可能会再次出现自杀的想法，指导其正确看待这种情况；教授其识别自杀预警信号，指导其寻求内部和外部资源，将可以为其提供帮助的人员姓名和电话写下来，提供医疗机构信息，以备急用；引导来电者到医疗机构接受专业诊疗或心理干预服务，帮助应对自杀想法和冲动。

6. 援助者要对高危来电的相关情况进行记录备案，做好交接工作，并进行随访。在与来电者协商同意后，可在本次来电后 24 小时内进行随访，评估来电者的情绪变化、痛苦程度、希望感程度、自杀危险程度、安全状态和生存质量等。如仍是高危状态，要继续开展危机干预，必要时重新预约高危随访。有条件的热线可根据来电者情况增加随访频次，了解来电者心理状况的变化（见附件 2）。

直接询问自杀想法的问题

● 你能说一说生活中发生了什么事情让你感觉活着太痛苦吗？

● 在这么痛苦的情况下，你有自杀的想法吗？

● 当一个人有这种感受，又难以应对出现的问题时，会有想结束自己生命的想法，我想知道你有这样的想法吗？

量化自杀想法强度的问题

● 你真正想死的程度，如果用 0 ~ 100 来表示，0 表示完全没有，100 表示非常强烈，你想死的程度大约是多少呢？

● 在如此痛苦的情况下，你对未来生活的希望程度用 0 ~ 100 表示，0 代表完全没有希望，100 表示非常有希望，你的希望程度是多少呢？

评估自杀计划的问题

● 在什么时间或什么情况下会实施自杀计划？

● 计划用什么方式自杀？

● 自杀工具（方式）怎么获得？

● 计划在什么地方实施？

● 目前是否有自杀工具？

● 是否写好了遗书？或是否将自杀想法和计划告知他人？

● 本次来电者自杀想要达到的目的。

询问自杀未遂史的问题

● 有过几次自杀未遂？

● 最近一次的时间、方式。

● 是否有诱发原因？

● 自杀的目的是什么？

● 自杀后是否采取了抢救措施？

● 被救后的感受和想法。

询问亲友自杀史的问题

- 亲友中谁曾经自杀过？
- 你怎么看待他（她）的自杀行为？
- 他（她）的自杀行为对你有什么影响吗？

即将实施自杀行为的干预步骤

对于即将实施自杀的来电者，主要是引导其放弃实施自杀行为的计划。对有自杀危险来电者的危机干预，可能会对援助者造成较大压力，援助者要注意调整自己的交流方式，稳定自我情绪，调整呼吸，用关心、平稳、坚定的语言和声音与来电者进行交谈。具体干预原则包括：

- 取得来电者的信任，与之建立可信赖的沟通关系；
- 评估来电者的自杀危险度、自杀的诱发因素及来电者的精神状况；
- 认可来电者的痛苦感受，提供情感上的支持；
- 对自杀行为赋予新的认识；
- 引导来电者寻找生存的希望，提出解决问题的方法；
- 营造安全网，用希望结束访谈；
- 如情况危急，需要向来电者获取亲友电话。如来电者计划即刻实施自杀，在与来电者保持通话的同时，请当班同事拨打电话联系来电者亲友，通知其第一时间赶到来电者身边，阻止自杀行为或送医院抢救。

正在实施自杀行为的干预步骤

对于正在实施自杀的来电者，主要是引导其停止自杀行为，并获得医疗救助。所涉及的干预环节包括但不限于：

- 表达真诚关注，不评价；
- 建立可信赖的沟通关系；
- 利用来电者矛盾心理和此时的求助行为，引导其停止自杀行为；
- 保持支持与陪伴，直到救援力量抵达现场或者来电者自愿放弃当前自杀行为；
- 获取亲友的联系方式，并与亲友取得联系；
- 明确自杀来电者所处的位置，采取有效措施（如联动机制），联系110和来电者亲友等，加速救援力量的到位；
- 联络医疗救助，鼓励来电者联系120等医疗救助资源；
- 预约高危随访。

（三）特殊来电的干预

1.沉默来电。沉默来电主要是指来电者接通电话后没有任何言语，但在电话那端可能有声音（如喘息或哭泣的声音）；对援助者的鼓励、邀请无任何反应，或可能给予简单的回应，如敲话筒等。干预步骤如下：

第一步，向来电者问候之后，等待来电者的回应，如无回应，保持短时间的沉默。

第二步，对来电者表达关心，并表示愿意提供帮助，告诉来电者热线服务的保密原则，启发和鼓励来电者进行回应。如来电者给予回应，按一般来电干预流程接听来电。

第三步，在等待两分钟后，如来电者仍处于沉默状态，礼貌地告知即将结束本次来电，欢迎其随时再次来电。

2.闲聊来电。闲聊来电主要指来电者无谈话的主题，言语随意，希望援助者陪他聊天。干预步骤如下：

第一步，澄清来电者来电目标，判断是否为闲聊电话。在没有明确为闲聊来电前，要按一般来电处理。

第二步，尝试澄清、聚焦来电者的困扰或感受。

第三步，评估来电者谈话的内容和情感是否匹配。

第四步，如没有明确心理困扰问题，告知来电者热线服务范围，礼貌结束电话。

3.性骚扰来电。性骚扰来电主要指来电者想通过谈论性的问题，让援助者卷入他的性幻想之中，从而获得性生理或心理上的刺激和满足。干预步骤如下：

第一步，在明确为性骚扰来电前，按照一般来电处理。

第二步，如来电者话题总是聚焦在性困扰，不能确定是否为骚扰电话，援助者可以尝试聚焦性困扰对来电者心理和生活造成的影响。

第三步，如来电者交流话题总是尝试描述与性有关的细节，则告知其热线服务范围和宗旨，并告知即将结束通话，立即挂断电话。

4.反复来电。反复来电主要指在一周内频繁拨打热线5次以上，来电者反复诉说同一问题，并显示出不愿改变或无法改变现状的态度，且没有自杀或自伤危险。干预步骤如下：

第一步，结合来电者的情况，为来电者制定反复来电的管理规定。将管理规定告知来电者，如限制其每周来电一次，每次通话时间控制在 15 ～ 20 分钟，并鼓励其遵守。

第二步，每次接听来电时，均评估来电者当下的自杀危险。

第三步，如来电者无自杀风险，按照一般来电干预流程进行；如有自杀风险，进入有自杀风险来电的干预流程。

5. 精神障碍患者来电。干预步骤如下：

第一步，识别来电者的来电目的。

第二步，引导来电者舒缓情绪，进行自杀风险评估。

第三步，当来电者可以进行有效交流时，按热线的一般接线程序进行。要将谈话内容聚焦在生活中遇到的问题上，给予适当的干预。不要将谈话内容聚焦在精神病性症状上，重点讨论精神病性症状给来电者带来的影响和感受，并与来电者一起研究减少影响的方法。

第四步，为来电者提供精神卫生相关知识。如有需要，建议其到专科医疗机构进一步诊疗，并提供相关转介信息。

四、热线服务技术要素

热线服务要遵循一般心理援助服务的基本技术要求，主要包括倾听、反馈、沉默、稳定、聚焦和问题解决。

（一）倾听

援助者要专注地倾听来电者的倾诉，设身处地体验其经历和感受，并给予反馈。不评判来电者的想法、感受和行为，认可和接纳来电者的情感体验，使其感到被理解、被重视、被关心。在此过程中，可通过总结、澄清、释义等技巧准确收集来电者的信息，了解来电者的问题，理解其真实想法和感受，并将这些反馈给来电者。

（二）反馈

援助者通过重述来电者所说的话，向来电者反馈其对来电者倾诉内容和情感的理解，传递出对来电者的尊重与理解，帮助来电者从另一个角度看待其内心想法。当来电者表述不明，或为进一步深入了解来电者的情感体验，可就来电者的某个观点或话题进行询问和澄清。

（三）沉默

在热线咨询中可适时使用沉默技术，使来电者有时间去整理思绪或平复心情，也为援助者提供时间去思考接下来沟通方向或如何回应来电者。使用此项技术时，要注意沉默时长，不要让来电者感到被拒绝和困惑。

（四）稳定

当来电者情绪波动较大时，援助者沟通的声音要温柔而坚定，语速不宜过快，语调关切而平和。通过一定的方法转移来电者注意力，引导其放松心情、稳定情绪，增强来电者的安全感和控制感。

（五）聚焦

当来电者倾诉的话题过于宽泛、发散，援助者要及时通过聚焦技术，帮助来电者将话题聚焦于某个其最关注的问题或对其影响最大的问题，并进行深入探讨。在每次来电中，重点集中解决一个问题。

（六）问题解决

援助者可按照问题解决的策略，与来电者一起解决其认为最需要解决的问题。问题解决技术的步骤包括：确定一个问题并将其拆分为多个小问题；选择其中一个小问题进行处理；设定目标，确保目标的具体、可测量、可实现、有关联性和限时性；头脑风暴制定多个解决方案；进行利弊分析，确定最佳解决方案；执行最佳解决方案；评估方法的有效性，如果效果不佳，更换其他解决方案。

解读《心理援助热线技术指南（试行）》

心理援助热线作为一种行之有效且方便、经济的服务形式，已成为向公众提供心理健康教育和进行心理危机干预的重要途径，在处理心理应激和预防心理行为问题上发挥着积极作用。为进一步加强和规范心理援助热线建设，推动全国热线服务质量高质量发展，国家卫生健康委办公厅印发了《心理援助热线技术指南（试行）》。

本指南共分四个部分。一是关于热线服务概述，明确了为来电者提供心理支持、心理健康教育以及精神卫生相关知识信息的热线服务目标，确定了热线服务对象及服务的原则和要求。二是关于援助者管理及要求，提出了援助者需具备相关心理专业背景和资质，上岗前需接受必要的培训；在工作中要充分尊重来电者隐私权，不与来电者建立专业服务以外的关系，保证来电者对所接受的热线服务有知情同意的权利。三是规范了热线来电的干预流程，具体包括一般来电、有自杀风险来电、沉默或反复来电等特殊来电的干预步骤。针对自杀风险来电，要求援助者对来电者自杀想法的强度和绝望感进行量化评估，在来电干预结束后做好相关情况的登记备案和交接、随访工作。四是列出了常用的热线服务技术要素，热线服务也要遵循倾听、反馈、沉默、稳定、聚焦和问题解决等一般心理援助服务的基本技术要求。希望通过本指南的落实，科学规范指导各地开展心理援助热线服务工作，做好不同人群心理危机干预和心理疏导，达到维护公众心理健康、促进社会和谐稳定的目的。

附录二

来电者自杀危险程度评估流程

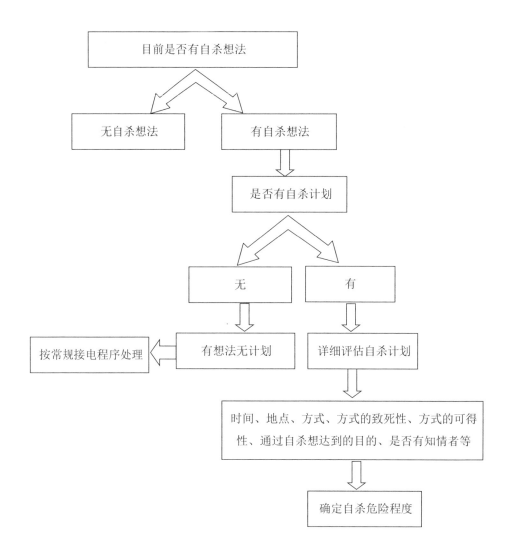

附录三

自杀高危来电与流程

即将实施自杀者
目标：通过自杀工具的处理、其他人的介入，保证来电者安全，降低自杀风险。

正在实施自杀者
目标：通过自杀工具的处理、其他人的介入，保证来电者安全，降低自杀风险。

即将实施自杀者	正在实施自杀者
识别有即刻自杀危险后立即评估来电者的状况。	保持冷静和控制感，传递关心、理解和支持。
告知来电者在线处理自杀工具或到达安全的地方通话。	评估自杀方式的危险性，目前是否还有自杀危险工具。
倾听，给予情绪宣泄，了解危机原因，反复传递关注及提供帮助的愿望。	获得来电者的联系方式和地址，评估来电者的躯体安全状况，确定是否需要医疗救护。
关注来电者的安全，制订安全计划，探讨解决问题的方法，给予转介机构的联系方式。	获得能够提供帮助的第三方的名字和联系方式，由另一咨询员联系第三方。
与来电者的家人或其他亲友联系，共同保证来电者的安全，降低来电者的自杀风险。	传递出关注，陪伴。保持通话直到救援到达，如电话中断立即按来电显示回拨。
告知家人或其他亲友来电者的安全状况及帮助来电者的注意事项。	利用来电者对死亡的矛盾心理找到生存理由。

制定安全网。

预约高危随访，达成协议不在随访前做任何伤害自己的行为。

结束来电，并告知有需要可随时来电；完成来电记录和高危来电登记记录。

附录四

精神障碍的症状学总结列表 ①

名称				症状	病症
认知障碍	感知障碍	感觉障碍	感觉过敏	由于病理性或功能性感觉阈限降低，面对外界低强度刺激的过强反应。	常见于神经症或感染后虚弱状态患者。
			感觉减退	由于病理性或功能性感觉阈限增高而对外界刺激的感受迟钝。	常见于抑郁状态、木僵状态和意识障碍患者，或神经系统器质性疾病。
			内感性不适	躯体内部性质不明确、位置不具体的不舒适感，或难以忍受的异常感觉。	常见于精神分裂症、抑郁状态、神经症、脑外伤后综合征。
		知觉障碍	错觉	对客观事物歪曲的知觉，不能接受现实检验，不能纠正，在意识障碍的谵妄状态时，错觉往往带有恐怖性质。	常见于精神疾病患者。正常人也可能存在错觉，如，在照明不良或视听觉减弱、疲乏、精神紧张、恐惧等状态下，都可能产生错觉。
			幻觉 按感觉器官 幻听	包含言语性幻听（最常见）和非言语性幻听（稍少）。言语性幻听分为命令性幻听、评论性幻听、争论性幻听等。	常见于精神分裂症，器质性、心因性、功能性精神障碍等。
			幻视	幻视也比较常见，内容比较丰富多样，形象可以清晰具体，但有时也可以比较模糊。	常见于精神分裂症、脑器质性疾病和高烧患者。
			幻嗅	常闻到异味感，如尸臭、轮胎烧焦后的气味等。	精神分裂症、颞叶癫痫或颞叶肿瘤有时可见。
			幻味	在食物或水中，常感到有某种特殊的怪味道。	常见于精神分裂症。
			幻触	感到皮肤或黏膜上有虫爬、针扎、电灼等异常感觉。	常见于精神分裂症和癫痫等脑器质性精神障碍。
			内脏性幻觉	躯体内部有性质很明确、部位很具体的异常感觉。	常见于精神分裂症或严重抑郁症。

① 此处的精神障碍的症状学总结列表与第十三章中的正文内容并非一一对应。本表更似一个速查手册，删去了一些并不常见的症状。

			名称	症状	病症
认知障碍	感知障碍	知觉障碍	幻觉	幻听性质	真性幻觉	1.形象生动。2.存在于客观空间。3.不从属于自己。4.也不能随自己的意愿而加以改变。	
				假性幻觉	1.病人所感受到的幻觉形象，一般来说轮廓不够清晰，不够鲜明和生动。2.这些幻觉的形象并不存在于客观空间，而只存在于病人的主观空间之内（脑内）。3.所有这些幻觉并不是通过病人的感官而获得的，病人可以不用自己的眼睛就能够看到脑子里有一个人像，也可以不用通过耳朵而听到脑子里有人说话。	
				产生的特殊条件	功能性幻觉	某个感觉器官处于功能活动状态的同时出现幻觉，功能性幻听与正常知觉同时出现、存在、消失，两者互不融合。	常见于精神分裂症或其他精神障碍。
					思维鸣响	又称思维化声，患者能听到自己思考的内容，也就是说幻听的内容就是病人当时所想的事。	常见于精神分裂症。
					心因性幻觉	由强烈精神刺激引发的幻觉，幻觉的内容与精神刺激的因素有密切联系。	常见于应激相关的精神障碍、癔症等。
			感知综合障碍	视物变形症	在感知客观事物的个别属性，如大小、长短等时，产生变形，分为"视物显大症""视物显小症"。	
				周围环境变化感知障碍	感觉周围事物变得不清晰，缺乏真实感，像隔了一层毛玻璃似的。	常见于抑郁症、神经症、精神分裂症。
				对自身结构感知综合障碍	病人感到自己整个躯体或躯体的个别部分，如四肢的长短、轻重、粗细、形态、颜色等都发生了变化。	常见于精神分裂症、脑器质性精神障碍。

续表

				名称	症状	病症
认知障碍	思维障碍	思维形式障碍	1	思维奔逸	兴奋性的思维联想障碍，思维活动量增加，思维联想速度加快，自述"脑子转得快"，语量多、语速快、口若悬河、词汇丰富、诙谐幽默。谈话内容经常被环境吸引而发生变化。	常见于躁狂状态或情感性精神障碍躁狂。
			2	思维迟缓	抑制性的思维联想障碍，思维活动量显著缓慢、联想困难、思维问题吃力、反应迟钝。语量少、语速慢、声音低沉、反应迟缓，自述"脑子不灵了"，严重时工作效率低。	常见于抑郁状态或情感性精神障碍抑郁。
			3	思维贫乏	思想内容空虚，概念和词汇贫乏，对一般性询问往往无明确应答性反应或回答得非常简单，语速并不慢，平时沉默寡言，很少主动讲话，被询问时则回答"没什么要想，也没什么要说"。	常见于精神分裂症或器质性精神障碍痴呆状态。
			4	思维松弛或思维散漫	思维活动表现为联想松弛、内容散漫。对问题叙述不中肯、也不切题，"答非所问"，与之交流十分困难。	常见于精神分裂症早期。
			5	思维破裂	在意识清楚的情况下，思维联想过程破裂，谈话内容缺乏内在意义上的连贯性和应有的逻辑性。言谈书写中语法正确，但主题之间、语句之间缺乏内在意义上的连贯性（语词杂拌），旁人无法理解。	精神分裂症特征性的思维联想障碍之一，对精神分裂症的诊断有重要的参考价值。

续表

			名称	症状	病症
认知障碍	思维障碍	思维形式障碍	6 思维不连贯	在意识障碍的情况下出现语词杂拌。	常见于脑器质性和躯体疾病所致精神障碍有意识障碍时。
			7 思维中断	无意识障碍，又无明显外界干扰等原因，思维过程在短暂时间内突然中断，常表现为言语在明显不应停顿的地方突然停顿，这种中断不受患者意愿支配，"心里明白，脑子空白"。	常见于精神分裂症。
			8 思维插入和思维被夺	思考过程中突然出现一些与主题无关的意外联想，患者对这部分意外联想有明显的不自主感，认为这些思想不属于自己，是别人强加的，不受其意志支配（思维插入）。思考过程中认为自己思想被掠夺走了（思维被夺）。	常见于精神分裂症。
			9 思维云集（强制性思维）	不受患者意愿支配的思潮，强制性大量涌现在脑内，内容往往杂乱多变，毫无意义，毫无系统，与周围环境无任何联系。	常见于精神分裂症或脑器质性精神障碍。（患者认为思维完全不受自己意愿支配。）
			10 病理性赘述	交谈过程中不能简单明了、直截了当地回答问题，夹杂很多不必要的细节，患者不认为啰嗦，反而认为是认真且必要的。	常见于脑器质性精神障碍。
			11 象征性思维	能主动以一些普通概念、词句或动作来表示某些特殊的、不经患者解释别人无法理解的含义。不是正常人约定俗成的象征性思维，而是形象概念与抽象思维之间的联系障碍。	常见于精神分裂症。

续表

			名称		症状	病症
认知障碍	思维障碍	思维形式障碍	12	语词新作	自己创造一些文字、图形或符号，并赋予其特殊含义。有时把几个无关的概念或几个不完全的词拼凑成新的词，以代表某种新含义。	常见于精神分裂症。
			13	逻辑倒错性思维	以联想过程中逻辑性的明显障碍为主要特征，推理过程十分荒谬，既无前提又无逻辑根据，而且坚持己见，不可说服。	常见于精神分裂症。
		思维内容障碍 妄想 按内容	1	关系妄想	把现实中与自己无关的事情认为与本人有关。	常见于精神分裂症。
			2	被害妄想	坚信周围某人或某团伙对自己进行跟踪、监视、打击、陷害，甚至在其食物、饮水中实施放毒等谋财害命活动，会有拒食、控告、逃跑、伤人、自伤等行为。	常见于精神分裂症、偏执性精神障碍。
			3	特殊意义妄想	认为周围人的日常言行、举动不仅与自己有关，而且有特殊含义。	常见于精神分裂症。
			4	物理影响妄想	认为自己的思维、情绪、意志、行为受到外界某种力量的支配、控制、操纵，患者不能自主。	常见于精神分裂症。
			5	夸大妄想	夸大自己的财富、地位、能力、权力等。	常见于情感性精神障碍躁狂、精神分裂症和脑器质性精神障碍（如麻痹性痴呆）。
			6	罪恶妄想	毫无根据地认为自己犯了严重错误和罪行，甚至觉得自己罪大恶极、死有余辜，以致拒食或要求劳动改造以赎罪。	常见于精神分裂症、抑郁症。
			7	疑病妄想	毫无根据地坚信自己患了某种严重躯体疾病或不治之症，到处求医，即使通过检查验证也不能纠正其信念。	常见于精神分裂症或更年期和老年期精神障碍。

续表

			名称		症状	病症
认知障碍	思维障碍	思维内容障碍	妄想	按内容 8 嫉妒妄想	坚信配偶对其不忠，并寻找证据。	常见于精神分裂症、酒精中毒性精神障碍、更年期精神障碍。
				9 钟情妄想	坚信某异性对自己产生了爱情，即使被拒绝，也认为对方在考验自己的忠诚。	常见于精神分裂症。
				10 内心被揭露感	认为其内心的想法未经语言文字表达，别人就知道了，而且是人尽皆知，搞得满城风雨。但患者不清楚别人如何了解到他内心想法。	常见于精神分裂症。
				按起源 1 原发性妄想	发生突然，内容不可理解，与既往经历和当前处境无关，也不是起源于其他精神异常的一种病态信念。三类：1. 突发性妄想；2. 妄想知觉；3. 妄想心境。	是精神分裂症的特征性症状。
				2 继发性妄想	以错觉、幻觉、情绪高涨或低落等精神异常为基础所产生的妄想，或者在某些妄想基础上产生的另一种妄想。	见于多种精神疾病，不如原发性妄想有临床意义。
			强迫观念	1 强迫性回忆 2 强迫性计数 3 强迫性穷思竭虑 4 强迫性怀疑 5 强迫性对立观念	强迫观念又称强迫性思维（往往伴有强迫动作）：某一种观念或概念反复出现在患者脑海中，患者知道这种想法是没必要，甚至荒谬的，并力图摆脱，但摆脱不了。	常见于强迫症。
			超价观念		是一种在意识中占主导地位的错误观念，它的发生虽然常常有一定的事实基础，但是患者的这种观念是片面的，与实际情况有出入。患者这种观念有强烈的感情色彩，所以患者才坚持这种观念不能自拔，并影响到行为。	常见于人格障碍或心因性精神障碍。

		名称			症状	病症
认知障碍	注意障碍、记忆障碍和智能障碍	注意障碍	注意增强		过分关注某事。	
			注意减退		患者主动注意和被动注意兴奋性减弱，甚至注意容易疲劳，注意力不容易集中，记忆力也受到影响。	常见于神经衰弱症状群、脑器质性精神障碍和意识障碍。
			注意狭窄		注意范围显著缩小，主动注意减弱，当注意集中于某一事物时，不能再注意与之相关的其他事物。	有意识障碍时，或激情状态、专注状态和智能障碍患者。
		记忆障碍	1	记忆增强	病前不能且不重要的事情都能回忆起来。	情感性精神障碍躁狂发作或抑郁发作，也可见于偏执状态。
			2	记忆减退	近记忆减退	记不住近几天或当天发生的事。	先是近记忆力减退，再是远记忆力减退。	常见于脑器质性精神障碍。常见于脑器质性损害。
					远记忆减退	记不住很长时间内的事。		
			3	遗忘	顺行性遗忘	记不住疾病发生后一段时间的事。	对局限于某一事件或某一时期内的经历不能回忆。	典型逆行性遗忘对脑外伤性。精神障碍诊断有参考价值。
					逆行性遗忘	记不住疾病发生前一段时间的事。		
					顺、逆行性遗忘	遗忘疾病发生前后一段时间内的事。		
					心因性遗忘	遗忘与生活中某一段不愉快事件有关的经历。		常见于癔症。
			4	错构	对过去曾经历过的事情，在发生的时间、地点、情节上出现错误回忆而且坚信不移。	常见于脑器质性疾病。

续表

			名称	症状	病症
认知障碍	注意障碍、记忆障碍和智能障碍		5 虚构	把过去事实上从未发生过的事说成确有其事，患者以这样一段虚构的事实来弥补他所遗忘的那一段经历。虚构经历常常变化，易受暗示影响。	脑器质性疾病（若同时出现记忆减退，特别是近记忆减退）、错构、虚构，以及定向力发生障碍时，被称为遗忘综合征，又叫柯萨可夫综合征。见于慢性中毒性精神障碍以及其他脑器质性精神障碍。
		智能障碍	1 精神发育迟缓	先天、围产期或在生长发育成熟以前，多种致病因素影响使大脑发育不良或发育受阻，以致智能发育停留在某一阶段。不随年龄增长而增长，其智能明显低于正常同龄人。	致病因素有遗传、感染、中毒、头部外伤、内分泌异常或缺氧等。
			2 痴呆	在意识清楚的情况下，后天获得的记忆、智能明显受损，表现为推理能力下降，记忆力、计算能力下降，后天获得的知识丧失，工作学习能力下降或丧失，生活不能自理，伴有精神和行为异常。如，思维贫乏、情绪淡漠、行为幼稚、低级的和本能的某项活动亢进。	大多数是脑器质性的，但要与心理应激（精神创伤）引起的假性痴呆相区别。
	自知力障碍（精神科用来判断患者是否有精神障碍、精神障碍的严重程度以及疗效的重要指征之一）			是对自身精神病态的认识和批判能力。能否觉察或辨识自己有病，精神状态是否正常，能否正确的分析和判断，并指出自己既往和现在的表现与体验中哪些属于精神病态的。神经症患者：1. 认识到自己的不适；2. 主动叙述自己的病情；3. 要求治疗；4. 病人不仅对他全部的精神症状能加以辨识，并且还要求能够进一步正确地分析自己之所以不正常的理由（则称为自知力完整）。	精神障碍患者丧失对精神病态的认识和批判能力，否认自己有精神障碍，拒绝治疗。医学称之为自知力完全丧失或无自知力。

续表

			名称	症状	病症
情绪障碍	以程度变化为主的精神障碍	1	情感高涨	经常面带笑容，自述心里高兴，患者自我感觉良好，精力充沛，充满幸福感，睡眠减少，爱管闲事，自我评价过高，易激惹，情绪容易波动。	若见"三高"（思维奔逸、情绪高涨、动作增多）一周以上，为躁狂状态，多见于心境障碍躁狂发作。
		2	情感低落	面带愁容，表情痛苦悲伤。自述精力不足、失眠（或嗜睡），喜欢独处，思维迟缓犹豫，对社交变得顾虑重重。快感缺失，兴趣爱好不复存在，自我评价低，自信不足，若有自罪妄想，可有自杀企图和行为。	若见"三低"（思维迟缓、情绪低落、动作减少）两周则构成抑郁状态。多见于心境障碍抑郁发作，也可见于器质性和躯体疾病所致精神障碍。
		3	焦虑	在缺乏充分事实根据和客观因素的情况下，对自身健康或其他问题感到忧虑不安、紧张害怕、顾虑重重，犹如大祸临头，多方劝解不能消除。伴有憋气、心悸、出汗、手抖、尿频等自主神经功能紊乱症状。 急性焦虑发作（惊恐发作）：1. 濒死感；2. 失控感；3. 窒息感。	多见于焦虑神经症、惊恐障碍。
		4	恐惧	遇到特定境遇或某一特定事物，随即产生一种与处境不符的紧张、害怕心情，明知没有必要却无法摆脱。常产生回避行为，多伴有植物神经功能紊乱的表现，如心慌、气短、出汗等表现。	常见于恐惧神经症。

续表

		名称	症状	病症
情绪障碍	以性质改变为主	1 情感迟钝	对于一般能引起人鲜明情绪反应的事反应平淡，缺乏相应的情绪反应。	常见于精神分裂症早期以及脑器质性精神障碍。
		2 情感淡漠	对一些能引起正常人情绪波动的事情以及与自身切身利益有密切关系的事情，缺乏相应的情绪反应；对周围事物漠不关心，表情呆板，内心体验缺乏。	常见于精神分裂症衰退期和脑器质性障碍。
		3 情感倒错	情绪反应与现实刺激的性质不相符，遇到悲哀的事却表现欢乐。	常见于精神分裂症。
	脑器质性损害	1 情感脆弱	常因为一些细小无关的事情而伤心落泪或兴奋激动，无法克制。	常见于脑器质性精神障碍，也可见于神经症的神经衰弱等功能性精神障碍。
		2 易激惹	很容易因为一些细小的事情而引起强烈的情绪反应，如生气、激动、愤怒甚至大发雷霆；持续时间一般较短。	常见于脑器质性精神障碍，也可见于躁狂状态等功能性精神疾病。
		3 强制性哭笑	在没有任何外界因素的影响下，突然出现不能控制的、没有丝毫感染力的面部表情，患者对此无任何内心体验，说不出哭笑的原因。	脑器质性精神障碍较为常见。
		4 欣快	是在痴呆基础上的一种"情绪高涨"，患者经常面带单调且刻板的笑容，连他自己都说不清高兴的原因。	常见于麻痹性痴呆和脑动脉硬化性精神障碍。
意志行为障碍		意志增强	意志活动增多，如躁狂状态情绪高涨时，患者不知疲倦忙忙碌碌，但做事有始无终，一事无成；被害妄想的患者受妄想的支配不断调查，寻找证据或到处控告。	常见于躁狂症、偏执狂。

续表

		名称	症状	病症
意志行为障碍	意志缺乏		缺乏应有的主动性和积极性，行为被动，生活极端懒散，个人及居室卫生极差。严重时，患者甚至连自卫、摄食及性的本能都丧失。	精神分裂症精神衰退时，也可见于痴呆患者。
	意志减退	1 意志活动减少（抑郁状态）	不缺乏一定的意志要求，但受情绪低落影响，总感到自己做不了事，或由于愉快感缺失，觉得干什么都没意思。	
		2 意志低下	相当于程度较轻的意志缺乏。	
	精神运动性兴奋	1 协调性精神运动性兴奋	动作和行为的增加与思维、情绪活动协调一致，并与环境协调一致。动作、行为是有目的的、可理解的。	多见于情感性精神障碍躁狂发作。
		2 不协调性精神运动性兴奋	动作、行为增多与思维及情绪不协调。动作杂乱无章，动机和目的性不明确，使人不能理解。	精神分裂症的青春型或紧张型，也可见于意识障碍的谵妄状态时。
	精神运动性抑制	1 木僵	不言不语、不吃不喝、不动，言语活动和动作行为处于完全抑制状态，大小便潴留，侧头时口水外流。症状稍轻的是"亚木僵状态"。	常见于精神分裂紧张型——紧张性木僵。另有：抑郁症的抑郁性木僵；心因性精神障碍的心因性木僵；脑器质性精神障碍的器质性木僵。
		2 违拗	对于他人要求他做的动作不仅不执行，反而做出完全相反的动作（主动性违拗）。如患者对别人的要求不做出任何行为反应（被动性违拗）。	常见于精神分裂症紧张型。
		3 蜡样屈曲	不仅表现为木僵状态，而且肢体任人摆布，即使姿势很不舒服也能一动不动。	常见于精神分裂症紧张型。

			名称	症状	病症
意志行为障碍	精神运动性抑制	4	缄默	缄默不语，不回答问题。有时可能用手势或点头、摇头示意，或通过写字与别人交流。	常见于精神分裂症紧张型和癔症患者。
		5	被动服从	会被动服从医生或其他人的命令和要求，即使是完成别人要求的动作对他不利，也绝对服从。	常见于精神分裂症紧张型。
		6	刻板动作	会机械、刻板地反复重复某一单调动作，常与刻板言语同时出现。	常见于精神分裂症紧张型。
		7	模仿动作	会无目的地模仿别人的动作，常与模仿言语同时出现。	常见于精神分裂症紧张型或脑器质性精神障碍。
		8	意向倒错	意向活动与一般常理相违背，导致其行为无法为他人所理解，如吃粪便或喝尿。	常见于精神分裂症青春型。
		9	作态	做出幼稚愚蠢、古怪做作的姿势、动作、步态与表情。	常见于精神分裂症青春型。
		10	强迫动作	做出违反本人意愿且反复出现的动作，如强迫性洗手。	多为强迫症，也有部分见于精神分裂症。